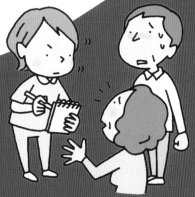

これなら
わかる！

救急・急変
看護の基本

日本医科大学付属病院 看護師長
急性・重症患者看護専門看護師
佐藤 憲明 監修

ナツメ社

は じ め に

　本書は、救急対応を身につけたいすべての看護師のための一冊です。救急看護は、主に救急医療施設のものと考えられがちですが、必ずしもそうではありません。院内急変も救急看護の1つと考えることができるように、救急対応が必要な状況はどこでも起こりえます。つまり、救急外来に配属になった看護師だけではなく、すべての看護師が身につけておく必要があるスキルといえます。

　ただ、救急医療施設ではない場合には、そうした救急対応が求められる場面はそれほど多くないかもしれません。なかなか経験が積めず、いざ救急対応が必要な場面に遭遇してみたら体が動かなかった、という経験をした人もいるでしょう。本書は、そんな救急看護の初学者のために、救急看護の基本を解説したものです。救急看護の基本を身につけるとともに、実際の現場の様子をシミュレーションしながら読めるよう、具体的なケースを交えて構成しました。

　第1章や第2章では、救急看護の基礎知識や、基本の救急対応・アセスメントについて解説しています。第3章では、緊急度が高く遭遇することの多い急性症状をピックアップし、その初期対応について解説しています。ここでは、初期対応のポイントをつかんだうえで、ケーススタディを通じて実際の動きを学べるように構成しています。さらに第4章では、外傷への初期対応についてまとめました。外傷すべてに共通する看護の手順について解説したうえで、部位ごと、外傷ごとにポイントを紹介しています。第5章では、救急の場で必要になる手技や、患者・家族対応について解説しました。さらに最新のガイドラインに則った治療法の解説、COVID-19に関連する情報など、ワンランク上の対応につながる知識も紹介しています。

　救急対応では、迅速で適切な対応が求められます。そのためには、次に起こることを想定し、指示を受けなくても自分から動くことが必要です。そんな自ら行動できる看護師を目指すみなさんに、ぜひ本書をご活用いただければ幸いです。

佐藤憲明

本書の使い方

本書では第1〜2章で救急対応の基本を解説しています。
さらに第3〜4章では救急・急変時の初期対応から診断までを解説。
5章では、スキルアップに役立つ情報を紹介しています。
第3〜4章は、以下を参考に、
実際にどう動くかを想像しながら読んでみてください。

第3章 急性症状への対応／第4章 外傷への対応 の見方

**すぐに緊急対応が
必要な症状がわかる**

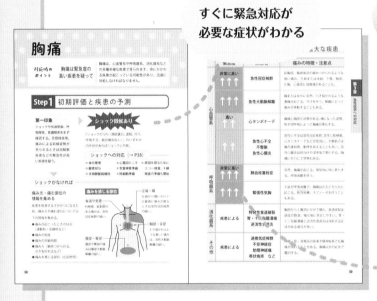

1

**見逃したくない疾患・
症状を把握する**

救急対応が必要な急性症状や、重症外傷の患者に遭遇したときに、まず行うべき対応について解説しています。急性症状の場合は、対応時に念頭に置いておきたい緊急度の高い疾患を、レベルを示して紹介しています。

**念頭に置くべき緊急度
の高い疾患がわかる**

2

**アセスメントの
ポイントを知る**

状態が安定したら、疾患を鑑別するためのアセスメントに移ります。このときに大切なのが、鑑別ポイントを知っておくこと。必要な情報が得られるアセスメントを重点的に行うことで、診断がスムーズに進みます。

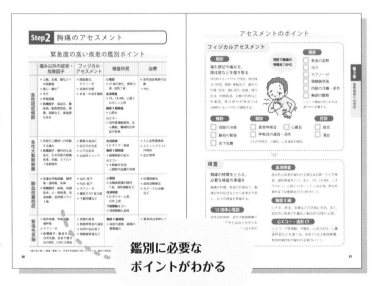

**鑑別に必要な
ポイントがわかる**

3 ケーススタディで実際の流れをつかむ

第3章の急性症状への対応には、ケーススタディがあります。

① ～ **②** のポイントを意識しながら、実際の流れ・考え方を理解しましょう。

読みながら、頭の中で動きをシミュレーションしてみてください。

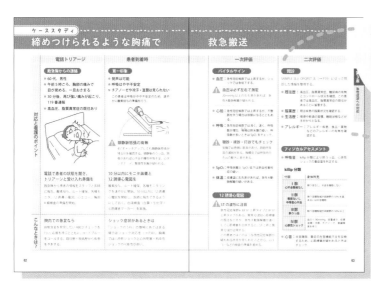

横軸にそって経過が進み、発症から診断までの流れがわかる

各ステップの着目点や動きがわかる

4 ケースで取り上げた疾患・病態について理解を深める

③ のケーススタディで取り上げた疾患の基礎知識や、治療の概要などを解説しています。疾患や病態の理解を深めることで、次の行動を予測して動くことができます。

治療についての概要がわかる

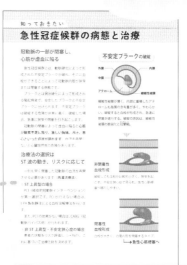

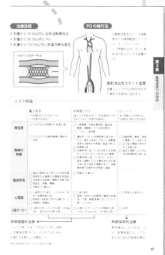

疾患・病態の基礎知識がわかる

ナースのための基礎BOOK
これならわかる！ 救急・急変看護の基本

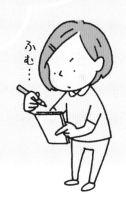

もくじ

救急・急変看護の心得

救急時のアセスメント

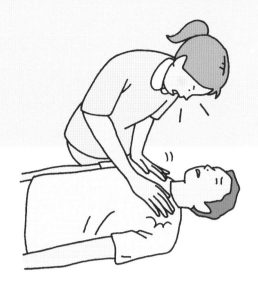

第3章

急性症状への対応

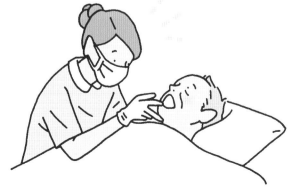

第1章

救急・急変看護の心得

新米

救急外来看護師
みるこの メモ帳
その1

プロフィール
みるこ

看護学校を卒業後、外科で2年間勤務。救急外来に異動になったばかりで、日々勉強のまっ最中。

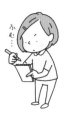

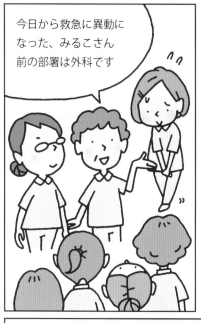

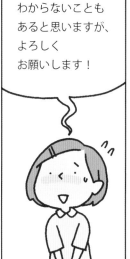

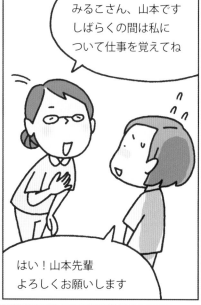

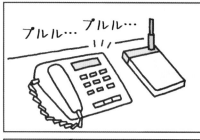

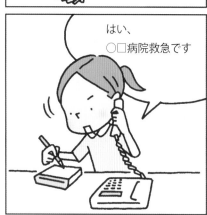

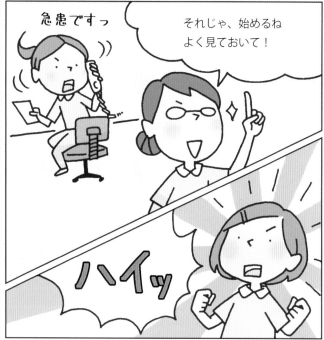

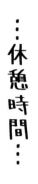

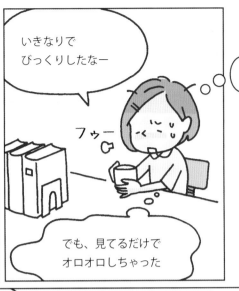

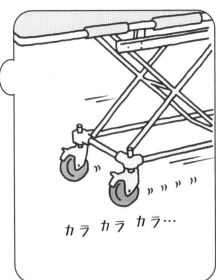

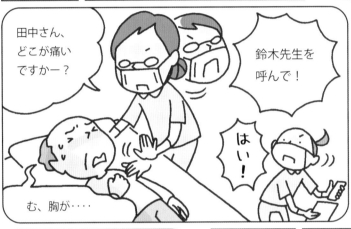

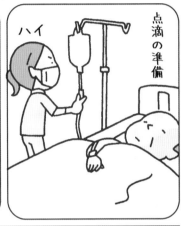

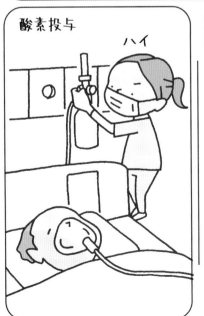

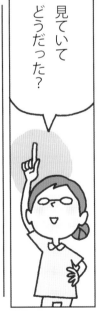

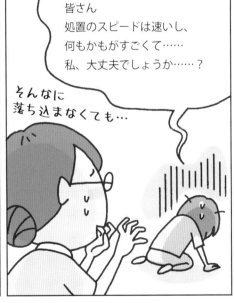

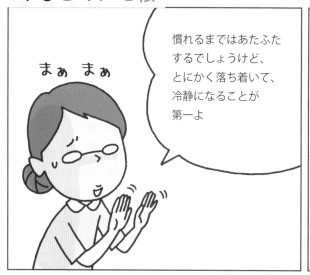

まぁ まぁ

慣れるまではあたふた
するでしょうけど、
とにかく落ち着いて、
冷静になることが
第一よ

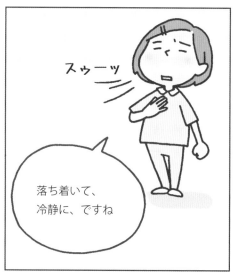

スゥーッ

落ち着いて、
冷静に、ですね

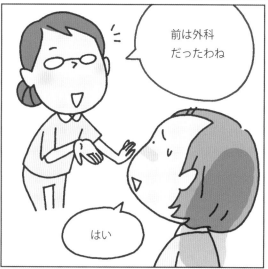

前は外科
だったわね

はい

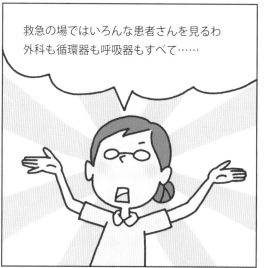

救急の場ではいろんな患者さんを見るわ
外科も循環器も呼吸器もすべて……

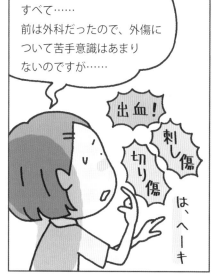

すべて……
前は外科だったので、外傷に
ついて苦手意識はあまり
ないのですが……

出血！

刺し傷

切り傷

は、へーキ

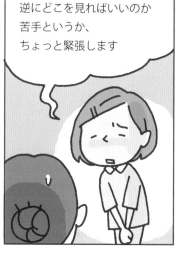

見た目で外傷がないと、
逆にどこを見ればいいのか
苦手というか、
ちょっと緊張します

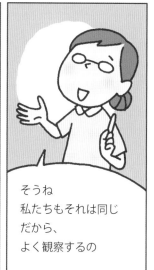

そうね
私たちもそれは同じ
だから、
よく観察するの

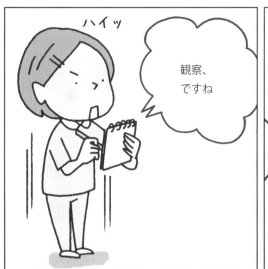

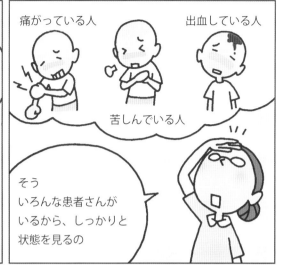

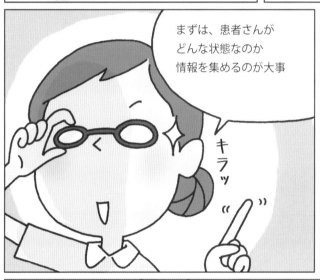

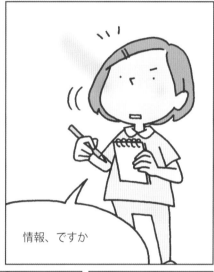

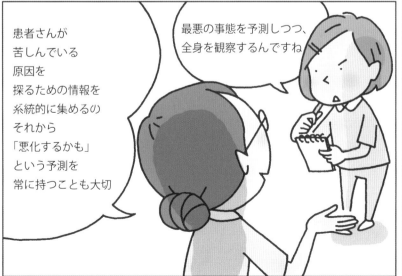

救急・急変看護の基本
症状の悪化を予測しながら迅速に動く

全体の流れを把握しておく

　救急・急変看護では、**迅速かつ適切な対応**が原則です。そのため、処置にあたる看護師は、患者の受け入れから緊急度の判定、治療につなげるまでの全体的なプロセスを頭に入れ、次にどう動けばよいのかを身につけておく必要があります。

　また、救急・急変の患者は容態が刻々と変化し、診断もまだ確定していません。患者をよく観察し、常に容態の悪化を予測しながら動くことも大切です。

受け入れから診察・診断までの流れ

1 受け入れ準備スタート！

患者の情報収集と整理

　救急隊からの要請を受けたら、バイタルサインと意識レベルを必ず確認。さらに、下記の患者情報を聴取し、疾患や病態とともに、緊急度と重症度を予測する。

- 年齢、性別
- 主訴と症状、状態、外傷なら受傷機転
- 家族への連絡状況

すぐやること

スタッフ確保、関係部署への連絡、必要物品・薬剤の準備

緊急度・重症度の予測をもとに、医師や看護スタッフを確保。必要に応じて放射線科や検査担当に連絡する。必要と予測される医薬品・物品も準備する。

！ここがポイント

トリアージで必要な情報を得る

　緊急度・重症度の判断は要請の電話で行う。下の項目に沿って情報を集める。

電話トリアージ（受診相談など）

L	Location	部位はどこ？
Q	Quality	性状は？
Q	Quantity	どの程度？
T	Timing	発症時期、持続時間、頻度は？
S	Setting	発症状況は？
F	Factors	軽快・増悪因子は？
A	Associated symptoms	随伴症状は？

ホットライントリアージ（救急隊の要請）

M	Mechanism	受傷機転（外傷の生じ方）は？
I	Injury site	受傷部位、創傷部位はどこ？
S	Sign	バイタル、症状は？
T	Treatment	行った処置は？

2 患者到着・受け入れ

トリアージや一次評価を行い、容態の安定を目指す

　患者が到着したらトリアージを行い、迅速に緊急度・重症度を評価する。なお、トリアージは専任の看護師が行う。トリアージを終えたら一次評価へ。容態によっては、すぐに一次救命処置や緊急処置を行い、容態を安定させる。

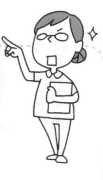

院内で急変発見なら、すぐにアセスメントしましょう（→ P22）

！ここがポイント

本人の問診だけでなく、家族や付き添いにも話を聞く

　家族や付き添いからも情報を集める。本人が受け答えできない状態では、周囲の情報が重要な手がかりになる。特に患者が乳幼児や高齢者なら、家族や付き添いからの情報が必須。また、事件・事故では警察と連携が必要になる。

> 意識がなく、心肺停止と考えられる場合は、すぐに一次救命処置（→ P26）を行うんですね

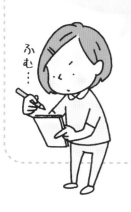

ふむ…

すぐやること

トリアージの手順（→ P18）

感染防御
患者に接する前に、標準予防策（→ P24）を徹底する。

↓

第一印象
ABCD アプローチ（→ P46）でアセスメントし、緊急度を判断。

↓

主訴の確認
患者の意識があれば、主訴、症状を本人に確認する。

↓

問診
症状に関する経過、現在の病歴、既往歴などを確認する。

↓

他覚所見の評価
バイタルサイン、身体所見から病態を予測し、検証。

↓

判定
集めた情報をもとに適切な緊急度を判定する。

3 状態が安定したら

二次評価・診察へ

　二次評価では患者のバイタルサインの安定を確認しつつ、主訴や症状の原因である病態の検索のための検査が進められるが、主要な所見を見逃さないよう全身の観察を再評価する。

緊急度の判定
緊急度を見きわめ、治療の優先順位を決める

緊急度と重症度の
ちがいを理解する

　患者が搬送されてきた、あるいは救急外来にやってきたとき、必ず判断しなければならないのが「緊急度」です。

　緊急度は、時間の経過によって命にかかわるかどうかを示します。一方、重症度とは患者の生命予後、または機能予後を示す目安です。重症度と緊急度は一致するとはかぎらず、重症度が高くても緊急度は低いこともあれば、その逆もあります。トリアージでは、緊急度の高い患者から治療を行えるよう、優先順位を決めます。

救急トリアージの主なプロセス

ウォークイン
（自分で救急
外来受診）

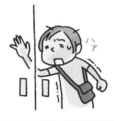

**救急車で
搬送**

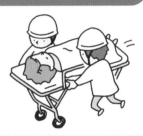

▼

▼

**トリアージのための
観察・評価**

● 第一印象（ABCD アプローチ）　● 問診
● 感染性疾患のスクリーニング　● 他覚的所見の評価

▼ 判定

トリアージレベルの分類（▶ P17）

第1順位 蘇生（青）	第2順位 緊急（赤）	第3順位 準緊急（黄）	第4順位 低緊急（緑）	第5順位 非緊急（白）

対応する順番 →

再評価の目安時間

第1順位 即時	第2順位 15分ごと	第3順位 30分ごと	第4順位 60分ごと	第5順位 120分ごと

トリアージレベル分類の定義・診断

緊急度レベル	定義	診断と主な例
第1順位 **蘇生**	生命または四肢を失う恐れがあり、積極的な治療がただちに必要な状態。	● 心肺停止状態　● 持続するけいれん ● 呼吸停止　　　● ショックを伴う重症外傷 ● 息切れ（重篤な呼吸障害） ● 意識障害（高度：GCS 3〜8）　　　など
第2順位 **緊急**	生命や四肢の機能を失う恐れが潜在的にあり、医師による迅速な治療介入が必要な状態。	● 心原性胸痛 ● 高血圧（収縮期＞220mmHg、 　または拡張期＞130mmHgで症状を伴う） ● 低体温（＜32℃） ● 発熱（＞38.0℃、敗血症の疑い） ● 頭痛（突然発症、激痛がある） ● アナフィラキシー　　　　　　　など
第3順位 **準緊急**	重篤化し、救急処置が必要になる可能性が潜在的にある状態。ひどい不快症状があり、仕事や日常生活にも支障がある。	● 高血圧（収縮期＞220mmHg、 　または拡張期＞130mmHgで症状を伴わない） ● けいれん　　　● 血性下痢の持続 ● 息切れ（軽度の呼吸障害） ● 腹痛・頭痛（中等度の痛み：4〜7/10） ● 頭部外傷（意識消失あり） ● 明らかな変形を伴う上肢、下肢の外傷 ● バイタルサインが安定している消化管出血 ● 痛みのない少量の性器出血 ● 痛みの強い骨折、脱臼　　　　　など
第4順位 **低緊急**	患者の年齢に関連していたり、苦痛に感じたり、潜在的に悪化の可能性がある症状で、1〜2時間以内の治療開始・再評価が望ましい状態。	● 上肢の外傷（神経・血管障害を伴わない） ● 裂傷、刺創などで縫合が必要なもの ● 息切れを伴わずバイタルサインの安定した胸痛（心疾患の既往なし） ● 意識が清明で悪心、頸部痛がない頭部外傷 ● 緩徐発症の重篤でない頭痛 ● 痛みが軽度〜中等度で視力障害を伴わない 　　角膜異物　　　　　　　　　　など
第5順位 **非緊急**	急性期の症状でも緊急性がなかったり、増悪の有無にかかわらず慢性期症状の一部である場合。	● 軽度の外傷　　● 咽頭痛　　● 感冒症状 ● 月経または閉経後の痛みのない性器出血 ● 軽度の腹痛　● 脱水症状を伴わない嘔吐、下痢 ● 縫合の必要がない裂傷、刺傷 ● アレルギー反応（花粉症による鼻閉）　など

日本救急医学会、日本救急看護学会、日本小児救急医学会、日本臨床救急医学会監修『緊急度判定支援システム JTAS2017 ガイドブック』より作成

トリアージの手順

1 感染防御 (▶ P24)

患者に接する前に対策を徹底する

　原則的に、救急患者への対応は、マスク、ガウン、手袋、ゴーグルといった個人防護具を着用し、標準予防策に則って実施する。発熱や咳嗽、喀痰、下痢・嘔吐、発疹などの症状が見られ、感染性疾患の疑いが強い場合は、院内の規定に従って感染予防策を行い、二次感染の予防に努める。トリアージを行う場所も、隔離部屋を用意する必要がある。

　出血の多い外傷の場合は血液や体液が飛散するリスクが高い。

　蘇生レベルや緊急レベルで感染スクリーニングを行う余裕がないときは、感染症があるものと考えて対策をとる。

みるこの疑問 ◆◆◆◆◆◆

トリアージは誰が行う？

　トリアージには病態に関する知識、身体的・精神的なアセスメント能力、コミュニケーションやマネジメントの能力が必要です。また、単に治療の優先順位を決めるだけでなく、患者やその家族を安心させ、場合によっては倫理的な判断もしなければなりません。

　そのため、救急看護経験が3年以上あり、標準的な看護教育を受講し、一次・二次救命処置を受講しているトリアージナースの資格を有する看護師が行うのがよいとされています。

◆◆◆◆◆◆◆◆◆◆◆◆◆◆◆◆◆◆◆◆◆◆◆◆

2 第一印象 (▶ P46)

数秒で「重症感」を判断する

　救急外来に患者が到着したら、15秒ほどで素早く重症感を評価する。

　ABCDアプローチに従い、視覚・聴覚・触覚をフル活用し、患者の容態をチェック。この段階では、細かいフィジカルアセスメントを行わない。さっと全身を見てショックや意識障害の有無、重度の外傷などがないかを把握するのが目的となる。

　ABCDに異常がある場合はすぐにトリアージを中止して応援を要請し、処置が行える診察室に移動して治療を開始する。

ABCDアプローチ

A	**Airway**（気道） 発声できない、いびき呼吸、舌根沈下、窒息など
B	**Breathing**（呼吸） 呼吸数、深さ、努力呼吸、チアノーゼなど
C	**Circulation**（循環） 発汗、ショックなど
D	**Disability**（中枢神経） GCS 8点以下・昏睡など

3 主訴の確認

意識があれば患者本人から聴取

トリアージでは患者の主訴をどうとらえ、それをどのように評価したかが重要。例えば、頭痛を訴える場合でも、痛みに関してさまざまな表現がある。そこから緊急性の高い疾患を予測できることが大切になる。本人から聴取できない場合は、付き添いの人から情報を集める。

4 問診

主訴に関する情報をできるだけ詳しく集める

問診では、主訴に関連する情報を得るため、質問を重ねる。ただ、あまり時間をかけられないので、「SAMPLE法」や「OPQRST法」を活用し、迅速かつ質問の漏れのないように工夫を。また、できるだけYESかNOで答えやすく質問することも大切になる。

⚠ 注目 **問診で必ずチェックすべきキーワード**

問診を行うとき、以下のキーワードに注意する。その情報によって緊急度や重症度が上がったり、治療の際に注意が必要になったりする。

- 重篤な既往歴がある
- 抗凝固薬などの内服薬の服薬歴
- 免疫不全
- 高所墜落などの高エネルギー外傷
- 出血性素因
- 疼痛（強さ・部位・急性か慢性か）
  など

問診はSAMPLE法とOPQRST法で

SAMPLE法
（簡潔に聞くなら）

- **S** Symptoms（症状）
- **A** Allergy（アレルギーの有無）
- **M** Medication（薬の服用歴）
- **P** Past history/Pregnancy（既往歴・妊娠の有無）
- **L** Last meal（最終飲食時刻）
- **E** Event/Environment（状況・受傷機転・受傷現場の状況）

OPQRST法
（より詳しく聞くなら）

- **O** Onset（発症様式・経過）
  いつから？ 突然？ 徐々に？
- **P** Provocation（誘因）
  痛みの原因があったか？
  どんなときによくなる？ または悪くなる？
- **Q** Quality（性状・性質）
  どんな痛み？ 鈍痛か圧迫感か、絞扼感か？
- **R** Region/Radiation（症状の部位）
  どこが痛い？ ほかにも痛む場所がある？
- **S** Severity（症状の重症度）
  どの程度？ 最大を10としていくつ？
- **T** Time course（時間経過）
  持続している？ 間欠的？
  悪化しているか、軽くなっているか？

5 他覚的所見の評価

バイタルサイン、身体所見から主訴の裏づけをする

問診で患者の主訴を把握したら、それを裏づける他覚的所見を確認する。呼吸や循環、中枢神経系、体温などのバイタルサインには、体の異変・異常を示す徴候や反応が現れる。

このとき注意したいのが、すべてのバイタルサインをチェックすること（下表参照）。身体機能は互いに関連し合い、どこかに異常があれば、ほかの数値にも影響がある。

そのうえで、予測される病態に関連する身体所見をフィジカルアセスメント（視診・聴診・触診・打診）によって確認し、評価の裏づけをする。

バイタルサインでチェックする項目

呼吸	循環		中枢神経	体温
	血圧	脈拍		
☐ 呼吸数 ☐ 呼吸運動 ☐ 呼吸パターン ☐ 呼吸音 ☐ チアノーゼ・SpO₂	☐ 拡張期・収縮期血圧 ☐ 左右差 ☐ 四肢の差	☐ 脈拍数 ☐ リズム（不整脈） ☐ 大きさ・強さ ☐ 左右差 ☐ 四肢の差	☐ 意識レベル（JCS・GCS） ☐ 反射 ☐ けいれん ☐ 麻痺	☐ 体温（低体温／発熱） ☐ 熱中症

6 緊急度レベルの判定

トリアージレベルを上げる要因を必ず確認する

1～5の手順で得られた情報から総合的に判断し、患者の病態に合った緊急度レベルを判定する。

このとき、トリアージレベルを上げる要因（→ P21 表）がないか、必ず確認することが大切。あてはまる場合はレベルを上げて対応する。

また、予測される病態が1つだけとはかぎらない。柔軟に、あくまで暫定的なものと考える。疑わしいときは複数の病態を念頭に置いて対処する。

オーバートリアージでも OK

オーバートリアージとは、決定したトリアージを検証した結果、実際は下位の緊急度であったが、それより高い緊急度と判断されること。トリアージは適正であることがベストだが、緊急度を低く判定するアンダートリアージは、治療の遅れにつながる危険があるため、オーバートリアージは許容し、アンダートリアージを防ぐべきだと考えられている。

トリアージレベルを上げる主な要因

- 2～3カ月以下の乳児
- 超高齢者（90歳以上）
- 免疫不全がある
- 在宅酸素療法を導入している
- 高度基礎疾患（心不全・腎不全など）がある

- 隔離を要する病歴
- 再来患者
- 高エネルギーの受傷機転
- 暴れる、危険行為、事件性、虐待、自殺企図、社会的に問題のある患者
- 未成年者のみで来院　　　　　　　　　など

7 判定後の対応

レベルに応じて場を提供し、再トリアージをくり返す

判定後は、診察までの待ち時間を患者が安全・安心に過ごせる場所を選ぶ。容態が急変する可能性が高い患者は、すぐに治療を開始できる場所に配置。そのうえで、緊急度に応じて再評価をくり返し、経過を観察して医師に報告する。

レベル判定後の注意点

- 診察を受けるまでに要する時間を決め、待機中の患者の不安軽減に努める
- 緊急度レベルに応じて、安全かつ安心して過ごせる場（待合室や診察室など）を提供し、案内する
- 診察を受けるまでの間、可能な応急処置や看護ケアを行う
- 緊急度レベルに従って適切な間隔で再評価を必ず行う
- 容態が変化したら、速やかに状況に応じた応援要請や診察依頼を行う

緊急度が低くても必ず決められた間隔で再評価を行い、異変を見逃さないようにする。

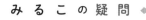
みるこの疑問

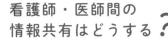
看護師・医師間の情報共有はどうする？

看護師が患者の異常・異変を報告しても、医師が診察になかなか来ないケースがあります。看護師の考える病態解釈や緊急度レベルの評価が医師とちがったり、医師に提供した情報が不十分だったりするとこうした状況が起こりやすくなります。これを防ぐためにも、「SBAR」を活用して医師に状況を伝えるとよいでしょう。

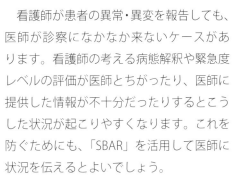

S Situation（状況）
患者に何が起こっているかを簡潔に

B Background（背景）
経過やバイタルサイン、既往など

A Assessment（評価）
何が問題か、自分の考えを伝える

R Recommendation（提案・依頼）
どうしてほしいのか提案・依頼する

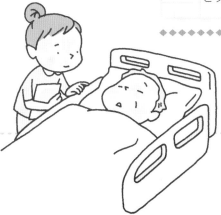

院内の急変対応

急変のサインにいち早く気づくことが大切

院内救急で最も多いのが入院患者の急変

救急外来の配属でなくても、救急対応はもちろん身につける必要があります。入院中の患者に対して救急対応が必要になるケースも当然起こりえるからです。そのなかで最も多いのが急変です。

入院患者の急変対応といっても、基本は救急患者への対応と大きく変わりません。発見から初期対応までのプロセスは多少異なりますが、救急対応を知っていれば、落ち着いて行動できるでしょう。

救急外来と異なる点は、**医療過程が大きく関係する**こと。そして入院患者の急変はいつどこで起こるかわからないことです。向こうから連絡が入る救急外来などとはちがい、院内急変では看護師が急変の第一発見者になることも少なくありません。いつも患者を意識的に観察し、急変に「気づく」ということが、急変対応においては重要です。

急変の可能性を考えたいシチュエーション

「いつもとちがう」「何かおかしい」と感じる

入院患者の急変対応で大切なのは、サインに気づくこと。自分の感覚を大切に、普段と様子がちがうと感じたら急変の可能性を考える。数秒で意識レベルやバイタルサインを確認し、異変があれば、急変対応のプロセスに則って行動する。

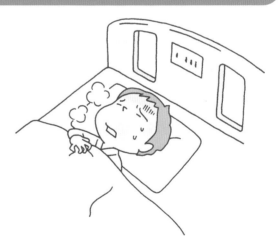

急変が起こりやすい疾患

- 心疾患（急性心筋梗塞、重症不整脈）
- 脳血管疾患（脳梗塞、脳出血、くも膜下出血）
- 呼吸器疾患（気胸、喘息重積発作、肺梗塞）
- 消化器系疾患（消化管大量出血、食道静脈瘤破裂）
  など

急変が起こりやすいシチュエーション

- 気管チューブ抜去による呼吸悪化
- 転倒やベッドからの転落
- 輸液や造影剤によるアナフィラキシーショック
  など

入院患者の急変への対応プロセス

1 急変発見！

第一印象で緊急事態かどうか把握する

第一印象で急変と思われる患者を発見したら、患者へ声かけをして数秒でABCDチェックを。素早く緊急性を把握する。

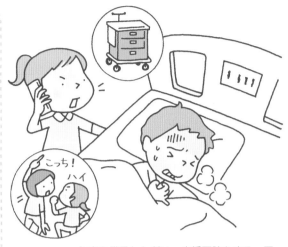

すぐやること

応援要請＆救急カートの準備

緊急度が高いと考えられる場合は、すぐに応援を呼ぶ。同時に救急カートやモニタなどの準備を依頼し、自分は患者から離れないようにする。

急変を発見ししだい、応援要請をする。同時にスペース確保やプライバシーへの配慮のために環境調整を行う。救急外来と異なり、患者の感染症の有無は把握しているため、標準予防策に則って対処する。

2 一次評価

バイタルサインの評価や情報収集を行う

応援が到着したら、バイタルサインを評価する。主症状をもとにフィジカルアセスメントなどで情報を集め、緊急度を判断。

すぐやること

ドクターコール＆初期対応

緊急度が高い場合はドクターコールし、状況を報告するとともに指示を仰ぐ。指示をもとに看護師で行える初期対応や、検査準備を進めていく。

！ ここがポイント

情報はカルテなどから収集

入院患者の場合はカルテがあるため、アセスメントを行っている間に確認する。既往歴や使用薬剤、直前に行っていた治療などを把握する。

3 二次評価・治療へ

医師の指示に従い、検査や治療を進める

原因疾患を特定するために、より詳細な検査を行う。検査結果から推定された疾患に応じて、治療を行っていく。この間も、急変に備えて観察を続けることが大切。

感染管理

標準予防を徹底し、必要に応じて隔離を

救急外来は感染リスクが非常に高い

　救急外来には感染症をはじめ、さまざまな疾患・外傷の患者が受診するため、処置や治療の際に感染が起こる恐れがあります。また、近年では新興・再興感染症の流行があり、医療従事者自身の安全対策はより重要になっています。

　一方で、患者には医療者を介して身体損傷部位などへの病原性微生物の伝播や日和見感染（ひより　み　かんせん）のリスクがあります。

　感染予防のためには、標準予防策（スタンダードプリコーション）を基本に、医療機関ごとの感染管理を厳守することが大切です。

注意すべき要因

☐ **汗を除く湿性生体物質**

血液、体液（精液・腟分泌液）、分泌物（痰・唾液・消化液）、排泄物（尿・便・吐物）、胸水、腹水、心嚢液、脳脊髄液（しんのうえき）

☐ **外傷による身体損傷**

傷がある皮膚・粘膜（口腔・鼻腔・陰部）

☐ **感染性疾患**

空気感染（麻疹・水痘（すいとう）・結核）、飛沫感染（COVID-19、マイコプラズマ肺炎・インフルエンザなど）、接触感染（ブドウ球菌感染皮膚疾患・ロタウイルス、ノロウイルスなどの感染性胃腸炎疑い）、2類感染症疑いなど

☐ **エアロゾル発生が考えられる手技**

気管挿管／抜管、気管支鏡、開放式吸引、人工呼吸器の回路を外す作業、ネブライザー、腹臥位、NPPV、HFNC、経鼻胃管挿入、CPR など

標準予防策

1 手指衛生

湿性生体物質や汚染物に触れた後、手袋を外した直後、患者へのケア・処置ごとに行う。

2 個人防護具
（手袋・ビニールエプロン・ガウン・サージカルマスク・ゴーグルなど）

創傷のある皮膚や粘膜、湿性生体物質などに触れるとき、湿性生体物質の飛散・飛沫が予測されるときは特に重要。

3 患者配置

環境を汚染させる、または感染の恐れがある患者は個室に配置する。

4 使用した医療器材の取り扱い

汚染された器材は、ほかの患者や環境を汚染しないように扱う。再生可能なら適切な洗浄・消毒・滅菌処理を行う。

5 リネンの取り扱い

血液・体液で汚染されたリネン類が、皮膚や衣服に接触・汚染しないように扱う。

初期診療時の具体的な手順

1 受け入れ準備

基本的な準備は標準予防策に則って整える。救急患者と接するときは、原則的に個人防護具の装着が必要。感染症の情報があれば、加えて感染経路別対策をとる。

2 患者到着時

患者が到着したら全身および周囲を観察する。外傷があれば、出血状況を確認。処置台に移動させる際に血液や湿性生体物質の飛散に注意する。

3 検査・処置時

処置や検査を行う際には、血液や湿性生体物質の曝露を予測し、注意する。使用した医療器具や注射針、防護具の処分には以下の点に細心の注意を払う。

- 針刺し事故防止のため、使用した注射針には絶対にリキャップしない
- 処置や検査で使用した手袋はそのつど廃棄して、新しいものに取り換える
- 患者の衣類や所持品が血液などで汚染されている場合はプラスチック袋に入れて素手で触らない
- 汚染された医療廃棄物は感染性廃棄物として専用容器に廃棄する

個人防護具の注意点

手袋	使い捨ての清潔な未滅菌手袋を着用する
ビニールエプロン ガウン	血液や体液、排泄物などに接触したり、飛散したりする危険性がある場合は、両上肢・胸腹部〜膝にかけて保護できる防水性の未滅菌ガウンを着用する
サージカルマスク ゴーグル フェイスシールド キャップ	血液や体液、分泌物などの飛沫により顔や頭髪が汚染される危険性がある場合は装着する
シューズカバー	足元が湿性生体物質で汚染される危険性が高い場合に使用する

感染症の疑いがあれば、隔離できるように別室を準備しておく場合もあります

4 血液感染症の スクリーニング

医療者への職業感染予防のため、血液検査を行う際には患者・家族に同意を得て、HBs抗原、HCV・HIV抗体などのスクリーニングを必ず行う。

5 処置終了時

手袋やガウンなどの個人防護具は適切な手順で外し、決められた廃棄物入れに捨てる。また、血液や湿性生体物質で汚染された場所は洗浄・消毒を行う。

心肺停止への対応
心肺蘇生法は必須のスキル

一次救命

**BLS アルゴリズムに従って
一次救命処置を行う**

患者が心肺停止に陥った、あるいはその危険がある状態になったときは、速やかにBLS アルゴリズムに従って一次救命処置を開始し、救命を目指します。

処置を行う際は標準感染予防策に準じて、手袋やガウンなどを装着します。患者が何らかの呼吸器系感染症であることがわかっている場合は、標準予防策に加え、ゴーグルまたはフェイスシールド、N95マスクなどを装着し、完全防備で対応します。

BLS アルゴリズム（医療者向け）

反応なし →

**大声で応援を呼ぶ
緊急通報・AED
（除細動器）を依頼**

呼吸の確認
気道を確保して、呼吸を観察。できれば、呼吸と同時に頸動脈触知を行う。

**正常な
呼吸あり**

応援を待つ
気道を確保し、応援・ALS チームを待ちながら、観察を続ける。回復体位も考慮する。

**呼吸なしまたは
死戦期呼吸**

わからないときは胸骨圧迫を開始。脈拍があれば、気道確保と人工呼吸を行う。

**あわせて
人工呼吸を**

人工呼吸の準備ができしだい、30：2で胸骨圧迫に人工呼吸を加える。

CPR
ただちに胸骨圧迫を開始する。

強く

速く

絶え間なく

AED（除細動器）装着

心電図解析・評価
電気ショックは必要か？

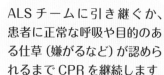

必要あり　**必要なし**

ALS チームに引き継ぐか、患者に正常な呼吸や目的のある仕草（嫌がるなど）が認められるまで CPR を継続します

電気ショック
ショック後ただちに胸骨圧迫からCPR 再開（2分間）。

胸骨圧迫
ただちに胸骨圧迫からCPR 再開（2分間）。

日本蘇生協議会監修『JRC 蘇生ガイドライン 2015』より

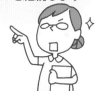

一次救命処置の流れ

1 反応の確認と応援要請

異変に気づいたら、患者に声をかけて意識の有無を確認。声かけに反応しない場合は、至急応援を要請する。要請するときは急変であることを宣言し、具体的に指示を出す。同時に、AED（除細動器）を持ってきてもらうように指示する。応援要請後、すぐに呼吸の確認にとりかかる。

意識の確認

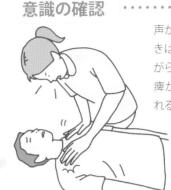

声かけに反応しないときは、両肩をたたきながら反応を見る。片麻痺があることが考えられるため、両肩をたたく。

呼吸の確認

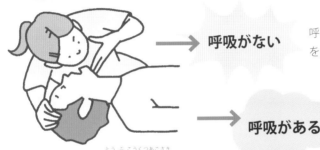

呼吸がない

呼吸がある

呼吸状態を把握するため、頭部後屈顎先挙上法（とうぶこうくつあごさききょじょうほう）で気道を確保する。

呼吸停止のときは、ただちにCPRを開始。胸骨圧迫を始める。

気道を確保し、呼吸の状態を確認する。喘鳴（ぜいめい）が聞こえるときは咽頭（いんとう）が開通していない可能性があるため、確実に気道確保ができているか再度確認する。必要に応じて回復体位（側臥位にし、上側の膝を90°に引き寄せる姿勢）をとらせる。

頭部後屈顎先挙上法

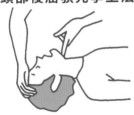

片方の人差し指と中指で顎先を持ち上げ、もう片方の手を額～前頭部に当てて頭部を後屈させる。

脈拍の確認

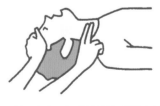

可能であれば、脈拍は気道確保をしながら確認する。成人と小児は頸動脈を、乳児では上腕動脈を触知する。5～10秒触知しても脈を確認できなければ心肺停止と判断して、時間はかけない。

プラスα 気道確保には下顎挙上法（かがくきょじょうほう）も

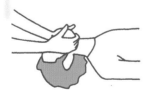

気道確保の方法には、両手で下顎を引き上げる「下顎挙上法」という方法も。頸椎や脊髄の損傷が疑われる場合に、熟練者が行ってもよいとされています。

2 CPR（心肺蘇生）を開始する

呼吸停止を確認したら、すぐにCPRを始める。胸骨を圧迫することで心臓の代わりに脳や心臓などに血液を送る手助けをする。まず、連続して30回胸骨圧迫を行う。医療者が疲労すると十分な圧迫が行えないため、2分程度を目安に交代しながら続ける。

胸骨圧迫の手順

1 背板を入れる

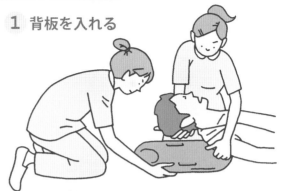

下面がやわらかいと圧迫時に沈み込んで十分な効果が得られないため、バックボード（背板）を使用する。エアマットを使用しているときは、すぐにCPRボタンを押してエアを抜く。

圧迫時の姿勢は、患者の真上から手首が垂直になるようにする。手を組んで、胸骨の下半分を圧迫する。肘をまっすぐに伸ばして、手のつけ根に体重をのせる。

2 胸骨圧迫

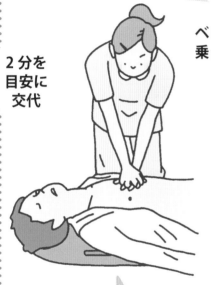

2分を目安に交代

ベッドに乗ってもOK

乳児・小児の場合

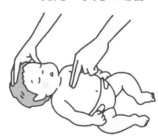

1歳以上の小児では胸の中央に片手を当て、手のつけ根が胸部に垂直になるように腕を伸ばして圧迫する。深さは、胸部の厚みの1/3程度が沈むまで。乳児の場合は2本の指で圧迫する。

胸骨圧迫のポイント

● 強く・速く・絶え間なく
● 圧迫の強さは胸が5cm以上沈むのを目安とするが、6cmは超えないようにする
● 体が大きい患者の場合は頸動脈や大腿動脈などの太い血管で脈拍が触知できる程度の圧迫で行う
● 圧迫は1分間に100〜120回のテンポで行う
● 圧迫したら、胸郭を元の高さに戻す（圧迫解除）

圧迫部位と手の組み方

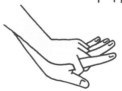

胸の真ん中、左右の乳頭を結ぶ線の中央が目安。

両手を重ねるか組んで、手首を軽く反らして指は胸から浮かせる。手のつけ根で圧迫する。

人工呼吸の手順

ポケットマスク

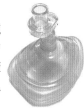

頭部後屈顎先挙上法で気道を確保し、ポケットマスクを患者の口と鼻を覆うように置いて使う。1人でも効果的に行える。

バッグバルブマスク

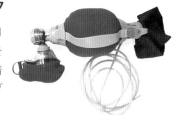

2人で行うのがベスト。1人が下顎挙上法で両手を使って顔にマスクを密着させ、もう1人がバッグを操作する。

マスクは顔に密着させる

マスクを密着させるには、EC法が適切。三指を「E」の形にして、下顎をマスクに引き寄せるように持ち上げる。さらに、親指と人差し指で「C」の形をつくり、マスクを固定する。

2人1組で行う

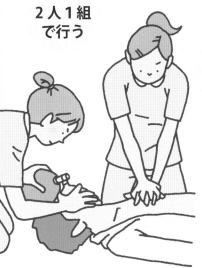

胸骨圧迫と人工呼吸は30：2のペースで

1人が胸骨圧迫を継続し、もう1人が人工呼吸を行う。胸骨圧迫を30回行ったら人工呼吸を2回のペースで続ける。

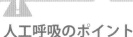

人工呼吸のポイント

- 人工呼吸は1回1秒程度の長さで。胸が上がるのを確認しながら行う
- マスクは空気漏れしないように、ぴったりと顔に密着させる
- るいそう（著しい痩せ）がある患者の場合は空気漏れより、胸が上がるかを確認するとよい
- ポケットマスクやバッグバルブマスクなどの感染防止のデバイスがない場合、人工呼吸の技術に習熟していないときは胸骨圧迫だけでよい
- 気道確保が難しく、手間どる場合も人工呼吸より胸骨圧迫を優先する

みるこの疑問

COVID-19などの感染症の場合、心肺蘇生はどうすればいい❓

　COVID-19の疑いがある、または診断が確定した場合も、通常のBLSとALSアルゴリズムに準じて対処します。このとき処置にあたる医療者は、必ずN95マスク、袖ありガウン、フェイスシールド、手袋、キャップなどの個人防護具を装着して行います。

　気道管理ではエアロゾルが発生しやすいため、最小限に抑えるには気管挿管などの手技に熟練したスタッフが担当します。鎮静薬や鎮痛薬、筋弛緩薬を適切に使用し、迅速に行います。

3 AED（除細動器）による 心電図解析・評価

　放電による感電を防ぐため、事前に患者の体や周囲が濡れていないか確認しておく。AED が到着したら電源を入れ、電極パッドを患者に装着。この間も胸骨圧迫は中断せずに続ける。AED が心電図の解析を開始したら胸骨圧迫をやめ、医療者は患者の体から手を離す。

解析中と 通電時には必ず 離れる

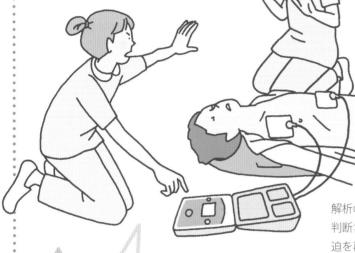

AED の手順

1 電源を入れ、パッドを貼る

電極パッドとケーブルが接続されていることを確認し、パッドを胸骨右縁上方と左乳頭下部に装着する。

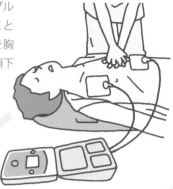

2 解析→通電へ

患者から離れて心電図の解析を行い、除細動の適応と判断されたら、周囲のスタッフに患者から離れるように指示したうえで通電ボタンを押す。

解析の結果、除細動の適応なしと判断された場合はただちに胸骨圧迫を再開する。

⚠ AED 使用時の注意点

● 感電防止のため、患者の体が濡れている場合はしっかりと拭き取る

● 患者の胸毛が多い場合は、脱毛テープなどで速やかに除去する

● ペースメーカーや ICD（植込み型除細動器）を埋め込んでいる場合は、8cm 以上離して電極パッドを貼る。また、前胸部に傷があるときは、そこから離れた位置に貼る

● 前胸部に貼付薬が貼られているときは、剥がして電極パッドを貼る

乳児・小児には専用パッドを使う

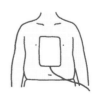 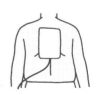

AED の機種によっては、乳児・小児用の電極パッドが入っているものがある。小児用電極パッドは未就学児までが対象。AED によっては小児用にエネルギー減弱システムに切り替えて使用できるものもある。

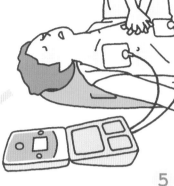

3 通電後は再び胸骨圧迫を行う

通電後の解析で心拍の再開がなければ、すぐに胸骨圧迫からCPRを再開する。

患者に、呼吸や目的のある仕草があるまで胸骨圧迫を続ける。

4 モニタを確認し、再度除細動を行うか判断

胸骨圧迫を継続して2分経過すると、再度AEDが解析を始めるので離れる。解析によって通電が必要と判断されたら、再び通電ボタンを押す。

容態急変に備えて、AEDの電極パッドはそのままにしておく

5 二次救命処置（ALS）の準備ができるまで胸骨圧迫とAEDを継続

心拍が再開しないときは、二次救命処置の準備が整うまで胸骨圧迫とAEDを続ける。

プラス α 除細動は心筋の無秩序な収縮を鎮める

AED（除細動器）を使用するのは、心筋の無秩序に乱れた電気興奮を鎮めるのが目的です。心室細動（VF）や無脈性心室頻拍（pulseless VT）などの致死性不整脈が起こると、心筋の電気興奮のリズムが乱れ、心臓が正常に拍動しなくなります。そこで必要最小限の電流を流してショックを与え、心臓の収縮運動を正常化させるのです。

致死性不整脈とは

心室細動（VF）

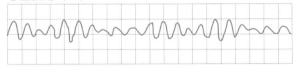

P波、QRS波、T波のいずれも区別がつかない。基線が不規則に揺れて、まっすぐな基線がない。

無脈性心室頻拍（pulseless VT）

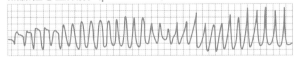

QRS波の間隔が幅広く、短い間隔で連続している。左図のトルサード・ド・ポアンツは心室頻拍の一種で無脈になりやすい。

二次救命

処置を継続したまま
二次救命チームへ引き継ぐ

一次救命処置で心拍再開に至らなかった場合は、二次救命処置（ALS）に移行します。二次救命処置は下記のアルゴリズムに従って進められますが、基本的にはどの段階においても胸骨圧迫を絶え間なく継続することが重要です。

二次救命処置では、呼吸管理や循環管理、心肺停止の治療などいずれも薬剤やデバイスを用いた、より高度な処置が行われます。さらに、救命処置と同時に原因検索と鑑別診断も進め、迅速かつ適切な治療を実施することを目指します。

必要な手技・補助などを知っておくことがスムーズな治療につながります。

心停止アルゴリズム（ALS：二次救命処置）

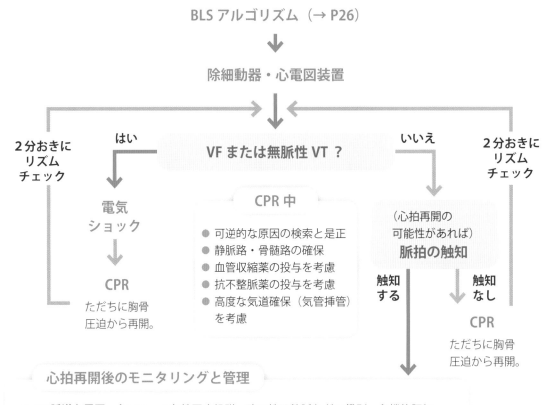

BLS アルゴリズム（→ P26）

↓

除細動器・心電図装置

2分おきにリズムチェック　はい　**VF または無脈性 VT ？**　いいえ　**2分おきにリズムチェック**

電気ショック

↓

CPR

ただちに胸骨圧迫から再開。

CPR 中
- 可逆的な原因の検索と是正
- 静脈路・骨髄路の確保
- 血管収縮薬の投与を考慮
- 抗不整脈薬の投与を考慮
- 高度な気道確保（気管挿管）を考慮

（心拍再開の可能性があれば）**脈拍の触知**

触知する　　触知なし

↓

CPR

ただちに胸骨圧迫から再開。

心拍再開後のモニタリングと管理

- **12 誘導心電図・心エコー**：急性冠症候群、致死性不整脈などの鑑別、心機能評価
- **吸入酸素濃度管理、換気量の適正化**：低酸素症・高酸素症の回避
- **循環管理**：血行動態の安定化
- **体温管理療法**：心拍再開後の高体温予防、適応例には低体温療法を行う
- **再灌流療法**：心筋虚血が疑われる場合は早期の冠動脈造影とプライマリー PCI（→ P66）
- **てんかん発作への対応**：発作に応じて抗けいれん薬を投与（→ P140）
- **原因検索と治療**

日本蘇生協議会監修『JRC 蘇生ガイドライン 2015』より

二次救命処置の流れ

1 心肺停止の経緯を詳しく報告する

二次救命処置を担当するチームがそろったら、できるだけ速やかに引き継ぐ。このとき、患者の情報および心肺停止に至るまでの経緯と状況を報告する。院内急変の場合も患者の氏名・年齢・性別、疾患名、急変に至るまでの状況を伝える。

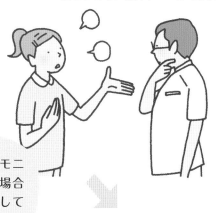

最も経過を把握している看護師が情報をまとめ、救命チームに伝える。

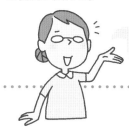

このときまでに、心電図モニタをまだ装着していない場合は、二次救命処置に移行してすぐに装着します

直流除細動器の操作手順

1. 電源を入れる
2. 熱傷予防のため、除細動パドルが接触する部位にパッドを当てるか、パドルに専用ペーストを塗る
3. 医師の指示で必要なエネルギーレベルを選択。初回は二相性なら120〜200J、単相性なら360Jに設定する
4. チャージする
5. 除細動パドルを胸壁に（右図参照）に当てる。ペースメーカーやICD（植込み型除細動器）がある場合は、最低限2.5cm離して当てる
6. 患者に誰も接触していないことを確認。酸素投与も一時的に中断
7. 放電スイッチを押して通電。心拍再開がなければ、すぐに胸骨圧迫を再開する。除細動は、2回目以降は初回と同じか、より高いエネルギー量設定で行う

2 直流除細動器による蘇生

医師を含む二次救命チームでは、蘇生のために直流除細動器が使用される。直流除細動器には単相性と二相性の2種類がある。どちらが使われているか把握しておく。なお、二相性は単相性より低エネルギーで除細動の成功率が高い。

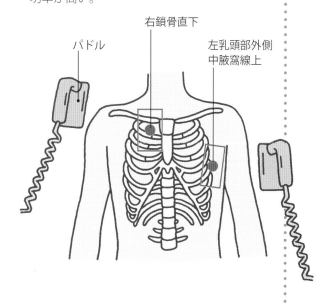

パドル　右鎖骨直下　左乳頭部外側中腋窩線上

3 原因検索と鑑別診断を進める

心肺停止に至った原因を検索し、鑑別診断を行うが、この間も質の高いCPRを継続する。原因検索には、身体所見のチェック、病歴の聴取、家族や救急隊などからの情報収集に加え、心電図、動脈血ガス分析、エコーなどの検査を行う。心肺停止の原因となる主な原因には右表の「5H・5T」がある。これらを念頭に置いて鑑別するとよい。

4 静脈路・骨髄路の確保と薬剤投与

心肺蘇生時に薬剤を投与するためには、太い静脈留置カテーテルを用いて静脈路を確保する。穿刺部位は橈側皮静脈、手背静脈などの末梢静脈路が第一選択となる。シャント側や麻痺側、肥厚や蛇行の強い静脈、関節や骨折部の静脈は避ける。静脈確保が難しい場合は骨髄路を確保する（→P234）。なお、骨髄路確保は医師が行う。

薬剤投与の目的は、循環動態の維持、主要な臓器・組織の機能維持、不整脈治療などで、使われる主な薬剤には右ページ表のものがある。

緊急時には複数の輸液ルートを確保しておく

緊急度が高いときは、2〜3本の輸液ルートが必要になるため、複数のルートを確保。中心静脈カテーテルが留置されていれば利用するが、状態悪化を予測して末梢静脈路も確保しておきたい。

5H・5Tと主な対処法

5H
Hypovolemia（循環血液量減少）
➡ 急速輸液

Hypoxia（低酸素血症）
➡ 酸素化と呼吸管理

Hydrogen ion（アシドーシス）
➡ 補正、呼吸管理

Hyper/Hypokalemia
（高／低カリウム血症）➡ カリウム補正

Hypothermia（低体温）
➡ 加温

5T
Tension pneumothorax
（緊張性気胸）➡ 胸腔ドレナージ

Tamponade（心タンポナーデ）
➡ 心嚢穿刺

Thrombosis（心筋梗塞）
➡ 血栓溶解療法

Thrombosis（肺血栓塞栓症）
➡ 血栓溶解療法、手術

Toxin（毒物）➡ 中毒の治療

末梢静脈穿刺部位

急変時は末梢血管が収縮していることが多く、迅速かつ確実に確保できる部位を選ぶ。下肢よりも血栓ができにくく、心臓に近いため、できるだけ上肢の静脈を選ぶ。

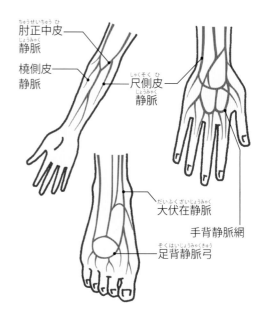

肘正中皮静脈

橈側皮静脈

尺側皮静脈

大伏在静脈

手背静脈網

足背静脈弓

投与する主な薬剤

血管収縮薬	● **アドレナリン**：心肺停止の第一選択薬。1回1mgを3～5分ごとに静脈内投与 ● **バソプレシン**：心臓と脳の血流量増加に効果的。40単位1回投与 ● **アトロピン硫酸塩**：症候性洞性徐脈の第一選択薬。3～5分ごとに0.5mg、総投与量が3mgを超えないこと
抗不整脈薬	● **アミオダロン塩酸塩**：除細動、CPR、血管収縮薬に反応しないVFや無脈性VTに投与。再発性の致死的不整脈に対する初期投与として300mgを10分かけて静注 ● **リドカイン塩酸塩**：VFや無脈性VTによる心停止時のアミオダロンの代替薬として使われる。初回投与量は1～1.5mg/kg。治療で改善しないVFに対してはさらに0.5～0.75mgを急速静注。5～10分ごとに反復投与（最大3回または3mg/kg） ● **ニフェカラント塩酸塩**：アミオダロンの代替薬。0.3mg/kgを静注投与

薬剤投与後の状況を医師に報告する

投与後は薬剤の反応を確認するため、モニタ波形を観察する。また、薬剤を投与した時間を記録し、前回からの投与時間を測定して医師やスタッフに伝える。

投与後の処置

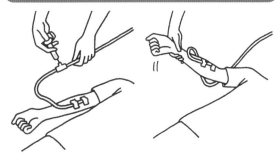

薬剤を迅速に分布させるため、投与後は投与側の上肢（下肢）を10～20秒間挙上すると同時に輸液を全開にするか、後押し（20mL）をする。

5 高度な気道確保を行う（気管挿管・声門上気道デバイス）

バッグバルブマスクでは十分に換気ができないときや嘔吐がある場合は、気管挿管で気道を確保したほうがよい。また、気管挿管により人手を確保しやすくなる場合も実施する。なお、気管挿管は医師が行う。

胸骨圧迫の中断は最小限に

心拍が再開するまで、胸骨圧迫はできるだけ絶え間なく継続することが大切。気管挿管などによる中断は最小限に抑え、挿管後はただちに胸骨圧迫を再開する。

気管挿管セット	● 吸引チューブ	● 呼気炭酸ガス濃度モニタ（カプノメータ）
● 喉頭鏡 こうとうきょう ● 気管チューブ ● スタイレット	● マギル鉗子 かん し ● カフ用シリンジ ● バイトブロック ● 聴診器	● 絆創膏 ● リドカイン塩酸塩（キシロカインゼリー） ● 救急カート

気管挿管時の看護の手順

1 咽頭貯留物が視野を妨げると挿管をスムーズにできないので、口腔内吸引を十分に行う。バッグバルブマスクで換気しながら、SpO₂ の安定値（98 ～ 100%）を確認する

2 医師が左手に喉頭鏡を持ち、右手で挿管するので、看護師は右側に立ち、タイミングを見て気管チューブを渡せるように準備する

3 医師が指示したら、チューブが抜けないように保持しながらスタイレットを抜去する。医師がカフの位置を確認後、5 ～ 10cc 空気を注入する

4 呼気炭酸ガス濃度モニタ（カプノメータ）などで呼気終末炭酸ガス分圧（ETCO₂）を測定する

5 チューブを確実に固定する。男性では口角まで 22 ～ 23cm、女性は 20 ～ 21cm を目安に固定する

6 リザーバ付きバッグバルブマスクやジャクソンリース回路を使って 100％濃度 10L / 分酸素投与で人工呼吸を行う

⚠ 気管挿管前に準備を整える

補助する看護師は医師の右側に立つ。患者の頭の下に枕やタオルを入れて頭を高くし、指で開口する。損傷を防ぐため、義歯であれば外す。また、SpO₂ 値 98％以上に維持できるまでバッグバルブマスク換気を行う。

スニッフィングポジションがとりやすいベッドサイドに

頭側にスペースがある場合

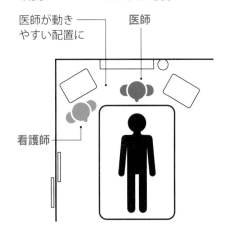

医師が動きやすい配置に

医師

看護師

ベッドを移動できない場合

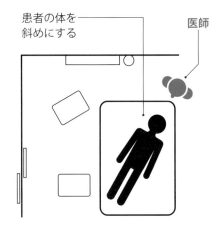

患者の体を斜めにする

医師

気管挿管時には医師が患者の頭側に動けるスペースを確保。ベッド柵やヘッドボードは外す。ベッドを移動できない場合は、患者を斜めに寝かせて対処する。

挿管位置を必ず確認する

　気管挿管後は食道挿管されていないか確認するため、胃の上部への空気流入がないか聴診する。さらに左右の肺の呼吸音を聴診し、片肺挿管になっていないか確認する。確認作業は、カプノメータをはじめ、身体所見、呼気ガスディテクタなどを適宜使って行う。

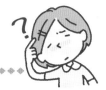

みるこの疑問 ◆◆◆◆◆

気管挿管ができないときはどうする？

　患者の状態によっては、気道確保や気管挿管が行えないことがあります。外傷や腫瘍、異物などによる上気道の狭窄・閉塞がある、口や咽頭、鼻からの出血を伴う外傷、喉頭けいれん・顔面けいれんがある、頸椎損傷の疑いがあり頭部を後屈できないといった状況では、輪状甲状靭帯穿刺（りんじょうこうじょうじんたいせんし）などで気道確保します。

　そのため、身体所見で通常の気道確保が難しいと予測される場合は、速やかに輪状甲状靭帯穿刺などの準備をしておきます。

◆◆◆◆◆◆◆◆◆◆◆◆◆

カプノメータ

呼気炭酸ガス濃度モニタを見て、波形が正常かを確認する。

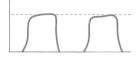

身体所見

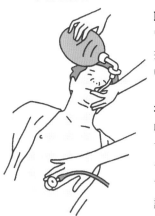

聴診
胃と肺の音を聞いて挿管が適切にできているか確認する。

視診
呼吸時に胸が挙上しているか、呼気時にチューブ内腔が曇っているかを目視で確認する。

呼気ガスディテクタ

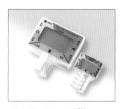

呼気中に含まれる二酸化炭素によって、色が薄紫から黄色に変化するため、これを確認する。

イージーキャップ™
写真提供：コヴィディエンジャパン株式会社

6　挿管後はただちに胸骨圧迫を再開する

　気管挿管後はすぐに胸骨圧迫からCPRを再開。胸骨圧迫と人工呼吸を非同期で行い（人工呼吸は6秒に1回が目安）、心電図の波形をチェック。必要に応じて除細動を行い、再びCPRを続ける。

7　心拍再開後はモニタリングで管理

　心拍再開後は、虚血後の再灌流の影響で脳や心臓などに障害が起こる危険が高い。急変を防ぐにはバイタルサインを安定させ、主要臓器や組織に十分な酸素と血流を促すことが重要。さらに、病態に応じて原因検索・治療に取り組む。

ショックへの対応

一刻を争うため迅速に処置を

緊急度・重症度ともに
最も高い危険な状態

　ショックとは、何らかの疾患や外傷などの生体への侵襲および、それに対する生体反応によって血圧が急激に低下し、脳や心臓など重要臓器への血流が維持できなく

なり、命を落とす危険が非常に高い状態をいいます。

　ショックの徴候を示す「ショックの5Ps」が見られたら、ただちにバイタルサインや意識レベルなどのアセスメントを行い、原因に応じて速やかに対応しなければなりません。

ショックの分類と主な原因	
分類	**主な原因**
1 **循環血液量減少性ショック** 全血減少、水・電解質異常、血漿減少など。出血や脱水によって体液量が減少することで起こる	● 出血 ● 体液喪失 （脱水、熱傷、下痢、嘔吐など）
2 **血液分布異常性ショック** 敗血症性ショック、アナフィラキシーショック、神経原性ショックなど。脳・心臓・腎臓などの重要臓器の血液分布に異常が起こることによる	● 敗血症（感染徴候、消化器症状、末梢の温感、qSOFA スコア*に該当するもの） ● アナフィラキシー　　　　など
3 **心原性ショック** 心臓疾患が起因となって心拍出量が低下するために起こる	● 心筋梗塞、重症不整脈　　など
4 **心外閉塞・拘束性ショック** 心臓のポンプ機能が障害され、心拍出量が低下して起こる	● 心タンポナーデ ● 肺塞栓症　● 緊張性気胸　など

＊ qSOFA スコア：①呼吸数≧ 22 回 / 分、②意識変容、③収縮期血圧≦ 100mmHg の各項目を 1 点とし、2 点以上では集中治療が必要。

四肢が温かくなる
「ウォームショック」に注意

　ショックには「コールドショック」と「ウォームショック」の大きく 2 種類があります。「コールドショック」は循環血液量減少性や心原性、心外閉塞・拘束性のショックで見られ、四肢が冷たくなります。ショックの 5Ps（→ P39）

にもあるように、これはショックの代表的な症状です。

　しかし血液分布異常性ショックでは、四肢が温かい「ウォームショック」が見られます。状態が悪化するとコールドショックに転じていきますが、この段階では臓器障害が悪化しています。四肢が温かいからとウォームショックを見逃さないように注意が必要です。

「ショックの 5Ps」を見逃さない

Pallor：顔面蒼白

顔色が悪く、青白い

Prostration：虚脱

ぐったりして、意識がもうろうとしている

Perspiration：冷汗

皮膚が冷たく、じっとりしている

Pulmonary insufficiency：呼吸不全

頻呼吸や呼吸困難感、呼吸数の低下

Pulselessness：脈拍触知なし

橈骨動脈（とうこつどうみゃく）の触知が認められない

「ショックの 5Ps」はショックが起こっていることを示す身体的変化。あてはまる症状が見られたら、速やかにアセスメント（下図）を開始。これ以外にもショックを示す症状として、収縮期血圧の低下（90～100mmHg 以下）、脈圧減少、表在性静脈虚脱、呼吸促迫、乏尿（25mL/時以下）などがある。

ショックのアセスメント

意識状態

JCS または GCS で判定。声をかけて反応の有無を確認。反応がなく、血圧低下があれば緊急と判断する。また、反応があっても血圧低下があれば危険とみなす。

呼吸状態

呼吸数・呼吸パターンを観察。頻呼吸や呼吸困難感などがないかを見る。できるだけ速やかにパルスオキシメータなどでモニタリングを開始する。

喘鳴（ぜいめい）の有無

喘鳴があれば心原性ショック、アナフィラキシーショックを疑う。既往歴、基礎疾患、年齢などで判断する。

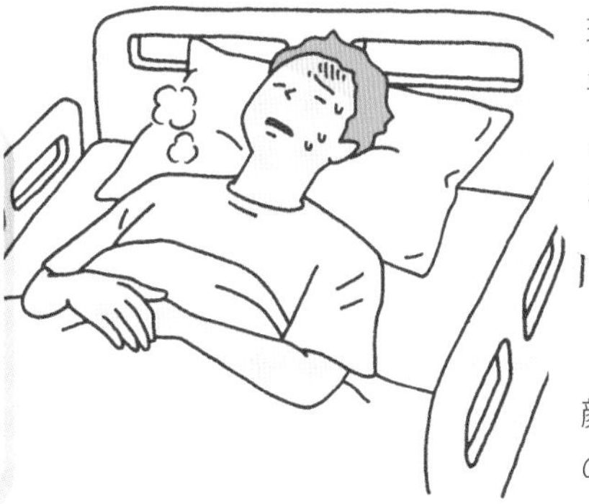

血圧低下の程度

現時点の血圧値だけでなく、平時の収縮期血圧と比較し、どれくらい低いかを確認する。

脈拍触知

触れない、触れにくい場合は重症のショック状態と判断。また、脈拍数 120 回 / 分以上の頻脈はショックが進行したことを示す。

顔色・皮膚色

顔面蒼白、冷汗、チアノーゼの有無を確認する。

排泄物の量・性状

体内の出血状態を把握するため、量と状態、色、混入物の有無、臭気などを確認。下血や吐物・吐血の有無も調べる。吐血・喀血（かっけつ）の鑑別も重要。

発疹・浮腫などの有無

アナフィラキシーショックでは、じんましんや浮腫の有無をチェック。また、30 分以内に投与された薬剤、食事摂取の有無も確認する。

毛細血管再充満時間（CRT）

爪を 2～3 秒間圧迫し、爪床（そうしょう）の色が白からピンク色に戻るまでの時間を確認。2 秒以上かかれば末梢循環不全が起こっている。

状態を把握し、至急、応援を要請する

　ショックを示す症状が見られたら、アセスメントを行い、判断基準（下表）に従って状態を把握します。

　ショックと判断したらすぐに応援を要請し、スタッフを集め、ドクターコールを行います。応援を要請したら、すぐに処置を開始できるように救急カートを含め以下の準備を整えます。

- 酸素投与
- 静脈路確保
- 心電図モニタ
- パルスオキシメータ装着
- 補助呼吸、気管挿管、人工呼吸管理
- 除細動

ショックの判断基準

大項目：血圧低下がある	小項目（3つ以上該当する）
● 収縮期血圧 ≦ 90mmHg ● 平時の収縮期血圧が 150mmHg 以上：平時より 60mmHg 以上の低下 ● 平時の収縮期血圧が 110mmHg 以下：平時より 20mmHg 以上の低下	1 心拍数 100 回 / 分以上 2 微弱な脈拍 3 毛細血管再充満時間の延長（圧迫解除後 2 秒以上） 4 意識障害（JCS 2 桁以上、または GCS 合計点10 点以下）、または不穏・興奮状態 5 乏尿・無尿（0.5mL/kg/ 時以下） 6 皮膚蒼白と冷汗、または 39℃以上の発熱

血圧低下があり、小項目が 3 つ以上該当する場合はショックと判断できる。

ショックの重症度を判定し、速やかに処置する

　重症度を判定しておくと医療者間での情報を共有しやすくなります。重症度判定には「ショックスコア」を用います。収縮期血圧、脈拍数、base excess（塩基過剰）、尿量、意識状態などから判断します。

　なお、循環血液量減少性ショックの初期評価には「ショック指数（SI）」を参考にします。循環血液量減少性ショックでは交感神経の刺激で血圧が維持されるため、収縮期血圧だけでは判定できません。そこで、心拍数を用いて算出します。

まずはバイタルを安定させることを優先

　ショック対応では第一に、バイタルサインを安定させることを目指します。体位調整を行い、手順に従って処置を進めます（→ P42）。まず、ショックが進行すると酸素化が維持できないため、高濃度酸素投与が必須です。また、意識レベルが低い、あるいは意識障害がある場合は速やかに気道を確保し、すぐに人工呼吸が開始できるようにしておきます。

　原因となる疾患の予測がつく場合は、必要な物品の準備なども並行して行います。

ショックスコア

	0	1	2	3
BP：収縮期血圧 (mmHg)	$100 \leqq BP$	$80 \leqq BP < 100$	$60 \leqq BP < 80$	$BP < 60$
PR：脈拍数 (回/分)	$PR \leqq 100$	$100 < PR \leqq 120$	$120 < PR \leqq 140$	$140 < PR$
BE：base excess (mEq/L)	$-5 \leqq BE \leqq 5$	$\pm 5 < BE \leqq \pm 10$	$\pm 10 < BE \leqq \pm 15$	$\pm 15 < BE$
尿量（mL/時）	$50 \leqq$ 尿量	$25 \leqq$ 尿量 < 50	$0 <$ 尿量 < 25	0
意識状態	清明	興奮～軽度の応答遅延	著明な応答遅延	昏睡

判定

0 ～ 4点：非ショック
5 ～ 10点：中等症ショック
11 ～ 15点：重症ショック

収縮期血圧、脈拍数、BE、尿量、意識状態の合計点で評価する。5点以上でショック、11点以上になると重篤な状態と判定される。なお、救急時にはすぐに尿量測定ができないこともあり、ショックスコアでは評価できない場合もある。

循環血液量減少性ショックの重症度判定（ショック指数）

SI* （ショック指数）	0.5~0.67	1.0	1.5	2.0
心拍数	60~80	100	120	140
収縮期血圧	120	100	80	70
出血量（%）	＜ 15 （＜ 1000mL）	15 ～ 25 （1000 ～ 1500mL）	25 ～ 40 （1500 ～ 2500mL）	＞ 40 （＞ 2500mL）
輸液・輸血の目安	乳酸リンゲル（出血量の2～3倍）	人工膠質液・輸血を準備	赤血球濃厚液（＋新鮮凍結血漿）※ Hb 7～8g/dL、収縮期血圧 90mmHg、尿量 0.5mL/kg/時以上を目標	赤血球濃厚液（＋新鮮凍結血漿）DIC（播種性血管内凝固症候群）治療

＊ショック指数（SI）は、「心拍数÷収縮期血圧」で算出。この数値は出血量を反映しており、SIが1以上の場合、喪失した循環血液量（L）とおおよそ一致する。1は中等症、1.5以上は重症と判定する。

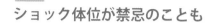

① 体位調整

ショックを疑う場合は、まず仰臥位にする。出血性ショックでは**ショック体位**をとり、30〜60°下肢を挙上する。

⚠ ショック体位が禁忌のことも

頭蓋内圧亢進、心不全がある場合は症状が悪化するため、ショック体位にしてはいけない。

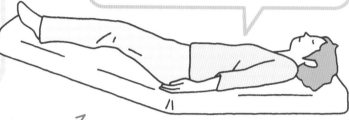

② 初期治療の開始

{ 速やかに！}

気道確保・酸素投与

ショックが進行すると酸素化が保てないため、高濃度酸素を投与する。意識障害がある場合は気道を確保して、人工呼吸を開始。

末梢静脈路確保・輸液

重症ショックでは大量輸液を行う。血圧100〜120mmHgを目安にする。また、出血性ショックの場合は輸血を行う。

尿量の管理

膀胱留置カテーテルを挿入し、尿量を観察する。最低30mL/時を保ち、少ない場合は輸液を行う。

体幹の保温

体温低下はショックを助長するため、毛布やウォームマットで温める。必要に応じて加温輸液を行う。

③ 状態が安定したら鑑別の検査へ

ショックの遷延を防ぐため、速やかに検査を行って原因をつきとめる。血液検査（血算・生化学・凝固検査）、X線検査、消化管内視鏡検査、心エコー、心電図など必要に応じて準備する。

不安の軽減

ショックによって患者は強い不安を感じるため、看護師が付き添うことも必要。ただし、プライバシー保護に留意したうえで対応する。

第2章

救急時の
アセスメント

みるこの メモ帳 その2

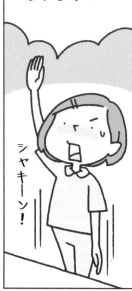

ハイ！
あります！

ある仕事の合間…

さっきの先輩たち、
テキパキしてたなぁ……
私はまず手順を
たたき込まなくちゃ！

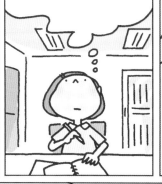

みるこさん、
今ちょっと時間あるけど、
何か質問ある？
聞くわよ

シャキーン！

患者さんが
到着した直後、
ドキドキしてしまって、
どう動くのかわからず、
指示待ちになりそう
なんです……

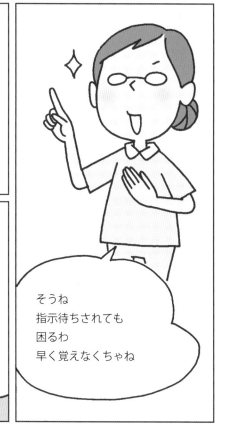

でも！
自分からしっかり
動かないと
務まらないので、
どうしたらいいか
と思っています

キッパリ！

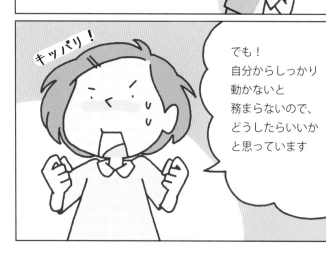

そうね
指示待ちされても
困るわ
早く覚えなくちゃね

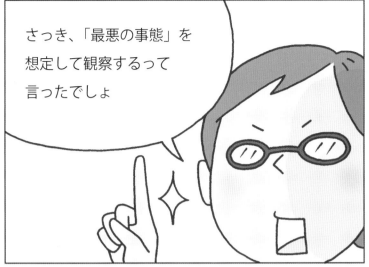

さっき、「最悪の事態」を
想定して観察するって
言ったでしょ

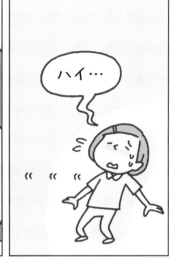

ハイ…

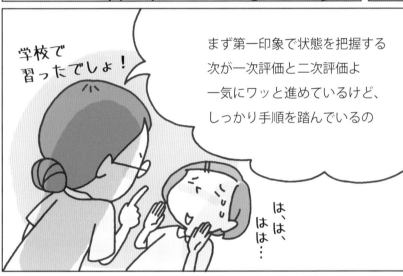

学校で
習ったでしょ！

まず第一印象で状態を把握する
次が一次評価と二次評価よ
一気にワッと進めているけど、
しっかり手順を踏んでいるの

は、は、
はは…

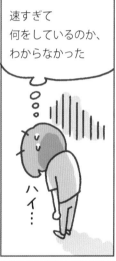

速すぎて
何をしているのか、
わからなかった

ハイ…

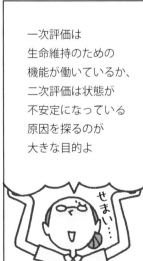

一次評価は
生命維持のための
機能が働いているか、
二次評価は状態が
不安定になっている
原因を探るのが
大きな目的よ

せまい…

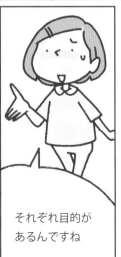

それぞれ目的が
あるんですね

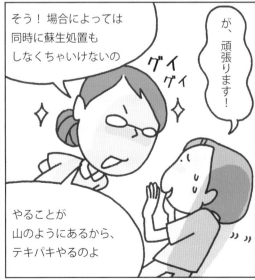

そう！場合によっては
同時に蘇生処置も
しなくちゃいけないの

グイ
グイ

が、
頑張り
ます！

やることが
山のようにあるから、
テキパキやるのよ

第一印象

五感を使い、瞬時に緊急度を把握する

最初の数秒間で迅速に判断する

第一印象は、患者と接してから**数秒間**で把握します。モニタや血圧計などを使用せず、A（気道）・B（呼吸）・C（循環）・D（中枢神経）に同時にアプローチします。

観察時には視診・触診・聴診・臭覚をフル活用し、評価します。致死的な所見、ショックなど緊急レベルの高い状態であれば、ためらわずに応援を要請し、医師に報告します。

なお、小児の場合は観察ポイントが成人とは異なります（右ページ図参照）。

ABCD アプローチ

A（Airway）：気道

- 発声・発語
- 喘鳴・嗄声はないか
- 異物や痰による気道閉塞はないか
- 喉頭浮腫による嚥下障害はないか

B（Breathing）：呼吸

- 異常呼吸はないか
- 呼吸数に異常があるか
- 呼吸の深さに異常があるか
- 努力呼吸があるか
- 起坐呼吸などの姿勢はどうか

C（Circulation）：循環

- 顔面蒼白・顔色不良があるか
- チアノーゼ（口唇・結膜）
- 皮膚冷感・冷汗・湿潤があるか
- 脈拍微弱　　脈拍数・リズムの異常があるか
- 顔面紅潮　　虚脱・皮膚の乾燥
- 毛細血管再充満時間（CRT）に異常があるか
- 排尿の有無・尿量の異常

D（Disability）：中枢神経

- 意識レベル（JCS・GCS）
- 氏名・生年月日が言えるか
- 見当識があるか（時期・場所・他者など）
- けいれんの有無　　ろれつが回らない
- 瞳孔所見の異常（左右差・対光反射・共同偏視）
- 四肢の麻痺・しびれ・感覚障害　　異常行動
- 苦悶様表情・不安

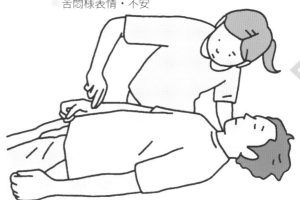

⚠ 全体的所見もチェック

歩き方や座り方、目つき、話し方、手の動かし方や位置、におい（口臭や体臭など）、体熱感なども評価の参考になるため、さっと素早く確認する。

小児の場合のチェックポイント

意識の評価（AVPU 小児反応スケール）

A：Alert（意識清明）
覚醒し、活動的である

V：Voice（声に反応する）
名前を呼んだり、話しかけたりすると反応する

P：Pain（痛みに反応）
痛み刺激を与えたときだけ反応する

U：Unresponsive（無反応）
どんな刺激にも反応しない

外観の評価

● 筋緊張（Tone）：
よだれが出ている、筋肉の硬直、ぐったりしているなど

● 周囲への反応（Interactiveness）：
反応が乏しい、親を認識できない、無関心

● 精神的安定（Consolability）：
なだめても泣きやまない、興奮している

● 視線／注視（Look/Gaze）：うつろ、視線が定まらない

● 会話／泣き声（Speech/Cry）：
弱々しい泣き方、こもった感じやかすれた泣き声など

循環・皮膚の状態

● 末梢循環不全によるまだら模様

● チアノーゼ

● 大量出血

呼吸の状態

● 呼吸音（喘鳴、呻吟、嗄声、いびき音）

● 体位・姿勢（においかぎ体位）

● 努力呼吸（鼻翼呼吸など）・陥没呼吸・シーソー呼吸

● 呼吸数の異常

小児の第一印象では、意識、外観、呼吸状態、循環・皮膚状態を素早く確認する。けいれんの有無も重要な手がかりになる。

第一印象の観察ポイント

呼吸	● 発声できるか、話せるかによって気道の開通を確認する ● 胸郭の動きとその程度、左右差を目視で確認する 　また、呼吸の速さも観察する 　正確な呼吸数をカウントする必要はなく、見た目の判断でよい
循環	● 手足に触れて末梢の冷感・冷汗、ショック症状の有無をチェックする ● 橈骨動脈で拍動を触知し、速さと強さを確認する
中枢神経	● 見当識を確認。会話が可能なら、氏名・日時・場所などを確認する ● 従命反応（問いへの反応）を確認。手でグーパーの動作ができるかを見る
外観	● 苦悶様表情の有無、視線を合わせない、皮膚紅潮の有無をチェックする

一次評価

主訴を把握し、バイタルサインを素早く評価する

第一印象後、ABCDE アプローチで評価

第一印象で患者の重症感をおおよそ把握したら、次は一次評価に進みます。一次評価では、血圧計、心電図モニタ、パルスオキシメータなどの簡便な器具による測定と、触診や聴診によって心肺機能および神経機能の ABCDE 評価を行います。

ただし、救急患者の病態は急激に悪化することもあるため、評価後も観察を続ける必要があります。

一次評価の流れ

A（Airway）：気道

気道の開通性を確認する

上気道閉塞は低酸素から心停止を引き起こす危険があり、気道の開通性は生命維持にかかわる。そのため、呼吸の状態を見て、呼吸音を聴き、空気の出入りを感じ、開通性を確認する。喘鳴など異常な呼吸音や努力呼吸がないか、さらに顔面の外傷、口腔内の異物や出血、熱傷の有無を確認する。

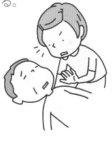

🔹 **発声できるか**

呼びかけに返事ができ、発声・発語があれば、気道閉塞はない。

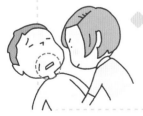

🔹 **顔面の外傷などをチェック**

顔、特に口や鼻の外傷は気道閉塞につながるため、傷の有無・程度を確認する。

一次評価のアルゴリズム

第一印象

↓

Airway：
気道評価・気道確保

↓

Breathing：呼吸評価

↓

Circulation：循環評価

↓

Disability：
中枢神経の評価

↓

Exposure：外表・体温の評価

安定なら ↙ ↘ 不安定なら

二次評価へ 　　蘇生処置を
（→ P51）

B（Breathing）：呼吸

異常な呼吸をしていないか素早く調べる

　視診、聴診、触診、打診によって呼吸状態を確認し、異常な呼吸が見られれば速やかに対処する。呼吸数や呼吸の深さ、リズム、SpO₂値をはじめ、努力呼吸の特徴が見られないか注意深く観察することで、主な疾患・病態を予測できる（下表）。

呼吸数と深さ・リズムの異常

分類	呼吸数・深さ・リズムの異常	疾患・状態
頻呼吸	呼吸数：増加（25回/分以上）、呼吸の深さ：変化なし	肺炎、発熱、呼吸不全など
徐呼吸	呼吸数：減少（12回/分以下）、呼吸の深さ：変化なし	頭蓋内圧亢進、麻酔時・麻薬中毒など
多呼吸	呼吸数：増加、呼吸の深さ：増加	過換気症候群、肺血栓塞栓症など
少呼吸	呼吸数：減少、呼吸の深さ：減少	死亡直前（死戦期呼吸）
過呼吸	呼吸数：変化なし（多少の増加あり）、呼吸の深さ：増加	神経症、過換気症候群など
無呼吸	なし	心停止状態、頭蓋内圧亢進、安静時の睡眠時無呼吸症候群
クスマウル呼吸	ゆっくりとした深い規則的な呼吸。高二酸化炭素血症のため、二酸化炭素を排出しようとする代償性の呼吸	糖尿病性ケトアシドーシス
チェーン・ストークス呼吸	呼吸が徐々に増大・減弱と変化し、最も減弱したときにしばらく停止する、という状態をくり返す	心不全、尿毒症、脳出血、脳腫瘍など
ビオー呼吸	不規則に速く深い呼吸が突然中断し、無呼吸になり、再び速く深い呼吸に戻る	脳腫瘍、頭部外傷、髄膜炎
失調性呼吸	まったく不規則な呼吸	延髄障害、瀕死・死亡直前の状態

努力呼吸の種類

分類	状態
鼻翼呼吸	気道を広げるために鼻翼が膨らみ、鼻腔が拡大する。
口すぼめ呼吸	末梢気道の閉塞を避けるため、吸気時に口をすぼめる。
陥没呼吸	吸気時に胸腔内の陰圧が高くなり、鎖骨上窩や肋間の陥没がある。
シーソー呼吸	吸気時に胸が陥没し、腹部が膨らむ。呼気時は逆の動きになる。

C（Circulation）：循環

ショックの徴候がないかチェックする

　循環の管理で最も重要なのはショックの有無を確認し、徴候があれば早期に介入すること。「ショックの5Ps」（→P39）を見逃さないようにする。

D（Disability）：中枢神経

意識レベル、瞳孔所見、麻痺の有無をチェック

　神経学的所見から頭蓋内病変がないか確認する。中枢神経系は頭蓋内病変だけでなく、外傷などの影響で低酸素血症やショックによって二次的に損傷することもある。また、意識レベルは呼吸不全や循環不全でも低下するので、全身状態とあわせてアセスメントする。意識レベルは、JCS か GCS を用いて評価する（下表）。

JCS（Japan Coma Scale）

I	刺激しなくても覚醒している状態
1	だいたい意識清明だが、今ひとつはっきりしない
2	見当識障害がある
3	自分の名前、生年月日が言えない

II	刺激すると覚醒し、刺激をやめると眠り込む状態
10	普通の呼びかけで開眼する
20	大きな声、体の揺さぶりによって開眼する
30	痛み刺激を与えつつ、呼びかけをくり返すと開眼する

III	刺激しても覚醒しない状態
100	痛み刺激に対し、払いのけるような動作をする
200	痛み刺激で少し手足を動かしたり、顔をしかめたりする
300	痛み刺激に反応しない

GCS（Glasgow Coma Scale）

E 開眼 (eye opening)	4	自発的に開眼する
	3	呼びかけにより開眼
	2	痛み刺激により開眼
	1	まったく開眼しない

V 最良言語 (best verbal response) ※気管挿管中は VT とする	5	見当識あり
	4	混乱した会話
	3	混乱した言葉
	2	理解不能の音声
	1	まったくなし

M 最良運動 (best motor response)	6	指示に従う
	5	疼痛部位に手を持っていく
	4	回避動作
	3	異常屈曲（除皮質硬直）
	2	伸展する（除脳硬直）
	1	まったくなし

E（Exposure）：外表・体温

体表をチェックし、体温の保温に努める

　衣服を取り除き、体表面をくまなくチェック。体温を測定し、低体温・高体温がないかを確認する。低体温は危険な状態につながるため、保温に努める。

二次評価
頭から足の先まで全身をくまなく調べる

状態が安定したら
原因の特定を開始

　一次評価と処置により呼吸・循環が安定したら、系統的な全身の観察をフィジカルアセスメントに従って行います。視診・触診・打診・聴診で頭から足の先まで迅速に

くまなく観察し、生命維持を阻害するような疾患・病態の有無を調べます。このとき、呼吸や循環、血圧などの生理学的評価と、問診で得た主訴から疾患・病態の仮説を立てます。

　そのうえで、各種の検査結果と集めた情報をもとに原因の特定につなげます。

系統的身体観察

観察項目				
顔面	☐ 顔面浮腫 ☐ 眼瞼結膜（がんけんけつまく）：貧血 ☐ 眼球結膜：黄疸・充血	**四肢**	☐ 浮腫　☐ チアノーゼ ☐ ばち指　☐ 腫脹 ☐ 発赤　☐ 圧痛 ☐ ホーマンズ徴候	
頸部	☐ 頸静脈怒張 ☐ リンパ節腫脹 ☐ 甲状腺の腫大	**背部**	☐ 肋骨脊柱角の圧痛・叩打痛	
胸部	☐ 胸郭の形態（視診） ☐ 胸郭の動揺・皮下気腫・心尖拍動（しんせんはくどう）（触診） ☐ 鼓音・濁音（打診）、呼吸音、心音（聴診）	**神経系**	☐ 意識レベル ☐ 言語（構音障害） ☐ 瞳孔所見　☐ 顔面麻痺 ☐ 顔面知覚　☐ 運動麻痺 ☐ 錐体路障害 ☐ 髄膜刺激症状 ☐ バトル徴候やブラックアイの有無 ☐ けいれん　☐ 項部硬直（こうぶこうちょく） 　　　　　　　　　　など	
腹部	☐ 手術痕・皮下出血・ヘルニア（視診） ☐ 腸蠕動音（ちょうぜんどうおん）（聴診） ☐ 圧痛・マーフィー徴候・筋性防御、ブルンベルグ徴候、打診痛などの腹膜刺激症状（触診）			

頭部・顔：意識レベル、顔色、表情を調べる

頭部・顔面の観察ポイント

頭蓋内病変の徴候	☐ 瞳孔所見（2mm以下の縮瞳、5mm以上の散瞳） ☐ 左右差0.5mm以上の瞳孔不同 ☐ 複視　　☐ バトル徴候 ☐ ブラックアイ　☐ 顔面の歪み ☐ けいれん　☐ 項部硬直
外傷の有無	☐ 創傷　　☐ 腫脹 ☐ 疼痛　　☐ 口鼻腔の異常 ☐ 出血（鼻出血・外耳道出血は髄液漏の可能性、口腔内出血は気道閉塞の可能性） ☐ 骨の動揺（下顎骨折は気道閉塞の要因） ☐ 外耳道の異常

頭部には重大な頭蓋内病変の徴候が現れる。意識レベルや顔色をはじめ、皮下出血、けいれん、項部硬直といったサインは要注意。また、顔面や眼の外観の異常は内科系疾患で現れるものがある。

⚠ **意識障害の原因は頭蓋内病変だけではない**

意識障害を起こす疾患・病態は種類も多く、多岐にわたっている。これらを見落とさないように常に「AIUEOTIPs（→P127）」を念頭に置き、アセスメントすることが大切。

頸部：外見、甲状腺に異常がないか調べる

頸部には頸動脈・頸静脈といった主要血管があり、怒張や拍動の状態は循環器のアセスメントで重要な手がかりとなる。また、甲状腺やリンパ節には腫瘍や感染症の徴候が現れる。後頸部に圧痛がある場合は脊髄損傷の可能性を疑う。

胸部：主要臓器があるため、慎重に観察

心臓や肺といった主要臓器がある。呼吸器系は特に呼吸音と呼吸状態、胸郭の形態や動き、皮下気腫などをチェック。循環器系は心尖拍動の観察、心音の聴診、振戦の触診などを行う。また、外傷・外見の異常（創傷・出血、打撲痕、胸郭の変形、骨の動揺、疼痛、腫脹）がないか、あわせて確認する。

胸部の観察ポイント

呼吸器系の異常	☐ 呼吸困難　　☐ 奇異呼吸 ☐ 胸郭運動の左右差・拡張低下 ☐ 呼吸音の左右差　☐ 異常呼吸音 ☐ 皮下気腫
循環器系の異常	☐ 異常心音　　☐ 心音減弱 ☐ 奇脈　☐ 不整脈　☐ 徐脈 ☐ 高血圧・低血圧　☐ 動悸　☐ 胸痛

腹部：問診、聴診、触診、打診で異常を探る

腹部には消化器系、泌尿器系、生殖器系などの多くの臓器があり、疾患も病態も多種類ある。そのため、問診で疾患を予測し、聴診や触診、打診でアセスメントする。症状のある部位、鈍痛・疝痛・激痛といった痛み・症状の特徴、持続性か間欠性か、圧痛点やマーフィー徴候、腹膜刺激症状の有無など腹壁の観察も行って原因を探る。外傷の場合は腹腔内出血や臓器損傷、それに伴う循環状態に留意する。

腹痛部位による疑われる疾患

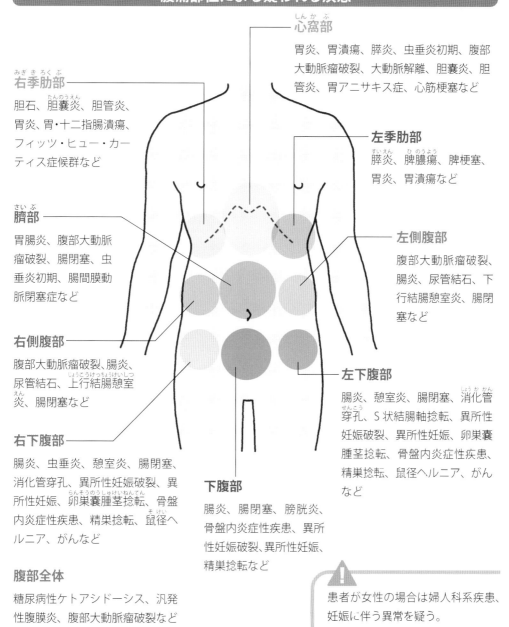

心窩部
胃炎、胃潰瘍、膵炎、虫垂炎初期、腹部大動脈瘤破裂、大動脈解離、胆嚢炎、胆管炎、胃アニサキス症、心筋梗塞など

右季肋部
胆石、胆嚢炎、胆管炎、胃炎、胃・十二指腸潰瘍、フィッツ・ヒュー・カーティス症候群など

左季肋部
膵炎、脾膿瘍、脾梗塞、胃炎、胃潰瘍など

臍部
胃腸炎、腹部大動脈瘤破裂、腸閉塞、虫垂炎初期、腸間膜動脈閉塞症など

左側腹部
腹部大動脈瘤破裂、腸炎、尿管結石、下行結腸憩室炎、腸閉塞など

右側腹部
腹部大動脈瘤破裂、腸炎、尿管結石、上行結腸憩室炎、腸閉塞など

左下腹部
腸炎、憩室炎、腸閉塞、消化管穿孔、S状結腸軸捻転、異所性妊娠破裂、異所性妊娠、卵巣嚢腫茎捻転、骨盤内炎症性疾患、精巣捻転、鼠径ヘルニア、がんなど

右下腹部
腸炎、虫垂炎、憩室炎、腸閉塞、消化管穿孔、異所性妊娠破裂、異所性妊娠、卵巣嚢腫茎捻転、骨盤内炎症性疾患、精巣捻転、鼠径ヘルニア、がんなど

下腹部
腸炎、腸閉塞、膀胱炎、骨盤内炎症性疾患、異所性妊娠破裂、異所性妊娠、精巣捻転など

腹部全体
糖尿病性ケトアシドーシス、汎発性腹膜炎、腹部大動脈瘤破裂など

⚠ 患者が女性の場合は婦人科系疾患、妊娠に伴う異常を疑う。

骨盤・四肢：末梢動脈、皮膚、神経障害をチェック

骨盤の場合、骨折や外傷などの明らかな異常がなくても、肉眼的血尿や腹部異常があれば骨盤内臓器の損傷を疑う。また、骨盤骨折では大出血によるショックを見逃さないようにする。四肢の異常は末梢だけでなく頭蓋内病変、脊椎・脊髄損傷も考慮してアセスメントする。血行障害や神経障害、外傷の有無、皮膚の色などを観察する。皮膚の蒼白・冷感・湿潤はショック徴候なので要注意。

骨盤・四肢の観察ポイント

骨盤	骨盤内臓器の損傷	☐ 陰部の腫脹 ☐ 血尿の有無 ☐ 腹痛
	外傷の有無	☐ 創傷・出血 ☐ 打撲痕 ☐ 腰部・臀部の痛み ☐ 下肢長差の有無 ☐ 下肢の異常肢位

四肢	神経障害の有無	☐ 知覚異常 ☐ 運動障害 ☐ しびれ ☐ 麻痺 ☐ 左右差の有無 ☐ 異常肢位
	外傷の有無	☐ 創傷・出血 ☐ 変形 ☐ 動揺 ☐ 腫脹 ☐ 疼痛
	その他	☐ 下肢の浮腫（心不全・腎不全の可能性）

神経系：意識レベルのほか、運動系の異常を調べる

神経系の障害は多岐にわたり、障害部位によって全身至るところに症状が現れる。ただ神経細胞の特徴として、障害により出現する所見が一定であるため、脳神経学的身体所見をチェックすることで疾患・病態の予測ができる。疑わしい身体所見があるときは、各神経障害のテストを行って観察する。

脳神経学的身体所見

意識レベル	● GCS・JCS でチェック
運動麻痺	● バレー徴候 ● ミンガツィーニ徴候
小脳失調	● 指鼻試験 ● 踵膝試験 ● 手回内・回外試験
髄膜刺激症状	● ジョルトアクセンチュエーション[1] ● ネックフレクションテスト[2] ● 項部硬直 ● ケルニッヒ徴候 ● ブルジンスキー徴候
錐体路障害	● バビンスキー反射 ● チャドック反射
12 脳神経	● 瞳孔径 ● 対光反射 ● 視野 ● 眼球運動 ● 眼振の有無 ● 顔面知覚 ● 顔面運動 ● カーテン徴候 ● 胸鎖乳突筋・僧帽筋の観察 ● 舌の偏位 など

*1：ジョルトアクセンチュエーション＝水平方向に頭を振ると頭痛が強くなる
*2：ネックフレクションテスト＝屈曲時に抵抗が生じて下顎を胸につけられない

第3章

急性症状への
対応

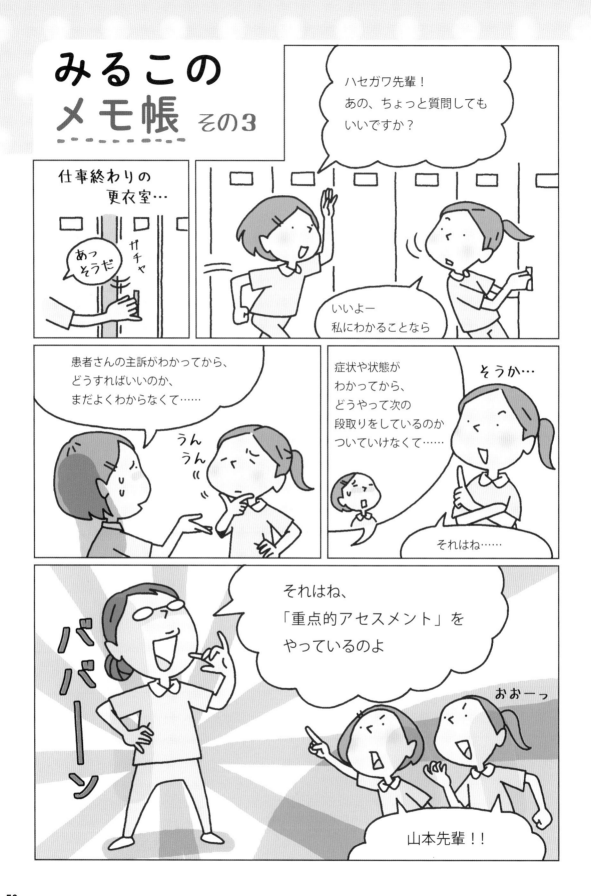

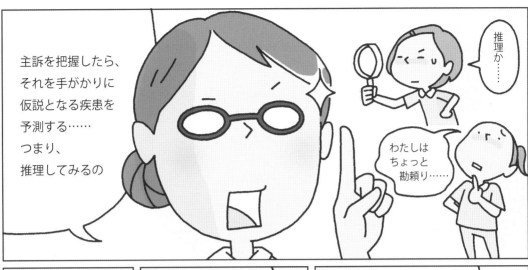

主訴を把握したら、それを手がかりに仮説となる疾患を予測する……つまり、推理してみるの

推理か……

わたしはちょっと勘頼り……

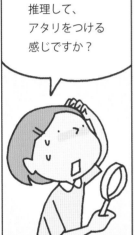

推理して、アタリをつける感じですか？

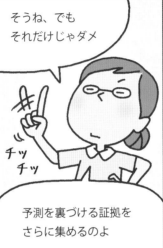

そうね、でもそれだけじゃダメ

チッチッ

予測を裏づける証拠をさらに集めるのよ

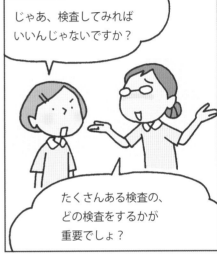

じゃあ、検査してみればいいんじゃないですか？

たくさんある検査の、どの検査をするかが重要でしょ？

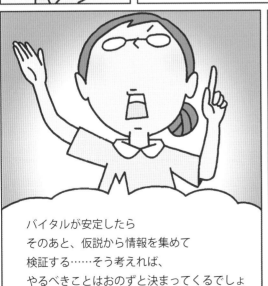

バイタルが安定したらそのあと、仮説から情報を集めて検証する……そう考えれば、やるべきことはおのずと決まってくるでしょ

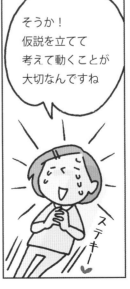

そうか！仮説を立てて考えて動くことが大切なんですね

ステキー

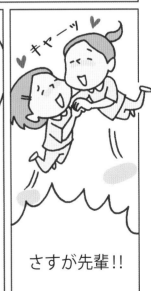

キャーッ

さすが先輩！！

胸痛

**胸痛は緊急度の
高い疾患を疑って**

胸痛は、心血管系や呼吸器系、消化器系などの多種多様な疾患で見られます。命にかかわる疾患が起こっている可能性があり、迅速に対処しなければなりません。

Step1 初期評価と疾患の予測

第一印象

ショックや気道閉塞、呼吸障害、意識障害をまず確認する。苦悶様表情、痛みによる前傾姿勢が見られるときは冠動脈疾患などの緊急性が高い疾患を疑う。

ショック徴候あり

「ショックの5Ps（顔面蒼白、虚脱、冷汗、呼吸不全、脈拍触知なし）」のいずれかの所見があればショックと判断。

ショックへの対応（→ P38）

- 体位管理
- 酸素投与
- 末梢静脈路確保
- 心電図モニタ
- 気管挿管準備
- 除細動準備
- 原因を探るためにエコー検査、X線検査の準備も開始

ショックがなければ

痛み方・痛む部位の情報を集める

疾患を推測する手がかりになるため、痛み方や痛む部位について以下の情報を集める。

- 痛みが起こったときの状況（運動時・安静時など）
- 痛みの程度
- 痛みの持続時間
- 痛み方（締めつけられる、引き裂かれるなど）
- 痛みを感じる部位（右図参照）

痛みを感じる部位

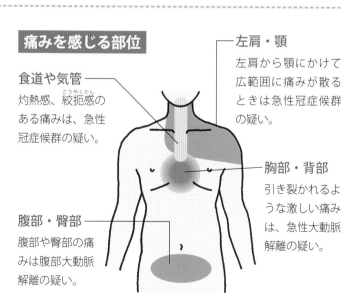

食道や気管
灼熱感、絞扼感（こうやくかん）のある痛みは、急性冠症候群の疑い。

左肩・顎
左肩から顎にかけて広範囲に痛みが散るときは急性冠症候群の疑い。

胸部・背部
引き裂かれるような激しい痛みは、急性大動脈解離の疑い。

腹部・臀部
腹部や臀部の痛みは腹部大動脈解離の疑い。

見逃すな！　胸痛から予想される重大な疾患

	緊急度	疾患名	痛みの特徴・注意点
心血管系	非常に高い ↑↑↑	急性冠症候群	前胸部、胸骨後部の締めつけられるような強い痛み。左肩または両肩、下顎、頸部、左腕、心窩部（しんかぶ）に放散痛があることも。
	↑↑↑	急性大動脈解離	胸または背中に突然、引き裂かれるような激痛が起こる。冷汗を伴う。解離に沿って痛みが移動することもある。
	高い ↑↑	心タンポナーデ	胸痛と胸部圧迫感がある。横になった姿勢、咳や深呼吸によって胸痛が悪化する。
	↑↑	急性心不全 不整脈 急性心膜炎	急性心不全は急性冠症候群、急性心筋梗塞、心タンポナーデなどが原因に。不整脈では胸の違和感、動悸を訴えることも多い。急性心膜炎は仰向けや深呼吸で悪化する。胸痛に先行して発熱もある。
呼吸器系	非常に高い ↑↑↑	肺血栓塞栓症	突然、胸痛が起こる。吸気時に特に悪化する。呼吸困難を伴う。
	↑↑↑	緊張性気胸	主訴が呼吸困難で、胸痛は左右どちらかに起こる。乾性咳嗽（かんせいがいそう）、チアノーゼを伴うこともある。
消化器系	疾患による	特発性食道破裂 胃・十二指腸潰瘍 逆流性食道炎	胸部から上腹部にかけて痛む。食道破裂は過度の飲酒、嘔吐後に発症しやすい。胃・十二指腸潰瘍と逆流性食道炎は持続する症状がある場合が多い。
その他	疾患による	過換気症候群 不安神経症 肋間神経痛 帯状疱疹　など	神経・筋・骨格系の疾患や精神疾患でも胸痛が現れることがある。胸痛以外の症状で鑑別する。

Step2 胸痛のアセスメント

緊急度の高い疾患の鑑別ポイント

	痛み以外の症状・危険因子	フィジカルアセスメント	検査所見	治療
急性冠症候群	● 上腕、左肩、顎などへの放散痛 ● 悪心・嘔吐* ● 冷汗 ● 呼吸困難 ● 危険因子：高血圧、糖尿病、脂質異常症、喫煙、高齢など。家族歴もある	● 顔面蒼白、チアノーゼ ● 末梢の冷感 ● III音・IV音を聴取	**心電図** ● ST波の変化、異常Q波、冠性T波 **血液検査** ● CK、CK-MB、心筋トロポニン上昇 **胸部X線検査** ● 心肥大 **心エコー** ● 局所壁運動異常、左心機能、機械的合併症の有無	● 急性冠症候群の治療 → P65
急性大動脈解離	● 背部から腰部への移動する痛み ● 危険因子：慢性的な高血圧、先天性結合組織疾患、妊娠、ステロイド長期使用	● 顕著な高血圧 ● 血圧の左右差 ● 心不全症状 ● 出血性ショック	**血液検査** ● Dダイマー高値 **胸部X線検査** ● 縦隔陰影の拡大 **心エコー** ● 大動脈弁逆流、心膜腔内血腫の有無	● 人工血管置換術 ● ステントグラフト内挿術 ● 血圧管理
肺血栓塞栓症	● 急激な呼吸困難、頻呼吸・過呼吸、失神 ● 危険因子：術後、長期臥床、心・肺疾患、全身麻酔、長時間フライト後	● SpO2低下 ● PaO2低下 ● チアノーゼ ● 聴診でIIP音亢進 ● 下腿浮腫など	**心電図** ● 右胸部誘導の陰性T波、洞性頻脈など **血液検査** ● Dダイマー上昇、FDP上昇 **下肢静脈エコー** ● 深部静脈に血栓	● 抗凝固療法 ● 血栓溶解療法 ● カテーテル治療など
緊張性気胸	● 乾性咳嗽、呼吸困難、頻呼吸 ● チアノーゼ ● 危険因子：胸部外傷、自然気胸、長身で痩せ形の男性、COPDの患者	● 患側の鼓音 ● 肺胞呼吸音の減弱 ● 突然の血圧低下 ● 頸静脈怒張など	**胸部X線検査** ● 高度の虚脱、縦隔の健側偏位	● 緊急時は穿刺による脱気 ● 胸腔ドレナージによる脱気

＊嘔吐後の激しい胸痛・腹痛では、特発性食道破裂の疑いもあるため、胸部X線検査、胸部CT検査で鑑別する。

アセスメントのポイント

フィジカルアセスメント

問診

**痛む部位や痛み方、
既往歴などを聞き取る**

OPQRST法（→ P19）で問診。発症様式・時間、増悪・寛解因子、痛みの性質・程度、痛む部位・放散、随伴症状、時間経過、治療の有無などを確認。既往歴や危険因子はSAMPLE法（→ P19）で聴取する。

問診で胸痛の
特徴をつかむ

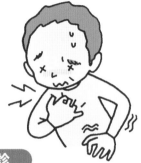

視診

- [ ] 患者の姿勢
- [ ] 冷汗
- [ ] チアノーゼ
- [ ] 頸静脈怒張
- [ ] 四肢の浮腫・変色
- [ ] 胸部の観察

ショック徴候が見られれば、速やかに処置する。

触診

- [ ] 四肢の冷感
- [ ] 脈拍の緊張
- [ ] 皮下気腫

聴診

- [ ] 異常呼吸音
- [ ] 呼吸音の減弱・消失
- [ ] 心雑音

左右の呼吸音、心雑音、心音減弱を確認。

打診

- [ ] 鼓音
- [ ] 濁音

検査

**胸痛の特徴をとらえ、
必要な検査の準備を**

胸痛の特徴、患者の危険因子、胸痛以外の症状などから疾患を予測し、以下の検査を準備する。

12誘導心電図

急性冠症候群、急性大動脈解離ではSTの上昇または低下が見られる。変化がない、あるいは不明の場合は再検査。

血液検査

虚血性心疾患が疑われる場合は血算・生化学検査、凝固検査を行う。また、CK、CK-MB、ミオグロビン、心筋トロポニンT、Iは必須。肺血栓塞栓症では動脈血ガス分析を行う。

胸部X線

心不全、肺炎、気胸などの評価に有効。また、虚血性心疾患でも鑑別と重症度の診断に必要。

心エコー・造影CT

心エコーで壁運動、弁膜症、心房内血栓、心嚢（しんのう）液貯留（えきちょりゅう）などを調べる。造影CTは大動脈解離、肺血栓塞栓症が疑われる場合に行う。

締めつけられるような胸痛で

対応と看護のポイント

電話トリアージ

救急隊からの連絡

- 60代、男性
- 午前5時ごろ、胸部の痛みで目が覚める。一旦おさまる
- 30分後、再び強い痛みが起こり、119番通報
- 高血圧、脂質異常症の既往あり

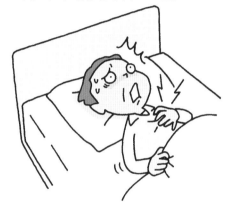

電話で患者の状態を聞き、トリアージと受け入れ準備を

救急隊から患者の情報をスタッフと医師に報告。酸素投与、ルート確保、各種モニタ、12誘導心電図、心エコー、胸部X線検査の準備を開始。

患者到着時

第一印象

- 発声は可能
- 呼吸はやや不安定
- チアノーゼや冷汗・湿潤は見られない

この患者は呼吸がやや不安定のため、速やかに酸素投与の準備を行う。

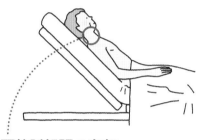

⚠ 頸静脈怒張の有無

45°ギャッチアップしても頸静脈怒張が残るかを確認する。頸静脈のうっ血、怒張があれば心不全や慢性呼吸不全、心タンポナーデ、緊張性気胸が疑われる。

10分以内にモニタ装着と12誘導心電図を

酸素投与、ルート確保、各種モニタリングを速やかに開始。10分以内に12誘導心電図を開始し、医師に報告できるようにしておく。血液検査（血算・生化学・心筋傷害マーカー）を実施。

こんなときは？

院内での急変なら

容態急変を発見しだいABCDチェックを行い、応援を呼ぶとともに、コードブルーをコールする。既往歴・現病歴から疾患を予測する。

ショック症状があるときは

「ショックの5Ps」の徴候にあてはまる場合はショック対応を（→P38）。胸痛では心原性ショックと心外閉塞・拘束性ショックの可能性が高い。

救急搬送

一次評価

バイタルサイン

● **血圧**：急性冠症候群では上昇するが、ショックでは急低下する。

 血圧は必ず左右で測定
20mmHg 以上の左右差があれば、急性大動脈解離が疑われる。

● **心拍**：急性冠症候群では上昇するが、不整脈を伴う場合は徐脈になることもある。

● **呼吸**：急性冠症候群では浅く、速く、呼吸数が増加。喘鳴は肺水腫の疑い。呼吸数が多いときは SpO_2 をチェック。

 聴診・視診・打診でもチェック
気胸では患側に鼓音があり、肺胞呼吸音の減弱がある。胸膜炎では呼吸時の左右の動きに差がある。

● **SpO_2**：呼吸困難と SpO_2 低下は肺血栓塞栓症の疑い。

● **体温**：皮膚温に左右差があれば、急性大動脈解離の疑いがある。

12 誘導心電図

 ST の波形に注目
急性冠症候群には ST 上昇タイプと非 ST 上昇タイプがある。異常 Q 波は心筋梗塞の既往を示すが、急性大動脈解離が進行して心筋梗塞を合併すると、ST 上昇と異常 Q 波が出現する。
この患者ではこのような急性冠症候群が疑われる所見が見られたことから、心エコーなどの検査の準備を進める。

二次評価

問診

SAMPLE 法と OPQRST 法（→ P19）に従って問診した情報を整理する。

● **既往歴**：高血圧、脂質異常症、糖尿病の有無とコントロール状況を確認。この患者では高血圧、脂質異常症の既往があることに留意する。

● **服薬歴**：既往疾患の服薬状況を確認する。

● **生活歴**：喫煙や飲酒の習慣、睡眠状態などが手がかりとなる。

● **アレルギー**：アレルギー疾患、食品・薬物などのアレルギーの有無を確認する。

フィジカルアセスメント

● **呼吸音**： killip 分類により肺うっ血、心原性ショックの重症度を判定する。

killip 分類

分類	身体所見
I 群 心不全徴候なし	肺ラ音なし、III音を聴取しない
II 群 軽度ないし 中等度心不全	肺ラ音聴取域が両肺野の 50% 未満。あるいは III 音聴取
III 群 肺うっ血	肺ラ音聴取域が両肺野の 50% 以上
IV 群 心原性ショック	血圧＜ 90mmHg、尿量減少、皮膚湿潤・冷感、チアノーゼ、意識障害を伴う

● **心音**：III音聴取。重症の左室機能不全を反映するため、心筋梗塞が疑われるときはチェック。

検査・診断

心エコー

局所壁の運動異常を
チェック

心筋細胞が壊死(えし)に至ると線維化して薄くなり、心臓の収縮・拡張の機能障害が起こる。心エコーでこの運動異常を見つけることができる。また、大動脈解離が疑われるときは、大動脈弁逆流と心膜腔内血腫の有無を確認する。

胸部X線

急性冠症候群と
ほかの心疾患を鑑別する

上縦隔陰影の拡大があれば急性大動脈解離、患側の肺の虚脱や萎縮、横隔膜の圧排、縦隔陰影が健側に偏位している場合は気胸と判断できる。心肥大は、慢性的な心疾患の裏づけになる。

壁運動の4段階評価

分類	所見
正常 (normal)	心内膜の動きや、壁厚の変化が正常な状態。
低収縮 (hypokinesis)	健常部分の壁運動に比べて、心内膜の動きが低下し、壁厚の変化も小さくなっている状態。
無収縮 (akinesis)	収縮期に壁厚の変化が見られず、心内膜の動きもない状態。
奇異性運動 (dyskinesis)	収縮期に壁厚が増加せず、心内膜が外方に動く状態。

局所的に壁運動の異常が見られる場合、冠動脈病変があると考えられる。異常のある部分で虚血があると推定できる。

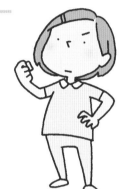

スムーズに検査が進められるように準備しておかなくちゃ

血液検査

心筋マーカーの値に
注目する

急性冠症候群では、心筋傷害マーカーのCK、CK-MB、心筋トロポニン(T、I)、H-FABP、ミオグロビンの数値に注目。Dダイマーが上昇している場合は、急性大動脈解離や肺血栓塞栓症が疑われる。腎機能のBUNとCrから、造影剤使用検査の可否が判断される。

- CK-MBの基準値：25IU/L以下
- 心筋トロポニンTの基準値：
  0.014ng/mL以下
- Dダイマーの基準値：1.0μg/mL未満

動脈血ガス分析

アシドーシスなら状態悪化

動脈血ガス分析が異常値でアシドーシスのときは低酸素血症を起こしており、容態が悪化していることを示す。

急性冠症候群と判断し、
治療開始へ

患者の身体所見と高血圧、脂質異常症の既往歴、心電図と心エコー、血液検査などの結果から急性冠症候群と診断。冠動脈造影検査後、PCI（経皮的冠動脈インターベンション）による治療を行うため、準備を進める。

治療へつなげる

初期治療 ● MONA を速やかに開始する

急性冠症候群による胸痛は心身への強いストレスとなるため、速やかに MONA を開始し、身体的・精神的安静を図る。

第3章

急性症状への対応

M	塩酸モルヒネ静注	胸痛の持続は心筋酸素消費量を増加させ、梗塞巣の拡大・不整脈の誘発につながるため、これを改善する。 **禁忌・注意点**：呼吸状態、血圧低下、悪心に注意。
O	酸素投与	心筋虚血、酸素供給不足の改善。合併症がない場合、ルーチンの酸素投与は 6 時間を目安とする*。 **禁忌・注意点**：動脈血ガスまたは SpO₂ をモニタリングしながら行う。
N	ニトログリセリン （硝酸薬舌下投与・ スプレー・静注）	末梢静脈・冠動脈を拡張させる。 **禁忌・注意点**：収縮期血圧 90mmHg 未満、高度な徐脈（< 50 回 / 分）、頻脈（> 100 回 / 分）、右室梗塞を合併する心筋梗塞には投与できない。
A	アスピリン投与	血栓形成の予防と冠動脈の拡張に有効。発症直後（数分以内）に使用する。 **禁忌・注意点**：アスピリンアレルギーにはチエノピリジン系で代用。喘息、消化管出血には禁忌。

* SpO₂90％以上、心不全やショック徴候が見られない場合には酸素投与は不要。
一般社団法人 日本循環器学会『急性冠症候群ガイドライン（2018 年改訂版）』より

診断と治療方針

急性冠症候群の治療は、初期の心電図における ST 波の変動状態によって方針が異なり、以下のチャートに基づいて進められる。

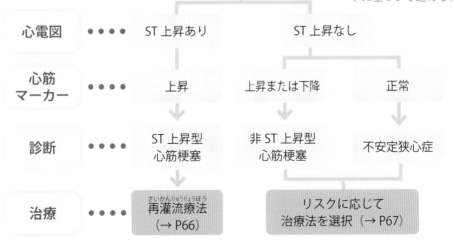

急性冠症候群の病態と治療

冠動脈の一部が閉塞し、心筋が虚血に陥る

　急性冠症候群とは、動脈硬化によって形成された不安定プラークが破れ、そこに血栓ができることによって冠動脈内腔が狭窄または閉塞する病態です。

　プラークとは粥状硬化（じゅくじょうこうか）によって形成される隆起病変で、安定したプラークと不安定プラークに分けられます。不安定プラークは破綻する危険が非常に高く、破綻した場合、急激に狭窄や閉塞を引き起こします。

　冠動脈の閉塞によって虚血に陥ると**心筋が酸素不足に陥り、激しい胸痛、冷汗、悪心といった症状が現れます**。血流を再開しないと心臓突然死の危険があります。

治療法の選択はST波の動き、リスクに応じて

　一刻も早く閉塞した冠動脈の血流を再開させる必要があります（**再灌流療法**）。

ST上昇型の場合

　PCI（経皮的冠動脈インターベンション）が第一選択です。PCIが行えない場合は、t-PA製剤静注による血栓溶解療法を行います。

　また、PCIの効果がない場合は、CABG（冠動脈バイパス術）が行われます。

非ST上昇型・不安定狭心症の場合

　患者の状態をリスク評価し（→P67）、これに基づいて治療方針を決めます。

不安定プラークの破綻

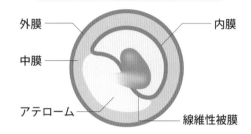

外膜　　中膜　　アテローム　　内膜　　線維性被膜

線維性被膜が薄く、内部に蓄積したアテロームも脂質の含有量が多く、やわらかい。破綻すると血栓が形成され、急速に閉塞が進行する。破綻の原因は、線維性被膜の脆弱化と冠攣縮（かんれんしゅく）。

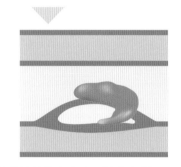

非閉塞性血栓形成

破綻しても血栓が比較的小さく、狭窄を起こす。不安定狭心症で見られ、急性心筋梗塞へ移行しやすい。

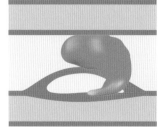

閉塞性血栓形成

血栓が大きく、血管内腔を閉塞するタイプ。

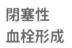　**急性心筋梗塞へ**

治療目標

- 到着から 30 分以内に血栓溶解薬投与
- 到着から 90 分以内に PCI
- 到着から 120 分以内に再灌流療法達成

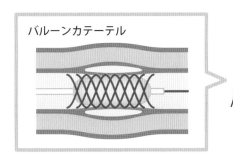

バルーンカテーテル

PCI の施行法

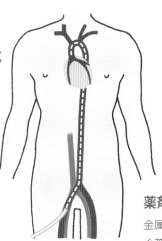

冠動脈造影を行い、大腿動脈または橈骨動脈からアプローチ。バルーンカテーテルで閉塞を広げ、そこに薬剤溶出性ステントを留置する。

薬剤溶出性ステント留置

金属ステントから血栓形成を防ぐ薬剤が長期的に溶出する。

リスク評価

	高リスク （下記項目のうち少なくとも1つがあてはまる）	中等度リスク （高リスク所見がなく、下記項目のうち少なくとも1つがあてはまる）	低リスク （高〜中等度リスクの所見がなく、下記項目のいずれかにあてはまる）
既往歴	☐ 先行する 48 時間中に急激に進行	☐ 心筋梗塞、末梢血管疾患、脳血管障害、冠動脈バイパス術の既往 ☐ アスピリン服用歴	
胸痛の特徴	☐ 20 分以上の安静時胸痛の遷延性持続	☐ 遷延性（＞20 分）安静時狭心症があったが、現在は消失しており、冠動脈疾患の可能性が中等度〜高度である ☐ 夜間狭心症 ☐ 安静時狭心症（＜ 20 分または安静かニトログリセリン舌下により寛解） ☐ 安静時狭心症（＞ 20 分）はなく、過去 2 週間に CCS 分類ⅢまたはⅣ度の狭心症の発症や増悪があり、冠動脈疾患の可能性が中等度〜高度	☐ 持続時間、頻度、強度が増悪している狭心症 ☐ より低い閾値で発作が生じる狭心症 ☐ 過去 2 週間〜 2 カ月以内の新規発症の狭心症
臨床所見	☐ 虚血と関連すると考えられる肺水腫 ☐ 新規または増悪する僧帽弁逆流音 ☐ Ⅲ音または新規・増悪する肺ラ音 ☐ 低血圧、徐脈、頻脈 ☐ 年齢が 75 歳以上	☐ 年齢が 70 歳以上	
心電図	☐ 一過性の ST 変化（＞ 0.05mV）を伴う安静時狭心症 ☐ 新規または新規と思われる脚ブロック ☐ 持続性心室頻拍	☐ T 波の変化 ☐ 異常 Q 波または安静時心電図で前胸部、下壁、側壁誘導において ST 下降（＜ 0.1mV）	☐ 正常または変化なし
心筋マーカー	☐ 心筋トロポニン T、I の上昇（＞0.1ng/mL）、または CK-MB 上昇	☐ 心筋トロポニン T、I の軽度上昇（0.01〜0.1ng / mL）、CK-MB 上昇	☐ 正常

早期侵襲的治療 ←

リスクが高いため、できるだけ早い時期に冠動脈造影を行い、PCI または CABG の適応を判断し、治療を行う。

早期保存的治療

薬物療法により安定化させ、画像検査によって PCI または CABG の実施を検討。

『ACC/AHA2007 ガイドライン』を元に作成

麻痺

対応時の ポイント

中枢性の麻痺は 時間との勝負

麻痺には末梢性と中枢性があり、中枢性は時間の経過に伴い悪化します。迅速に治療を開始するため、初期対応は時間との勝負です。

Step1 初期評価と疾患の予測

第一印象

麻痺や意識障害によって気道閉塞や陥没呼吸、頻呼吸が起こりやすいため、呼吸と意識レベルに注意。意識障害を伴う場合は、蘇生処置を優先する。また、麻痺の状態から中枢性か末梢性かを予測する。

意識障害が進んでいる

麻痺とともに意識障害がある場合は、麻痺の原因を探る前にバイタルサインの安定が優先。気道確保や酸素投与、循環管理を速やかに行う。高血圧を伴う場合は気道確保の前に降圧療法が必要になるため、医師に確認をとる。また低血糖の可能性も考慮し、迅速に血糖値計測の準備をする。

意識障害は進んでいない

中枢性麻痺かチェックする

呼吸中枢が障害されると呼吸停止に陥る危険が高い。中枢性麻痺が疑われる所見（下表）がないか、全身を素早く観察する。

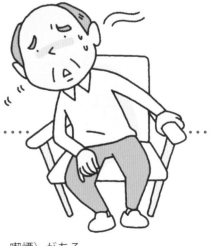

中枢性麻痺が疑われる所見

- 突然、発症した
- 頭痛・後頭部痛、頸部痛がある
- 顔や口の周囲に麻痺やしびれがある
- 左右どちらか片側に倒れそうになる
- 脳血管障害の危険因子（高血圧・糖尿病・脂質異常症・喫煙）がある
- 構音障害、嚥下障害、複視、片麻痺・しびれ、脱力がある

見逃すな！　麻痺から予測される重大な疾患

	緊急度	疾患名	麻痺の特徴・注意点
脳血管系	非常に高い ↑↑↑	脳出血	出血部位と程度によって、左右のどちらかに片麻痺が現れる。しびれ、感覚の異常の場合もある。
	↑↑↑	くも膜下出血	頭痛が顕著。麻痺が起こることは少ないが、緊急度が高いため要注意（→ P84）。
	↑↑↑	脳梗塞	片麻痺、片側の感覚障害が現れる。心原性脳塞栓症では急激に発症し、症状が出そろう。ラクナ梗塞では軽度の運動・感覚障害のことが多い。
	注意 ↑	TIA（一過性脳虚血発作）	片麻痺・しびれ、脱力が現れる。短時間で改善するため、見過ごされやすい。
代謝系	高い ↑↑	低血糖	低血糖発作時に片麻痺が起こることがある。片麻痺は主に右側に見られる。
その他	非常に高い ↑↑↑	大動脈解離	解離によってできた偽腔の影響で血流障害に陥り脊髄虚血が起こると、対麻痺が現れることがある。
	注意 ↑	顔面神経麻痺	突然、顔面の片側が麻痺し、閉眼できない、口角が下がるといった症状が現れる。

緊急度の高い疾患の鑑別ポイント

	麻痺以外の症状・危険因子	フィジカルアセスメント	検査所見	治療
脳出血	● 頭痛 ● 意識障害 ● 失語症（優位半球） ● 危険因子：高血圧	● 運動障害・感覚障害 ● 共同偏視（被殻・小脳出血）、眼球正中位固定（脳幹出血） ● 縮瞳	**頭部 CT** ● 出血部に高吸収域	● 血腫除去術 ● 脳室ドレナージ
脳梗塞	● 感覚・運動障害 ● 意識障害 ● 構音障害 ● 失語、失認 ● 危険因子：高血圧、糖尿病、脂質異常症、喫煙、大量飲酒、心房細動	● バレー徴候、ドロッピングテスト、ミンガツィーニ試験で異常あり ● 除脳硬直、除皮質硬直の有無 ● 呼吸障害（頻呼吸、チェーン・ストークス呼吸など） ● 不整脈（心房細動）など	**頭部 CT** ● 正常か early CT sign または低吸収域 **頭部 MRI** ● 拡散強調像で高信号域 ● T2 強調像や FLAIR 像で高信号域 **頸動脈エコー・心エコー** ● 血管病変、血栓あり	● 血栓溶解療法（rt-PA 静注療法） ● 血管内治療
TIA（一過性脳虚血発作）	● 片眼の視力消失（一過性黒内障） ● 脱力、しびれ ● 失語（優位半球のみ）、麻痺のない言語障害 ● めまい ● 危険因子：高血圧、糖尿病、脂質異常症、喫煙、心疾患	● 問診による聴取 ● 血液検査、尿検査 ● バレー徴候、ドロッピングテスト、ミンガツィーニ試験などの神経学的所見	**頭部 CT** ● 穿通枝領域の低吸収域 **頭部 MRI/MRA** ● 拡散強調像で微小な高信号域 ● T2 強調像や FLAIR 像で高信号域	● 非心原性：抗血小板療法 ● 心原性：抗凝固療法 ● 外科的治療（CEA、CAS）
低血糖	● 冷汗、顔色蒼白 ● 動悸 ● 手の震え ● 眠気、あくび ● 頭痛	● 脱水症状 ● 感染の有無 ● 血糖降下薬内服・インスリン注射量の確認	**血糖値** ● 70mg/dL 以下	● ブドウ糖投与またはグルカゴン注
大動脈解離	● 突然の胸背部の激痛 ● 出血性ショック ● 急性心不全	● 血圧の左右差 ● ショック徴候 ● 意識障害 ● 脈拍欠損	**血液検査** ● D ダイマー高値 **胸部 X 線検査** ● 縦隔陰影の拡大所見	● 人工血管置換術 ● ステントグラフト内挿術 ● 血圧管理

アセスメントのポイント

フィジカルアセスメント

問診

症状が出たときの状態、時間の経過

SAMPLE 法（→ P19）で発症様式を確認。発症からの経過時間は治療法の選択にかかわるため、可能なら発症時刻を聞き取る。

↓

構音障害、言語障害で患者が話せないとき

患者がうまく話せない場合は、意思表示がしやすい方法で質問する。あるいは家族や付き添いから話を聞く。

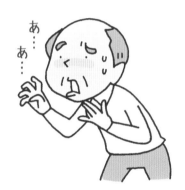

呼吸の観察

☐ **チェーン・ストークス呼吸**

視床・視床下部や、脳が広範囲で障害されると意識レベルが低下し、チェーン・ストークス呼吸が現れる。過呼吸と無呼吸をくり返すときは要注意。

視診と意識レベル

☐ **GCS または ECS（→ P72）でチェック**　GCS の合計点8点以下、2点以上の低下、瞳孔不同、片麻痺、クッシング現象（血圧上昇と徐脈）が現れたら、脳ヘルニアを疑う。

触診

☐ **麻痺の部位、移動性の確認**　脳血管障害では片麻痺が起こる。四肢のどこに麻痺が起こっているのか調べる。低血糖による麻痺では部位が移動・変化する傾向がある。

脳卒中スケール・神経学的評価

NIHSS（→ P74）による評価、または MMT（徒手筋力テスト）などの神経学的評価を速やかに行う。

検査

頭部 CT 検査

片麻痺の症状があり、脳血管障害が疑われる場合は頭部 CT を撮る準備をしておく。CT を撮ることで出血の有無や部位がわかる。

血液検査

末梢血、凝固、生化学の基本的な検査を行い、麻痺が起こる疾患との関係を探る。

ベッドで傾いた姿勢になり、話が

患者到着時

救急隊からの引き継ぎ

- 50代、男性
- 起床直後、ベッドからうまく起き上がれず、座っても体が傾く
- うまく話せず、顔半分に異常あり
- 高血圧と糖尿病の既往あり

片麻痺と思われる症状で通報

様子がおかしいと家族が119番通報。体が傾く様子から片麻痺が考えられる。既往歴、うまく話せないといった様子から、脳血管障害を想定して準備を進める。

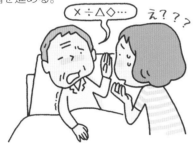

第一印象

姿勢や反応に異常がないか確認しつつ意識・呼吸・脈拍をチェックする

パッと見たときの印象で、姿勢や反応に異常がないかを確認する。さらに意識はあるか、呼吸に異常がないかをさっとチェックする。あわせて脈拍触知し、リズムや緊張度を確認する。患者に触れたときに高熱（39℃以上）や発汗があれば、脳出血・脳幹部出血の可能性を考える。

⚠️ **障害部位によって呼吸が影響される**

脳が障害された場合、呼吸パターンに異常が現れる（→P49）。パターンから障害部位を推測できる場合がある。

プラスα 意識のチェック方法では ECS（Emergency Coma Scale）も有用

JCSのように評価結果のばらつきがなく、GCSより評価が簡単。

I桁　覚醒している （自発的な開眼・発語または合目的な動作をみる）		III桁　覚醒しない （痛み刺激でも開眼・発語および従命がなく、 　　　　運動反応のみをみる）	
見当識あり	1	痛みの部位に四肢を持っていく、払いのける	100L
見当識なし、または発語なし	2	引っ込める（脇を開けて）または顔をしかめる	100W
II桁　覚醒できる （刺激による開眼・発語または従命をみる）		屈曲する（脇を締めて）	200F
		伸展する	200E
呼びかけにより	10	動きがまったくない	300
痛み刺激により	20		

L：Localize（局所）、W：Withdraw（引く）、F：Flexion（屈曲）、E：Extension（伸展）

一次・二次評価

ABCD チェック

**脳ヘルニアの徴候がないか、
意識、瞳孔をチェック**

脳卒中では浮腫や血腫などによって脳ヘルニアが起こる危険が高い。GCS 合計 8 点以下、2 点以上の低下、瞳孔不同、片麻痺、クッシング現象（180mmHg 以上の高血圧と強い徐脈）がある場合は脳ヘルニアを疑う。また、脳の障害によって呼吸に異常が出ると呼吸停止に至る可能性があるため、呼吸の観察は継続して行う。動脈血ガス分析で低酸素血症がないかも確認しておく。

**脳ヘルニアの徴候があれば、
至急、頭部 CT を**

脳ヘルニアの疑いがあるときは、すぐに頭部 CT 検査で位置を特定し、治療を開始。

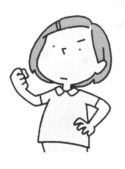

末梢静脈路確保やモニタリングを行い、評価中も意識レベルや水分出納バランスの変化に注意

問診

**高血圧、糖尿病、心房細動、
脂質異常症の既往を確認**

脳卒中の危険因子となる疾患がないか確認。この患者は高血圧と糖尿病の既往があるので、脳卒中の可能性を頭に置いておく。また、rt-PA 静注療法（→ P77）の適応可否にかかわるため、発症時刻の特定に努める。

**血糖値、血圧の左右差も
すぐに調べておく**

この患者は糖尿病の既往があるため、低血糖の可能性を考慮する。すぐに血糖値測定をしたところ、低血糖性麻痺は除外できた。また、大動脈解離の鑑別には、血圧の左右差を確認する。

フィジカルアセスメント

**NIHSS で
神経学的所見を調べる**

脳卒中が疑われる場合は NIHSS（→ P74）で神経学的所見をチェックし、重症度を判定。意識、視野、眼球運動、顔面麻痺、四肢筋力、運動失調、感覚、言語などの評価項目のスコアを合計して評価する。

NIHSS (NIH Stroke Scale)

			スコア					メモ
1a. 意識水準	0：完全覚醒　　　　1：簡単な刺激で覚醒 2：くり返し刺激、強い刺激で覚醒　　3：完全に無反応	0	1	2	3			
1b. 意識障害　質問 （今月の月名および年齢）	0：両方正解　　　1：片方正解　　　2：両方不正解	0	1	2				
1c. 意識障害　従命 （開閉眼、手を握る・開く）	0：両方可　　　　1：片方可　　　　2：両方不可	0	1	2				
2. 最良の注視 （水平方向のみ、追視を指示する）	0：正常　　　　1：部分的注視麻痺　2：完全注視麻痺	0	1	2				
3. 視野	0：視野欠損なし　1：部分的半盲 2：完全半盲　　　3：両側性半盲	0	1	2	3			
4. 顔面麻痺	0：正常　　　　　1：軽度の麻痺 2：部分的麻痺　　3：完全麻痺	0	1	2	3			
5. 上肢の運動（左） 仰臥位のときは45°左上肢 N：切断、関節癒合	0：90度を10秒間保持可能（下垂なし） 1：90度を保持できるが、10秒以内に下垂 2：90度の挙上または保持ができない 3：重力に抗して動かない 4：まったく動きが見られない	0	1	2	3	4	N	
上肢の運動（右） 仰臥位のときは45°右上肢 N：切断、関節癒合	0：90度を10秒間保持可能（下垂なし） 1：90度を保持できるが、10秒以内に下垂 2：90度の挙上または保持ができない 3：重力に抗して動かない 4：まったく動きが見られない	0	1	2	3	4	N	
6. 下肢の運動（左） N：切断、関節癒合	0：30度を5秒間保持できる（下垂なし） 1：30度を保持できるが、5秒以内に下垂 2：重力に抗して動きが見られる 3：重力に抗して動かない 4：まったく動きが見られない	0	1	2	3	4	N	
下肢の運動（右） N：切断、関節癒合	0：30度を5秒間保持できる（下垂なし） 1：30度を保持できるが、5秒以内に下垂 2：重力に抗して動きが見られる 3：重力に抗して動かない 4：まったく動きが見られない	0	1	2	3	4	N	
7. 運動失調 N：切断、関節癒合	0：なし　　　　1：1肢　　　　　2：2肢	0	1	2			N	
8. 感覚	0：障害なし　　　1：軽度から中等度　2：重度から完全	0	1	2				
9. 最良の言語	0：失語なし　　　1：軽度から中等度 2：重度の失語　3：無言、全失語	0	1	2	3			
10. 構音障害 N：挿管または身体的障壁	0：正常　　　　　1：軽度から中等度　2：重度	0	1	2			N	
11. 消去現象と注意障害	0：異常なし 1：視覚、触覚、聴覚、視空間、または自己身体に対する不注意、あるいは1つの感覚様式で2点同時刺激に対する消去現象 2：重度の半側不注意あるいは2つ以上の感覚様式に対する半側不注意	0	1	2				
スコア×個数			個	個	個	個		
スコア小計								

点数が高いほど重症。各項目の点数の合計は最大42点だが、
最重症は失調の評価ができないため、実際には最大40点となる

スコア合計

二次評価

フィジカルアセスメント

● 瞳孔所見

瞳孔を観察するときのポイントは、①大きさ、②形、③対光反射の大きく3つ。2mm以下の縮瞳は橋出血のほか、視床・視床下部、脳幹、延髄、大脳皮質の障害が疑われる。また、両側とも5mm以上の散瞳は予後不良のことが多い。左右の瞳孔不同は脳ヘルニアの疑い。

● 眼位・眼球運動

左右とも鼻先を凝視するような眼位（下方共同偏視→P131）は視床出血の疑いがある。左右の眼球が水平方向にゆっくり動く場合（眼球彷徨）は、両側大脳半球の機能低下が考えられる。人形の目現象が消失するときは中脳や脳幹部の障害が疑われる。

● 顔面神経麻痺

中枢性か末梢性かを鑑別する。前額部にしわを寄せることができる場合は中枢性で、脳卒中による麻痺が考えられる。末梢性では前額部を含め、左右どちらか一方の全部が麻痺している。

● 四肢の運動機能

NIHSSでチェックするが、ほかにもMMT（徒手筋力テスト）やバレー徴候、ドロッピングテストなどでチェックできる。

検査・診断

頭部 CT・MRI 検査

梗塞部位の特定と診断の確定

診断には出血と梗塞との鑑別ができる頭部CT検査が有効。ただし、脳梗塞では発症直後から24時間以内の超急性期にはMRIの拡散強調像が適している。梗塞が広範囲におよんでいる場合は、発症から数時間以内にearly CT signが見られることがある。

 early CT sign とは

①レンズ核陰影の不明瞭化、②島皮質の不明瞭化、③皮質・髄質境界の不明瞭化、④脳溝の消失、以上4つのこと。

心原性脳塞栓症が疑われるときは心エコーも行う

心原性脳塞栓症の塞栓子は心臓の左房内で形成されることが多く、発見には心エコーが必要。心電図で心房細動がある場合に行う。

脳梗塞なら適応に応じて治療を開始

既往歴や頭部CT検査の結果などから、脳梗塞と診断。この患者では、発症後4.5時間以上経過していたため、rt-PA静注療法は適応にならず、抗血小板薬での治療が進められる。

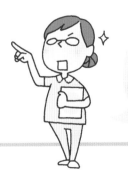

脳梗塞の場合は、発症からの経過時間が重要なので、速やかな対応を心がけましょう

脳梗塞の病態と治療

発症のしくみによって3つのタイプがある

　脳梗塞は発症のしくみによりアテローム血栓性脳梗塞、心原性脳塞栓症、ラクナ梗塞の3タイプに分類されています。

　アテローム血栓性脳梗塞は高血圧や糖尿病、脂質異常症などが危険因子となり、脳動脈にアテローム硬化が起こり血栓を形成するものと、頸動脈などのアテローム硬化部から剝がれた塞栓子が脳動脈に達して詰まるものがあります。

　心原性脳塞栓症は、心房細動などの心疾患によって心臓内で形成された血栓が脳動脈に流れてくるのが原因です。

　ラクナ梗塞は、脳深部の穿通枝領域に起こる15mm未満の微小な梗塞です。

脳梗塞の病型・特徴

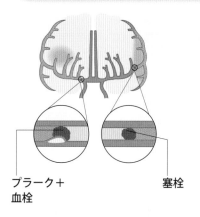

プラーク＋血栓　　塞栓

アテローム血栓性脳梗塞

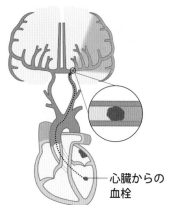

心臓からの血栓

心原性脳塞栓症

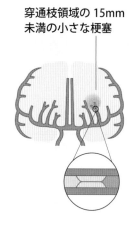

穿通枝領域の15mm未満の小さな梗塞

ラクナ梗塞

梗塞部位により麻痺や言語障害などが現れる

　いずれのタイプでも血栓や塞栓子によって脳動脈の狭窄や閉塞が起こると、血流が妨げられて虚血に至り、**時間の経過に伴って脳組織が壊死に至ります。**

　すると、脳組織が障害された部位によって、片麻痺、しびれ、失語、失認、視野障害、構音障害などの神経学的症状が現れます。こうした障害の一部は後遺症として残り、リハビリテーションによる機能回復が必要になります。

　さらに、脳の圧迫や血管の損傷、出血による血腫によって頭蓋内の神経が刺激され、意識障害、頭痛、悪心・嘔吐といった随伴症状も見られます。

治療は発症から4.5時間以内なら rt-PA 静注療法を行う

脳梗塞は8時間以内に血管の閉塞を取り除けば、神経学的症状を大きく改善できます。最も有効なのが血栓溶解を促す rt-PA 静注療法で、発症から4.5時間以内で検討されます。rt-PA 静注療法が難しい場合には血管内治療などが行われます。

rt-PA 静注療法は適応時間を過ぎるとリスクが高まる

閉塞血管の支配領域ではすぐに脳組織が壊死に至るが、その周囲には早期に血流を再開すれば回復するペナンブラがある。時間が経過するとペナンブラの領域は縮小、改善する可能性も低下し、出血リスクも高まるため、発症から4.5時間以内が適応となる。

急性期に用いられる主な治療薬

A：グレードA（行うように強く勧められる）　　C：グレードC（科学的根拠がない）
B：グレードB（行うように勧められる）　　×：適応なし

	薬剤名（一般名）	作用のしくみ	アテローム血栓性	心原性	ラクナ	適応となる発症からの時間
血栓溶解薬	rt-PA（アルテプラーゼ）	血栓上のプラスミノゲンを活性化させてプラスミンに変換し、フィブリンを分解して血栓を溶解する。	A	A	A	4.5時間以内
	ウロキナーゼ*1	血液中のプラスミノゲンに作用してプラスミンに変換し、フィブリンを分解して血栓を溶かす。	B	B	C	6時間以内
抗血小板薬	オザグレルナトリウム*2	トロンボキサン A_2 合成酵素を阻害する。血小板凝集を抑え、脳血流を改善。	B	×	B	5日以内に開始、投与期間14日以内
	アスピリン	血小板シクロオキシゲナーゼの阻害により、トロンボキサン A_2 の産出を抑制し、血小板凝集を抑える。	A	A*3	A	48時間以内に開始
抗凝固薬	ヘパリン	抗凝固因子のアンチトロンビンと結合し、トロンビンと第 Xa 因子を阻害する。心原性脳塞栓症で用いられることが多い。	C	C	C	48時間以内に開始
	アルガトロバン	選択的抗トロンビン薬で、トロンビンと結合してフィブリン血栓の形成を防ぐ。最大径1.5cmを超す脳梗塞に推奨（心原性を除く）。	B	×	×	48時間以内に開始
脳保護薬	エダラボン	フリーラジカルを消去することで細胞膜脂質の過酸化を抑制し、脳を保護する。	B	B	B	24時間以内に開始、投与期間14日以内
抗脳浮腫薬	高張グリセロール（10%）	血液の浸透圧を上げることにより、脳組織に貯留した水分を血中に移行させて脳浮腫を改善する。	C	C	C〜×*4	1〜5日以内に開始

＊1：局所動注療法の場合　　＊2：重篤な意識障害を伴う大梗塞、脳塞栓症には禁忌とされている
＊3：ガイドラインではすべての脳梗塞にアスピリンの適応ありだが、実際には抗凝固療法は心原性脳塞栓症に対して行うが、抗血小板療法は行わないことが多い
＊4：頭蓋内圧亢進を伴う心原性脳塞栓症やアテローム血栓性脳梗塞などの大きな脳梗塞の急性期で推奨されるが、ラクナ梗塞では使用しないことが多い

頭痛

**緊急度が高い
危険な頭痛を
見きわめる**

頭痛の9割は命に別状のない一次性頭痛ですが、残り1割は緊急度が高く、命にかかわる二次性頭痛です。この危険なタイプの頭痛を見きわめることが大切です。

Step1 初期評価と疾患の予測

第一印象

頭痛だけでなく、それ以外の症状に注目して重症感を把握する。意識障害や呼吸障害、嘔吐の有無、発熱などの症状があるときは重大な二次性頭痛を疑う。

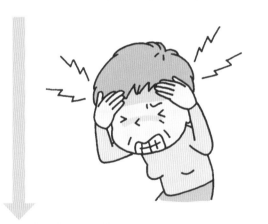

**頭痛以外の
危険な症状あり**

ふさぎこみ姿勢：くも膜下出血では左図のような姿勢で、激しい頭痛を訴えることが多い。

呼吸障害：頻呼吸や意識障害による中枢性呼吸障害が見られるときは、脳卒中や髄膜炎の疑い。

けいれん：脳血管障害、中枢神経系の感染症の疑い。

クッシング現象：血圧が上昇する一方、心拍出量が低下して徐脈になる場合は頭蓋内圧を亢進させる疾患の疑い。

頭痛が主症状

二次性頭痛かを
チェックする

主な一次性頭痛には片頭痛や緊張性頭痛、群発頭痛、三叉神経痛などがある。まず、これらの既往をチェックし、なければ二次性頭痛を疑う。

器質的な異常を伴う二次性頭痛は、命にかかわる疾患が原因のことが多い。原因はさまざまあるが、頭蓋内、頭蓋外のほか、頸部、眼、副鼻腔、口腔の疾患が関係している。

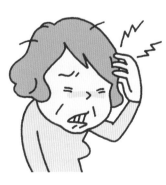

Step2 頭痛のアセスメント

頭痛から予測される重大な疾患と鑑別ポイント

緊急度	疾患名	鑑別ポイント
非常に高い ↑↑↑	くも膜下出血	40〜60代女性、または20〜40代男性に多い。悪心・嘔吐を伴う激しい頭痛が突然起こる。意識障害、けいれん、項部硬直やケルニッヒ徴候などの髄膜刺激症状もある（出血直後にはないことも）。
↑↑↑	脳出血・脳梗塞	中高年で高血圧、糖尿病、脂質異常症、心房細動などの心疾患の既往がある人がハイリスク。頭痛は突発的。片麻痺や四肢麻痺、感覚障害、構音障害、失語、失認などの皮質症状、意識障害が見られる。小脳出血ではめまい、嘔吐が顕著（→P116）。
↑↑↑	髄膜炎	数日にわたり、頭全体がずきずきする。発熱、嘔吐、意識障害に加え、項部硬直やケルニッヒ徴候などの髄膜刺激症状が見られる。乳幼児〜成人まで幅広い年齢層に発症。鑑別には髄液検査が必要。
↑↑↑	高血圧性脳症	収縮期血圧が180mmHg以上、拡張期血圧が110mmHg以上で引き起こされる。朝に多く、頭痛は拍動性。高血圧、腎不全、妊娠高血圧症候群などの既往がある人がハイリスク。悪心・嘔吐、けいれん、意識障害、片麻痺、視力障害、眼底出血が見られる。
↑↑↑	急性緑内障	前頭部の激痛に加え、眼痛、悪心、結膜充血、目のかすみ、視力低下などの症状がある。眼圧が高い人、閉塞隅角緑内障の治療をしている人はハイリスク。

※上表のほかに一酸化炭素中毒、脳腫瘍、三叉神経痛、副鼻腔炎などが関係して頭痛が起こることもある

二次性頭痛の可能性がある頭痛

- ☐ 突然の頭痛
- ☐ 今まで経験したことがない頭痛
- ☐ いつもと様子の異なる頭痛
- ☐ 頻度と程度が増していく頭痛
- ☐ 40歳以降に初発の頭痛
- ☐ 神経脱落症状を有する頭痛
- ☐ がんや免疫不全の病態を有する人、妊婦の頭痛

- ☐ 精神症状を有する人の頭痛
- ☐ 発熱、項部硬直などの髄膜刺激症状を有する頭痛
- ☐ 運動、性行為、バルサルバ法で引き起こされる頭痛
- ☐ 頭部外傷後の頭痛
- ☐ 経過観察中に悪化する頭痛

アセスメントのポイント

フィジカルアセスメント

問診

SNOOP で病歴確認

S（Systemic Symptoms / Disease）：
全身症状（発熱、倦怠、痩せ、筋痛）、
全身疾患（悪性疾患、AIDS）

N（Neurological）：神経欠落症状

O（Onset abrupt）：
突然の発症、雷鳴様頭痛、急速に悪化

O（Older）：40歳以上の新規発症

P（Pattern change）：以前と異なる
頭痛（頻度、持続、性状、重症度）

上記のいずれかの項目に該当すると
きは危険な徴候と考えて対処する。

身体所見

- ☐ 髄膜刺激症状
　（項部屈曲試験など）
- ☐ 発熱

くも膜下出血、髄膜炎では項部硬直やケルニッヒ徴候、ブルジンスキー徴
候などの髄膜刺激症状が現れることがある。発熱の有無も手がかりになる。

意識レベル

意識障害があれば、重症の可能性大

JCS か GCS、ECS（→ P72）で意識レベルが低い、
または経過観察中に低下していく場合は重症と
考える。

神経学的所見

- ☐ 瞳孔の大きさ
- ☐ 瞳孔の左右差
- ☐ 対光反射
- ☐ 眼位
- ☐ 麻痺・運動障害

脳梗塞や脳出血と比較して、くも膜下出血では
片麻痺などの症状は見られないことが多い。

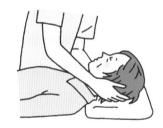

項部屈曲試験を行う
と、頭部を持ち上げ
る際に明らかな抵
抗・頭痛がある。

検査

頭部 CT と髄液検査の準備を

診断を確定するには頭部 CT 検査と髄
液検査が必要。CT 検査で確認できな
い場合は MRI 検査を実施。それでも
確認できなければ髄液検査を行う。

頭部 CT 検査

脳血管障害が疑われるときはただちに頭部 CT
検査を行う。ただし、直後には画像でとらえら
れない場合がある。

髄液検査

頭蓋内圧亢進時には脳ヘルニアを招くため、慎
重に行う必要がある。

突然、ハンマーで殴られたような痛みに襲われた

対応と看護のポイント

患者到着時〜一次評価

救急隊からの引き継ぎ

- 60代、女性
- 午前中、職場で頭痛を訴えて倒れる。同僚が119番通報
- 搬送中、救急車内で一度嘔吐
- 高血圧の既往あり（同僚談）

第一印象

頭を抱え込むような姿勢。苦悶様表情、痛みでぐったりしている。意識障害、ショックの徴候は見られない。

ABCDチェック

呼吸に注意して観察する

脳血管障害や髄膜炎では頻呼吸になる。意識障害が悪化した場合は、中枢性呼吸障害にも注意。クッシング現象は頭蓋内圧亢進の疑い。

 嘔吐による気道閉塞に注意

搬送中に嘔吐していることから、気道が開通しているか確認。意識障害があるときは、舌根沈下による閉塞にも注意。

クッシング現象が見られたら、頭蓋内圧の上昇を防ぐため、頭部を高くして安静にする。

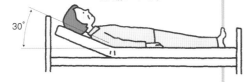

30°

二次評価

問診

痛みの始まりと痛み方を確認

突然痛みが起きた、数秒でピークに達したなどの特徴は緊急度が高い。また、くも膜下出血では意識障害が強いほど予後も悪いことが多い。意識がなく、問診できないときは要注意。

フィジカルアセスメント

神経学的所見、四肢の麻痺、髄膜刺激症状の有無をチェック。

● **瞳孔所見・眼症状：**
瞳孔の左右差、片側の眼の視力障害は脳血管障害の疑い。また、緑内障発作でも発作側の散瞳、対光反射の減弱・消失が見られる。

● **四肢の麻痺：**
脳血管障害では麻痺が起こることがある。バレー徴候やミンガツィーニ試験で調べる。

● **髄膜刺激症状：**
項部硬直、ケルニッヒ徴候、ブルジンスキー徴候などがないか調べる。

 項部硬直や麻痺は見られないことも

くも膜下出血では麻痺はないことがある。また、出血直後には髄膜刺激症状が現れないこともある。

 緊急で頭部CTの準備を

症状から脳血管障害を疑うときは、頭部CT検査の準備をしておく。

検査・診断

頭部 CT 検査

鞍上部周囲のくも膜下腔に特徴的な所見

くも膜下出血では頭部 CT 検査を行うと、鞍上部周囲にヒトデ型の高吸収域があるなどの特徴が見られる。

 CT 画像で確認できないこともある

まれだが、貧血があると出血があっても画像で確認できないことがある。また、出血から時間が経過した場合も同様。

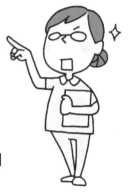

検査中は患者のそばに付き添い、状態の観察や不安解消に努めましょう

髄液検査

CT 検査で出血の確認ができない場合に備えておく

くも膜下出血が疑われるが、CT検査で確認できない場合は、腰椎穿刺をして髄液検査を行う（→ P243）。

 腰椎穿刺が必要なら熟練した医師が行う

腰椎穿刺は脳ヘルニアのリスクを高めるため、熟練した医師が行うのが望ましい。医師に早めに連絡しておく。

髄液所見をチェック

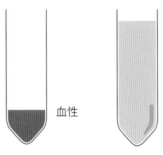

急性期　　　　　亜急性期

キサントクロミー（黄色透明）

血性

髄液検査で上図のような色の異常髄液が見られれば、くも膜下出血と判断できる。無色透明の場合は、正常と考えられる。

その他の検査

術前の脳血管撮影や3D-CTA、MRA を行う

治療前に出血源や病変部の位置、動脈瘤の有無、形状を正確に把握するため、より精密な画像検査を行う。

くも膜下出血なら緊急治療へ

頭部 CT 検査や髄液検査でくも膜下出血であることが確定したら、再出血を予防する処置を開始する。治療法には外科的治療と血管内治療がある。

治療へつなげる

急性期の全身管理

再破裂を防ぐために血圧を厳密にコントロール

手術や血管内治療の前に再破裂させないために血圧や呼吸を管理し、安静に休める環境を整える。血圧は下げすぎると脳血流が低下するため、収縮期血圧：140mmHg未満、拡張期血圧：90mmHg未満を目安にコントロール。

血圧のコントロール

- 降圧薬のジルチアゼムなどを投与
- 鎮痛・鎮静薬のミダゾラム、ペンタゾシンなどを投与
- 抗脳浮腫薬の濃グリセロール、D-マンニトールなどを投与
- けいれんの予防にフェニトイン、けいれん発症にはジアゼパムなどを投与

呼吸管理

- SpO_2、SaO_2 のモニタリング
- 酸素マスクまたは気管挿管

診断と治療方針

Hunt and Kosnik 分類（下表）や Hunt and Hess 分類などで重症度を判定し、それに従って治療を進める。なお、高血圧や糖尿病、著しい動脈硬化、慢性肺疾患、脳血管撮影で頭蓋内血管攣縮（がいないけっかんれんしゅく）が見られる場合は重症度を1段階上げて判断する。

Hunt and Kosnik 分類による		意識レベル	重症度	予後と治療方針
grade 0	未破裂の動脈瘤	良	軽度	年齢や全身の合併症などがなければ、できるだけ72時間以内に外科的治療か血管内治療を行う。
grade I	無症候性か、最小限の頭痛および軽度の項部硬直を見る			
grade I a	急性の髄膜あるいは脳症状を見ないが、固定した神経学的失調が見られるもの			
grade II	中等度から重篤な頭痛、項部硬直を見るが、脳神経麻痺以外の神経学的失調は見られない			
grade III	傾眠状態、錯乱状態、または軽度の巣症状を示すもの	不良	比較的重症	急性水頭症や脳内血腫を同時に治療することで改善が見込める場合は、外科的治療を行う。
grade IV	昏迷状態で、中等度から重篤な片麻痺があり、早期除脳硬直および自律神経障害を伴うこともある			
grade V	深昏睡状態で除脳硬直を示し、瀕死の様相を示すもの		最重症	状態の改善が難しいため、再出血予防の手術・治療は行わない。

くも膜下出血の病態と治療

脳動脈瘤などの破裂によりくも膜下腔に出血が起こる

くも膜下出血は、脳表面の血管病変が破裂などによって破綻し、くも膜下腔に出血が起こった状態です。出血の原因としては脳動脈瘤の破裂が最も多く、全体の約80%を占めます。このタイプは40〜60代に好発し、男女比では女性に多く見られます。

次いで多いのが脳動静脈奇形による血管破裂で、こちらは20〜40代の比較的若年の男性によく見られます。

そのほかに、脳出血やもやもや病などの頭蓋内疾患が原因になるもの、外傷によるものなどがあります。

危険な合併症を起こさせないようにコントロール

くも膜下出血の急性期には、頭蓋内圧亢進や脳虚血による一次的脳損傷が起こり、さらに続いて脳浮腫や急性水頭症、脳ヘルニアなどが引き起こされます。

この間に再出血や脳血管攣縮が起こると非常に予後が悪くなります。

また、亜急性期にも再出血（発症後24時間以内が最多）や脳血管攣縮（72時間以降、8〜10日が最多）といった合併症が起こる危険があります。さらに、正常圧水頭症のように数週間〜数カ月後に発症する合併症もあります。

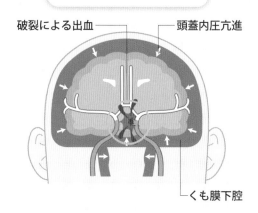

脳動脈瘤の破裂

破裂による出血 — 頭蓋内圧亢進

くも膜下腔

頭蓋内圧亢進が起こる

動脈瘤破裂の出血がくも膜下に流入すると、脳が圧迫されて頭蓋内圧が高まる。

脳虚血状態へ

頭蓋内圧亢進や脳循環不全により、脳の血流量が減って虚血状態になる。

意識の低下、呼吸障害、不整脈を招く

脳虚血になると意識の低下・消失が起こる。脳幹が圧迫された場合は呼吸障害や不整脈を起こし、非常に危険。

さらに

脳浮腫、急性水頭症、脳ヘルニアを起こす危険が

脳の一次的損傷に続いて脳浮腫、急性水頭症、脳ヘルニアが起こり、二次的損傷に進む危険が高まる。

術前の管理で再出血を防ぎ、状態を安定させる

くも膜下出血の治療で重要なのは、外科的治療や血管内治療を開始するまでの間に**再出血を起こさせないこと**です。

そのためには血圧を厳重にコントロールしたうえで（→ P83）、安静を保てるようにします。移動時にも、絶対安静です。モニタで呼吸状態を観察し、血圧の急激な変動を防ぐために鎮静薬や鎮痛薬を用います。また、悪心・嘔吐があれば、その症状を緩和することも大切です。

治療はクリッピング術か動脈瘤コイル塞栓術

くも膜下出血の治療には2つあります。1つは開頭手術による脳動脈瘤頸部クリッピング術です。動脈瘤の根元をクリップで挟んで止血する方法で、同時に血腫の除去も行うことで脳血管攣縮の予防にもなります。ただ、侵襲性が高く、高齢者や重症例には適していません。

もう1つは脳動脈瘤コイル塞栓術で、動脈瘤内にプラチナコイルを詰めて塞栓して血液の流入を止めて破裂を防ぎます。開頭手術なしで済むため、高齢者や重症例にも行いやすい治療法です。

術後管理で脳虚血を防ぐ

合併症の脳血管攣縮が起こると脳が虚血に陥り、脳梗塞を引き起こします。予防のため、術後に脳槽・腰椎ドレーンや血腫溶解療法、薬物療法を行います。

再出血予防

降圧薬、鎮痛・鎮静薬、抗脳浮腫薬、抗けいれん薬などで治療。

脳循環の改善

頭蓋内圧亢進がある場合は、頭蓋内圧降下薬を用いる。

全身の呼吸循環管理

視床下部・脳幹への圧迫があり、交感神経興奮による肺水腫に至った場合は人工呼吸器による呼吸管理を行う。

開頭脳動脈瘤頸部クリッピング術

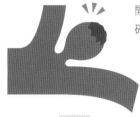

開頭して脳動脈瘤を確認。

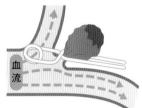

動脈瘤頸部をクリップで挟み、瘤内への血液流入を止める。

血流

脳動脈瘤コイル塞栓術

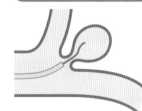

鼠径部からカテーテルを挿入して脳動脈瘤まで上行させる。

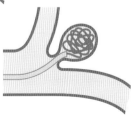

動脈瘤内にプラチナコイルを詰めて塞栓する。

腹痛

<table>
<tr><td>対応時の
ポイント</td><td>ショックに
進ませない
ように対処する</td><td>腹痛はよくある症状ですが、腹部には重要臓器や太い血管が多く、状態によってはショックに陥る危険があります。速やかに原因を把握し、対処します。</td></tr>
</table>

Step1 初期対応と疾患の予測

第一印象

気道・呼吸・循環・意識、顔色や全身状態から重症感を評価。発熱の有無、痛がり方も重要。腹膜刺激症状もチェックする。頻呼吸、血圧低下、意識レベルの低下はショックを疑う。

女性患者は
妊娠・婦人科系疾患を疑う

患者が女性の場合は、異所性妊娠破裂や常位胎盤早期剥離などの妊娠関連、子宮・卵巣・卵管など婦人科系疾患も視野に入れる。

ショック徴候あり

ショックの5Ps（→ P39）に該当する所見があれば、ただちにショック対応を。バイタルサインの安定を最優先とする。腹部大動脈瘤破裂・大動脈解離、消化管穿孔（しょうかかんせんこう）、腹膜炎、腸閉塞、異所性妊娠破裂、急性膵炎（きゅうせいすいえん）などでは激烈な腹痛と同時にショック症状が見られることが多い。

ショックへの対応（→ P38）

スタッフに応援要請し、医師に連絡。気道・静脈路を確保し、酸素投与、輸液・薬剤投与の準備を。

ショックがなければ

痛む部位と痛みのタイプを確認

腹部のどこが痛むかによって、疾患を予測しやすくなる（→ P53）。また、どのような痛み方なのかも聴取する（右表参照）。苦痛で本人が答えられない場合は、家族や付き添いに確認を。患者の体勢や姿勢にも注目する。

- [ ] どこが痛むか
- [ ] 突然、痛くなったか
- [ ] 痛みはいつからか、持続しているか
- [ ] 慢性的な痛みがあったか
- [ ] さし込むような痛みか
- [ ] 鈍く重苦しい痛みか
- [ ] 裂けるような痛みか

見逃すな！ 腹痛から予測される重大な疾患

	緊急度	疾患名	腹痛の特徴・注意点
心血管系	非常に高い ↑↑↑	腹部大動脈瘤破裂	腹部または背部の激痛。腹痛は大動脈瘤が破裂してからの症状で、その後ショックに陥るため、緊急度が非常に高い。
	↑↑↑	急性冠症候群	胃部痛を訴えることがある。肩や下顎などに放散痛がある場合、心疾患との鑑別が重要になる。顔面蒼白とともにショックを呈する恐れがある。
消化器系	↑↑↑	急性膵炎（重症）	大量飲酒後に起こることが多く、持続する左季肋部の痛み、背部痛がある。痛みは胸膝位で軽減。重症ではショックや急性腎不全を起こす危険がある。
	↑↑↑	絞扼性イレウス	突然発症する持続性の腹痛、嘔吐、腹部膨満感が見られる。触診で強度の圧痛がある。腸管壊死や穿孔の危険があり、ショックを起こすこともある。
	高い ↑↑	胆石・胆囊炎	食後や夜間に突然、右季肋部や心窩部に痛みが起こる。胆囊炎は胆石のある人に見られる。痛みは数十分～数時間持続。急性胆管炎を起こすとショックや意識障害に陥ることもある。
その他	疾患による	尿路結石 精巣・卵巣捻転 胃・十二指腸潰瘍 大腸憩室炎など	尿路結石、精巣・卵巣捻転は非常に激しい痛みが起こる。胃・十二指腸潰瘍、大腸憩室炎で消化管穿孔を起こすと腹膜炎を招き危険。そのほか、大腸がんの既往がある人も消化管穿孔のリスクが高い。

第3章 急性症状への対応

87

緊急度の高い疾患の鑑別ポイント

	腹痛以外の症状・危険因子	フィジカルアセスメント	検査所見	治療
腹部大動脈瘤破裂	● 腹部・胸部痛、腰背部痛 ● 圧迫感 ● 貧血 ● 危険因子：動脈硬化、中高年の男性	● 顔面蒼白 ● 腹部触診で拍動性腫瘤（はくどうせいしゅりゅう） ● 両下肢の脈拍触知困難	**腹部エコー検査** ● 大動脈瘤の所見 **腹部 X 線・CT または MRI 検査** ● 動脈瘤の破裂所見	● 緊急手術（人工血管置換術）
急性膵炎	● 背部痛 ● 発熱 ● 悪心・嘔吐 ● ショック ● 危険因子：大量飲酒歴のある中高年男性	● 腹部の圧痛、筋性防御 ● 呼吸不全（ショック時） ● 乏尿（ショック時） ● 意識障害	**血液検査** ● 膵酵素（アミラーゼ、リパーゼ）上昇 **腹部 CT または腹部エコー検査** ● 膵腫大、輪郭不明瞭化、膵臓周囲の液体貯留所見	● 輸液療法 ● 鎮痛薬投与 ● 蛋白分解酵素阻害薬 ● 持続的血液濾過透析（じぞくてきけつえきろかとうせき）（重症例）
絞扼性イレウス	● 嘔吐 ● 腹部膨満感 ● ショック症状 ● 危険因子：大腸の手術歴、大腸がんなどの腫瘍	● 強度の圧痛 ● 筋性防御 ● 反跳痛（はんちょうつう）	**血液検査** ● 白血球、CK、LDHの上昇 **腹部 X 線検査** ● 腸管のガス像、niveau（腸管内の液体・気体の水平面像）	● 緊急手術（絞扼の解除と壊死部分切除（えし））
消化管穿孔	● 悪心・嘔吐、食欲不振 ● 危険因子：胃・十二指腸潰瘍の既往	● 筋性防御 ● 反跳痛 ● 腸雑音低下	**腹部 X 線検査** ● 横隔膜下の遊離ガス **腹部 CT 検査** ● 肝臓表面の遊離ガス	● 緊急内視鏡検査後に軽症なら保存的療法（絶飲食・輸液・抗菌薬など） ● 重症例は外科的治療（腹腔内洗浄ドレナージ、縫合術、大網被覆閉鎖術（たいもうひふくへいさじゅつ）など）

アセスメントのポイント

フィジカルアセスメント

問診

痛みの特徴、患者の姿勢に注目

痛みの始まりや変化、部位、発症様式、性質などを OPQRST 法（→ P19）に従って聴取。随伴症状や既往歴、手術歴、服薬歴、食事歴、飲酒歴なども重要。女性には妊娠、月経の状態も確認。また、患者の姿勢も重要なヒント。

視診

- [ ] 顔面蒼白
- [ ] 黄疸
- [ ] 腹部膨満・膨隆の有無
- [ ] 輪郭・形状の異常

腹水、瘤（ヘルニアや大動脈瘤など）、皮膚の黄疸、皮膚線条、静脈怒張、帯状疱疹などがないかチェックする。

聴診

- [ ] 腸蠕動音（グル音）
- [ ] 振水音の有無
- [ ] 血管雑音

腸閉塞や大動脈瘤などによる異常を示す音がないかチェック。腸蠕動音の減弱・消失、または金属音は絞扼性イレウスのことがある。振水音はイレウスや胃幽門部狭窄などで、血管雑音は大動脈瘤や血管狭窄で起こる。

痛みの分類

内臓痛

原因： 腹腔内・骨盤内から皮膚に投影される痛み。臓器の筋層・漿膜の異常な伸展・収縮が原因。

特徴： 近くの臓器が原因のことが多く、疾患を推測しやすい。臓器によっては左右どちらかだけに痛みが出る。発作的で間欠的な疝痛は、胆石症や尿路結石などに多い。

体性痛

原因： 壁側腹膜、腸間膜、横隔膜に炎症や刺激がおよんだため。腸閉塞や消化管穿孔、異所性妊娠破裂などで見られる。

特徴： 持続する鋭い痛みで、局在がはっきりしている。歩行や体動で痛みが増悪するため、体を丸めていることが多い。

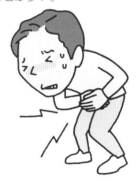

関連痛

原因： 内臓痛が脊髄内で隣接する神経線維を刺激し、神経が共通する別の部位に痛みが出るもの。放散痛ともいう。

特徴： 腹部以外に痛みが出る。胃潰瘍では肩や上腕に、胆石では右肩や肩甲骨、虫垂炎では心窩部に痛みが出る。

フィジカルアセスメント

打診

- ☐ 鼓音、濁音
- ☐ 疼痛の有無

ガスの貯留、腫瘤、腹水などの有無をチェック。疼痛の確認は、痛みがある部位から遠いところから開始。なお、大動脈瘤の疑いがある場合は破裂の危険があるため、慎重に行う。

触診

- ☐ 圧痛点
- ☐ 反動痛
- ☐ 波動
- ☐ 筋性防御
- ☐ 反跳痛

筋性防御や反跳痛などの腹膜刺激症状は急性の炎症性疾患の可能性が高い。腹膜炎をはじめ、胃・十二指腸潰瘍、憩室炎による穿孔、急性虫垂炎、大腸がん穿孔などが疑われる。

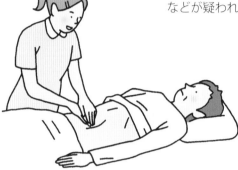

触ったときの筋肉の収縮や硬さ、下から突き上げるような感じは筋性防御による反応。

検査

緊急血液検査と画像検査を行う

緊急に血算・生化学・凝固などの血液検査と、腹部のエコー検査やX線検査、CT検査などの画像検査を行う。

血液検査

感染や炎症反応、貧血、肝・胆道系酵素、膵酵素、腎機能、電解質を調べる。

腹部エコー検査

腹水や結石、胆石の有無、虫垂などの炎症、がん腫の有無を調べる。

腹部X線・CT検査

X線で腹部・胸部全体の撮影、CT検査では病変の確認を行う。

その他

症状によっては12誘導心電図、内視鏡による検査・治療、消化管造影検査、尿・便の潜血反応を調べる。

激しい持続的な腹痛がある

対応と看護のポイント

患者到着時

救急外来の受診時

- 40代、男性
- 自宅で飲酒後、腹痛を訴える。泥酔していた
- 痛みが強くなって苦しみ出したため、家族に付き添われて受診
- 時間の経過に伴い、痛みが増悪

家族に支えられ、なんとか歩ける状態。腹痛以外に背中の痛み、悪心もある。胸膝位になると痛みが軽減する。顔色が悪く、冷汗が見られる。

第一印象

ショックの徴候がないか確認する

ABCDチェックで呼吸状態、血圧、意識レベルを確認し、ショックの5Ps（→P39）がないか調べる。飲酒後の腹痛という情報を念頭に置き、全身状態を見る。

⚠️ **体温チェックで発熱の有無を確認**

消化管穿孔や腹膜炎があると弛張熱（高熱と解熱をくり返す）が起こるため、体温を計測しておく。

みるこの疑問

急性腹症で最も多い疾患は❓

　急性腹症の原因には多数の疾患がありますが、そのなかで最も多いのは急性虫垂炎（盲腸）です。食物残渣や糞石、リンパ組織の腫大などが原因で虫垂内腔が閉塞し、そこに二次感染が起こることで発症します。10〜20代の若年層に多く見られます。

　初期症状は心窩部の痛み、悪心・嘔吐、食欲不振で、進行すると痛みが右下腹部に移動します。右のような特徴的な腹膜刺激症状、発熱、白血球・CRPの上昇などがあれば虫垂炎と診断されます。

ローゼンシュタイン徴候

左側臥位で軽く膝を曲げ、マックバーネー点を圧迫すると、仰臥位のときより圧痛が強くなる。

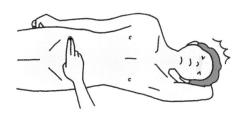

腸腰筋徴候　左側臥位で、右太腿を屈曲位から伸展位に、さらに背中側に伸ばしたとき、右下腹部に痛みが生じる。

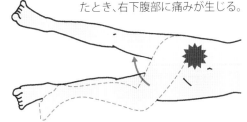

一次・二次評価

ABCD チェック

重症時は呼吸不全、ショックが起こりやすい

重症の場合は呼吸不全や血圧低下、意識障害などが起こりやすい。出血や感染で循環血液量減少性ショックや敗血症性ショックを引き起こすこともある。バイタルサインをチェックし、パルスオキシメータ、心電図モニタで観察する。

 冷汗を伴うほどの激しい腹痛は出血や穿孔を疑う

冷汗を伴っている、顔色蒼白で皮膚温の低下がある、毛細血管再充満時間が2秒以上遷延する、頻脈がある、意識レベルが低下しているといった所見は出血・穿孔が起こっている可能性が高い。

問診

飲酒歴、直前の飲酒量、食事歴、既往歴を確認

普段の食生活・飲酒習慣、嗜好品を確認。この患者の場合は、直前に飲酒している。また悪心・嘔吐がある場合は、最後に食事をとった時間、生の魚介類、高脂肪食などをとっていないか食事内容も聴取する。

フィジカルアセスメント

痛む部位、痛み以外の症状をチェック

痛むのは腹部のどこか、痛みが移動していないか、腹部以外に痛む部位がないかをチェックする。また、痛み以外の症状・異変の有無も確認する。痛みが強い場合は、鎮痛薬の投与が必要か医師に確認を。

腹部診察で圧痛、筋性防御、腸雑音などを調べる

視診・触診・打診・聴診で腹部を詳しく調べる。筋性防御や反跳痛などの腹膜刺激症状があれば、壁側腹膜まで炎症がおよんで腹膜炎を起こしている。また、腸雑音の低下・消失があれば腸閉塞を疑う。

 皮下出血斑や黄疸、腹部膨満は要注意

腹部を観察し、左側腹部の出血斑（グレイ・ターナー徴候）や、臍周囲に出血斑（カレン徴候）がある場合は急性膵炎が重症化したと考えられる。また、腹水、腸管麻痺、黄疸などはいずれも膵酵素の影響が全身におよんだため。ショックやDIC（播種性血管内凝固症候群）、急性腎不全に進み、重篤化する可能性がある。

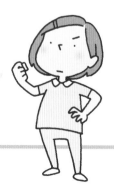

呼吸・循環の安定を優先しつつ、原因検索のアセスメントや検査を進めていこう

検査・診断

血液検査

膵炎の疑いが強いため、膵酵素の上昇を見る

膵酵素のアミラーゼ、リパーゼ、膵型アミラーゼ、エラスターゼ１の上昇があれば、急性膵炎の可能性大。急性膵炎の基本的治療を念頭に、準備を進める（→ P95）。重症度はほかの検査項目と身体所見から総合的に判断される。

重症急性膵炎を示す数値に注意する

重症急性膵炎の判定は、ショックや呼吸不全（PaO$_2$ 低下、頻呼吸）、乏尿、意識障害などの身体所見の有無、さらに血液検査で予後因子（→ P94）の異常、凝固系の異常、腹部造影 CT 検査の所見による。検査所見に加え、膵臓の広範囲な造影不良域・液体貯留がある場合は重症急性膵炎と診断される。

症状と検査所見、飲酒歴から急性膵炎と判定

患者に大量飲酒の習慣があること、飲酒後の腹痛であること、検査所見から急性膵炎と診断。重症度（→ P94）に応じて治療を開始する。

膵腫大、液体貯留を調べるために腹部エコー、CT 検査が行われる

膵炎の疑いが強いケースでは、まず腹部エコー検査が行われる。膵腫大、膵臓の輪郭不明瞭、膵臓周囲に液体貯留があれば急性膵炎と診断される。ただし、重症例で麻痺性イレウスがある場合は判別が難しいため、CT 検査を行う。なお、腹部 X 線検査では急性膵炎の診断は行わないが、消化管穿孔など、ほかの疾患との鑑別のために必要となる。

プラスα 激しい腹痛による不安を解消する

　激しい腹痛は、患者に不安を与えます。できるだけそばに付き添い、不安を解消することは看護師の重要な仕事です。腹痛によっては、シムス位だと痛みが楽になることがあります。側臥位になって上側の膝を床につける姿勢が、シムス位です。一方膵炎ではこの患者のように胸膝位だと痛みが軽減しやすくなります。

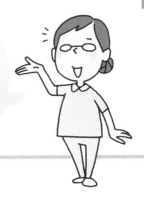

急激に状態が悪化することもあるので、検査中も観察を継続します

検査・診断のポイント

急性膵炎の重症度判定

急性膵炎ではショック、急性腎不全、DICなどを引き起こし重篤化することがある。そのため、下記のアルゴリズムに従って重症度判定を行い、初期治療から適切に対応する。はじめは軽症でも数日で重症化する例もある。発症から48時間以内はくり返し重症度の判定を行い、経過を観察する。

急性膵炎の診断（下記のうち2項目以上）

● 上腹部に急性腹痛発作と圧痛がある
● 血中または尿中に膵酵素の上昇がある
● 腹部エコー、CTまたはMRIで膵臓に急性膵炎に伴う異常所見がある

 特に48時間以内はくり返し行う

予後因子（各1点）

1	Base Excess $\leqq -3$ mEq/L、またはショック（収縮期血圧 $\leqq 80$ mmHg）：代謝性アシドーシス、循環不全
2	$PaO_2 \leqq 60$ mmHg（room air）、または呼吸不全（人工呼吸管理が必要）
3	BUN $\geqq 40$ mg/dL（or Cr $\geqq 2$ mg/dL）、または乏尿（輸液後も1日尿量が400mL以下）：急性腎不全
4	LDH $\geqq$ 基準値上限の2倍：組織壊死
5	血小板数 $\leqq 10$ 万 $/mm^3$：凝固系異常、DIC
6	総Ca $\leqq 7.5$ mg/dL：膵壊死により遊離した脂肪酸と結合して低下する
7	CRP $\geqq 15$ mg/dL：急性炎症
8	SIRS（全身性炎症反応症候群）診断基準における陽性項目数 $\geqq 3$：全身性炎症 ①体温 $> 38℃$ または $< 36℃$ ②脈拍 > 90 回/分 ③呼吸数 > 20 回/分または $PaCO_2 < 32$ mmHg ④白血球数 $> 12,000/mm^3$ または $< 4,000/mm^3$ もしくは10%幼若球出現
9	年齢 $\geqq 70$ 歳：高齢者ほど予後不良

造影CT Grade

膵外進展度		前腎傍腔	結腸間膜根部	腎下極以遠
膵造影不良域 *1				
膵周囲のみ、あるいは各区域に限局 *2		Grade1		
2つの区域にかかる			Grade2	
2つの区域全体あるいはそれ以上				Grade3

 判定

重症の判定

①予後因子が3点以上、または
②造影CT Grade 2以上の場合を重症急性膵炎とする

＊1：膵を便宜的に3区域（膵頭部、膵体部、膵尾部）に分け判定する　　＊2：浮腫性膵炎を含む
「厚生労働省急性膵炎重症度判定基準2008」を元に作成

急性膵炎の病態と治療

膵酵素の活性化により膵組織が自己消化を起こす

急性膵炎は、本来、十二指腸に分泌されたのち活性化する膵酵素が何らかの原因で活性化され、膵臓を自己消化することによって発症します。膵酵素活性化は、胆石などによる胆汁・十二指腸液の膵管内逆流、アルコールや薬剤などによる膵組織障害が引き金となります。

重症化すると活性化膵酵素が血中に入り込み、炎症性サイトカインを大量に産出させて全身性炎症反応症候群を招き、ショックや呼吸不全、急性腎不全など多臓器不全を引き起こす危険があります。

治療では十分な輸液、呼吸・循環の管理を行う

治療は重症度に応じて進めますが、**基本的治療として、十分量の輸液と呼吸・循環の管理を行います**。

輸液は尿量と血圧を維持できるように、細胞外液を十分量投与します。さらに鎮痛薬や、膵酵素の活性化を抑える蛋白分解酵素阻害薬も投与します。

重症例では感染を防ぐため、蛋白分解酵素阻害薬と抗菌薬の動注療法を行ったり、輸液では循環動態が改善せず、利尿がない場合は持続的血液濾過透析（CHDF）を行ったりします。

急性膵炎の治療方針

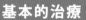

急性膵炎 ──基本的治療継続──▶ 重症急性膵炎

基本的治療

- 絶食による膵臓の安静
- 呼吸・循環管理
- 十分な輸液
- 十分な鎮痛
  非麻薬性鎮痛薬（ブプレノルフィン）や NSAIDs の投与。
- 治療に用いる薬
  蛋白分解酵素阻害薬（ガベキサートメシル酸塩、ナファモスタットメシル酸塩、ウリナスタチンなど）

- 輸液が無効な場合
  持続的血液濾過透析（CHDF）
- 動注療法
  蛋白分解酵素阻害薬＋抗菌薬を膵局所に投与。カテーテルを膵臓の栄養動脈に留置し、薬剤を動注する。
- 胆石性膵炎の治療
  黄疸などの胆管通過障害、急性胆管炎を合併している場合は内視鏡的治療（ERCP、EST）を行う。
- 感染性膵壊死・膵膿瘍の治療
  外科的治療またはドレナージを行う。

呼吸困難

対応時のポイント **呼吸状態から目を離さず原因を探る**

呼吸困難は、呼吸不全やショックに至る重大な疾患の予兆として現れることが多い症状です。呼吸器だけでなく全身を観察し、速やかに原因を特定して治療につなげます。

Step 1 初期対応と疾患の予測

第一印象

発声が可能か確認。目視でだいたいの呼吸数を把握し、すぐにパルスオキシメータの準備をする。ショック症状、首元に手をやるチョーキングサインや喘鳴、異常気道音、チアノーゼなどの有無を見て重症感を把握。小児や高齢者は気道異物の頻度が高いので、家族や付き添いに確認を。

ショック徴候あり

ショックの5Ps、血圧低下、意識障害があるときは、ただちに応援要請とドクターコールを行い、対処する（→ P38）。速やかに酸素投与の準備、静脈路の確保を行う。

ショックがなければ

呼吸・循環・意識レベル、ほかの症状をチェックする

酸素投与の準備をするとともに、呼吸数・呼吸深度・呼吸パターン、胸郭の動きを見る。また、血圧測定を行い、心電図モニタで循環状態を確認。意識レベル、瞳孔の状態をチェックする。

⚠ **急変に備えて気管挿管の準備を**

呼吸停止から心停止に進む恐れがあるため、気管挿管とバッグバルブマスクを用意しておく。

ほかの症状にヒントがある

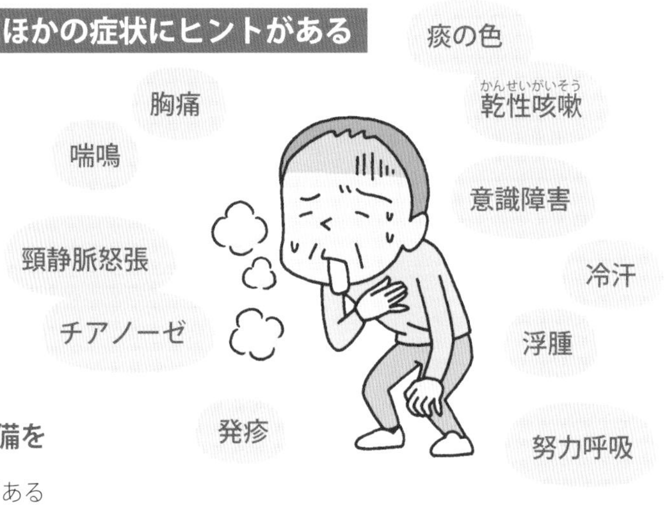

胸痛
喘鳴
頸静脈怒張
チアノーゼ
発疹
痰の色
乾性咳嗽（かんせいがいそう）
意識障害
冷汗
浮腫
努力呼吸

呼吸器系か循環器系か、アレルギーなのか、呼吸困難の原因を探るには、全身に現れているほかの症状がヒントになる。

見逃すな！ 呼吸困難から予測される重大な疾患

	緊急度	疾患名	呼吸困難の特徴・注意点
心血管系	非常に高い ↑↑↑	急性冠症候群	呼吸困難よりも胸痛が顕著（→ P58）。ただし、痛みを感じにくい高齢者や糖尿病患者では胸痛がなく、呼吸困難が主症状になることもある。
	↑↑↑	急性心不全	息切れや頻呼吸、起坐呼吸、発作性夜間呼吸困難などの症状がある。急性心筋梗塞が原因となるものや、慢性心不全の急性増悪による場合がある。
	高い ↑↑	気胸	自然気胸では呼吸困難と胸痛が突然起こる。咳を伴うこともある。緊張性気胸は胸部外傷がきっかけで起こる。若い女性の場合は、子宮内膜症が原因で起こる月経随伴性の気胸を疑う。
呼吸器系	非常に高い ↑↑↑	喘息発作	横になると息苦しさが増強する。さらに高度な発作を起こすと呼吸が苦しくて動けなくなり、会話も困難になる。最悪の場合は呼吸減弱・停止に陥り、重篤な状態になる。
	↑↑↑	肺血栓塞栓症	突然、呼吸困難や頻呼吸が起こる。胸痛を伴い、特に吸気時に痛みが増悪する。呼吸困難が悪化すると失神することもある。
	↑↑↑	CO_2 ナルコーシス	自発呼吸の減弱、意識障害（傾眠・昏睡）、呼吸性アシドーシスが特徴。COPDや気管支喘息、肺結核後遺症の患者に多く見られる。感染症や心不全などが引き金となって起こる。

	呼吸困難以外の症状・危険因子	フィジカルアセスメント	検査所見	治療
急性心不全	● 動悸、易疲労感、低血圧、冷汗 ● ピンク色泡沫痰（ほうまつたん） ● **危険因子**：虚血性心疾患、高血圧、心筋症などの既往・病歴	● 肺野の水泡音 ● Ⅲ音、Ⅳ音 ● 頸静脈怒張、浮腫や体重増加	**血液検査** ● BNP、NT-proBNP の上昇 **胸部 X 線検査** ● 心陰影拡大 ● バタフライシャドウ ● 胸水所見	● 薬物療法（利尿薬、血管拡張薬など） ● 重症例は補助循環法（IABP、IMPELLA）など
気胸	● 胸痛 ● **危険因子**：20 歳前後、長身、痩せ型の男性。月経随伴性気胸、リンパ脈管筋腫症による気胸は若い女性	● 患側の鼓音 ● 肺胞呼吸音の減弱	**胸部 X 線検査** ● 肺血管陰影がない透過性の亢進した領域、その内側の肺虚脱	● 胸腔穿刺による脱気 ● 胸腔ドレナージ
喘息発作	● 喘鳴、咳嗽、起坐呼吸など ● **危険因子**：アレルゲンの吸引、喫煙、呼吸器感染症など	● 呼気・吸気時ともに喘鳴 ● 頸静脈怒張 ● 陥没呼吸	● SpO_2 が 90％台、または 90％以下	● 短時間作用性 β_2 刺激薬 ● 全身性ステロイド ● アミノフィリン ● 短時間作用性抗コリン薬など
肺血栓塞栓症	● 胸痛 ● **危険因子**：手術後や長期臥床、長時間のフライト後に起立・歩行したとき	● 頻呼吸 ● 頻脈 ● 聴診でⅡP音亢進 ● 下腿浮腫	**血液検査** ● D ダイマー上昇、FDP 上昇 **動脈血ガス分析** ● PaO_2 低下、$PaCO_2$ 低下 **心電図** ● 右胸部誘導の陰性T波、洞性頻脈、右脚ブロックなど	● 抗凝固療法 ● 血栓溶解療法 ● 血栓摘除術
CO_2 ナルコーシス	● 意識障害（傾眠・昏睡） ● 頭痛 ● **危険因子**：COPD などの慢性呼吸不全、感染症、呼吸抑制作用のある薬物	● 自発呼吸減弱 ● 頻脈 ● 縮瞳（しゅくどう）	**動脈血ガス分析** ● $PaCO_2 > 45mmHg$ ● 重症呼吸性アシドーシス	● 非侵襲的陽圧換気（NPPV） ● 人工呼吸器による呼吸補助

アセスメントのポイント

フィジカルアセスメント

問診

既往歴、現病歴をチェック

呼吸困難を起こす原因疾患の既往がないか確認。また発症が急激だったか、咳や痰の有無などを聴取する。

触診

皮下気腫の有無を確認

気胸や縦隔気腫などでは、皮下気腫が生じる。頸部〜胸部、特に鎖骨上窩や鎖骨下部を触診する。

聴診

呼吸音の異常、副雑音があれば、さらに重点的に聴診を進め、どの部位で異常な呼吸音がするのか確認する。

視診

- [ ] 姿勢
- [ ] 胸郭の動き
- [ ] 呼吸リズム・パターン
- [ ] 浮腫
- [ ] ばち指
- [ ] 努力呼吸
- [ ] 顔色・チアノーゼ
- [ ] 呼吸数・呼吸深度
- [ ] 頸静脈怒張
- [ ] 眼球結膜・爪の色

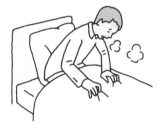

全身の状態もよく見る

呼吸状態はもちろん、全身の様子も観察。起坐呼吸（左図）は心不全、喘息に多い。指先が肥大するばち指といった慢性呼吸不全を示す身体所見も確認する。

- [ ] 呼吸音
- [ ] 嗄声（させい）
- [ ] 喘鳴・笛声（てきせい）
- [ ] 肺の水泡音
- [ ] 心音（III音・IV音）
- [ ] 肺胞呼吸音

検査

呼吸器、循環器を重点的に調べる

基本の血液検査に加え、胸部 X 線検査、動脈血ガス分析、心電図・心エコーなどを行う。

血液検査

既往歴・現病歴と症状をもとに心不全マーカー、D ダイマー、FDP などを調べる。

胸部 X 線検査

心陰影・心胸郭比の拡大、胸水の有無、肺の虚脱など、肺・心臓の状態を調べる。

12 誘導心電図・心エコー

心疾患の検査・重症度評価を行う。また、呼吸困難によって生じる不整脈を観察する。必要に応じて心臓カテーテル検査も行う。肺血栓塞栓症が疑われるときは下肢静脈エコーで確認。

動脈血ガス分析

呼吸困難では必須の検査。$PaCO_2$、PaO_2 の異常は呼吸不全、SaO_2 の異常は低酸素症を示す。

急に呼吸が苦しくなった

対応と看護のポイント

患者到着時

救急隊からの引き継ぎ

- 60代、男性
- 夜中に急に呼吸が苦しくなって目が覚めた
- 息苦しくて横になれない
- 「また心筋梗塞かも（既往あり）」と思った家族が119番通報

家族に聞いたところ、最近体がだるそうで息切れすることもあったが、年齢のせいだと思っていた、とのこと。既往から心不全の可能性を考え、酸素投与など必要な準備を行う。

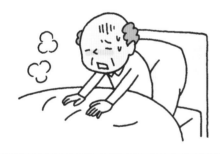

第一印象

- 息切れ
- 姿勢
- 頻呼吸
- 不穏

息切れ、起坐呼吸の姿勢、頻呼吸、不穏の症状が見られる。心筋梗塞の既往があり、夜中に呼吸が苦しくて目が覚めたことから発作性夜間呼吸困難を疑う。

パルスオキシメータ、心電図を装着し、酸素投与を開始

心筋梗塞の既往があるため心電図で観察。また、パルスオキシメータでSpO_2を計測し、酸素投与を開始。なお、COPDの既往がある患者への酸素投与はCO_2ナルコーシスに注意する。酸素投与後、心エコー、胸部X線検査の準備をする。

⚠ 呼吸状態が重篤なら NPPVや気管挿管を行う

経鼻カニューレやリザーバ付き酸素マスクによる酸素投与では呼吸状態が改善しない場合は、NPPVか気管挿管による侵襲的陽圧換気が必要になるため、患者の容態を見て準備をしておく。急性心不全の疑いであれば、呼吸数＞25回/分、$SpO_2 < 90$％ならNPPVを開始。

こんなときは？

急性冠症候群で心原性ショックが疑われるときは？

急性冠症候群や急性心筋梗塞の発作時には、急激な心ポンプ機能の低下により血行動態が悪化し、心原性ショックに陥ることがある。意識レベル低下、代謝性アシドーシス、収縮期血圧が90mmHg以下、尿量減少（20mL/時以下）などの所見があれば、大至急ショック対応を開始。

一次・二次評価

ABCD チェック

ショックに進む徴候がないか常にチェックする

呼吸状態が悪いとショックから心停止に至るリスクが高いため、こまめにモニタをチェックし、血圧・心拍数・呼吸数の変動に注意する。

 血圧を測り、クリニカルシナリオ（CS）で対応

患者の既往歴と症状から急性心不全が予測される場合は、血圧値によっておおよその状態を把握し、クリニカルシナリオ（→ P104）に従って早期治療を開始する。状態を安定させ、それから詳しい検査に進む。

問診

呼吸器・循環器疾患の既往・現病歴を確認

呼吸困難の原因になる疾患がないか、本人または家族から聴取。息切れや呼吸困難のほかに症状がなかったかも確認する。患者は高血圧・脂質異常症で服薬、5年前に心筋梗塞の既往があるため、心不全の可能性が高いと考える。

フィジカルアセスメント

呼吸困難以外の症状も詳しく調べる

心不全が疑われる場合、現れている症状によって左心不全か右心不全か、あるいは両方かがわかり、進行の程度もおおよそ把握できる。左心不全は心拍出量低下と肺うっ血による症状が、右心不全は体静脈うっ血による症状が現れる。

左心不全	右心不全
● 呼吸困難	● 食欲不振
● 息切れ	● 腹部膨満感
● 頻呼吸	● 浮腫
● 起坐呼吸	● 体重増加
● 発作性夜間呼吸困難	● 頸静脈怒張

その他
● 喘鳴、ピンク色泡沫痰
● 肺の水泡性ラ音
● Ⅲ音、Ⅳ音

上記の症状に加え、聴診による所見があれば心不全の可能性が高い。

 呼吸状態は聴診と視診でチェックする

聴診時には音の性状、左右差の有無、呼気時と吸気時にちがいがないか確認する。さらに、呼吸パターン、胸骨上窩や肋間の動きを目で見ることが重要。

検査・診断

血液検査

BNP、NT-proBNP の上昇がないか注意する

心不全では BNP（脳性ナトリウム利尿ペプチド）、NT-proBNP が上昇する。BNP が 100pg/mL 以上なら重症の心不全と判断できる。NT-proBNP の急性心不全のカットオフ値は 300pg/mL、慢性心不全のカットオフ値は 125pg/mL 以下。

心エコー・ドップラ法検査

重症度、病態評価には心エコーが有効

心エコーは診断・治療で重要な検査。心機能評価、ポンプ機能の異常、原因疾患の検索に有効。左室駆出率（LVEF）や左室内径短縮率（%FS）は、左心機能評価の指標となる。拡張機能や循環血液量の評価、壁運動の状態を調べることもできる。

胸部 X 線検査

心拡大と肺うっ血の有無、程度をチェックする

心胸郭比（CTR）が増大し、肺うっ血の所見があれば心不全と判断。ほかにも心不全では肺門部にバタフライシャドウや、肺小葉間隔壁が肥厚した線状の陰影（カーリー・ライン）、胸水貯留が見られる。

肺うっ血の所見があるため心不全と判断

心不全が疑われる症状があること、また胸部 X 線検査で肺うっ血が見られたことなどから、心不全の可能性が高いとして治療を進める。まずは Nohria-Stevenson 分類（→ P103）から治療方針を決定していく。

みるこの疑問

心不全の所見「Wet」と「Cold」って何？

　心不全の所見では、しばしば「Wet」や「Cold」という表現が用いられます。「Wet」はうっ血所見を表し、逆にうっ血がない場合は「Dry」と表現されます。循環する血液を受け止める左心系の働きが低下することで起こります。また「Cold」は末梢循環不全あるいは低灌流の所見を表し、逆の場合は「Warm」といいます。心臓のポンプ機能の低下により、送り出す血液量が不足することで起こります。この 2 つの視点は、治療方針の決定に必要になるため、きちんと整理しておきましょう。

Wet（うっ血所見）
- 肺うっ血
- 起坐呼吸・発作性夜間呼吸困難
- 浮腫　　● 頸静脈怒張
- 肝腫大　● 腹水
- 食欲不振

Cold（末梢循環不全所見）
- 四肢冷感　● 意識低下
- 冷汗　　　● 脈拍微弱
- 乏尿

治療へつなげる

初期治療は Nohria-Stevenson 分類で判断

Nohria-Stevenson 分類は急性心不全の重症度判定法の一つ。うっ血所見（Wet）と末梢循環不全所見（Cold）から迅速に4つの重症度に分類でき、初期治療の指標となる。以下の図のように、A・B・L・Cの4つのプロファイルに分類することができるが、なかでもプロファイルCとBは危険度が高い。ここから該当する治療法を行っていく。

Nohria-Stevenson 分類

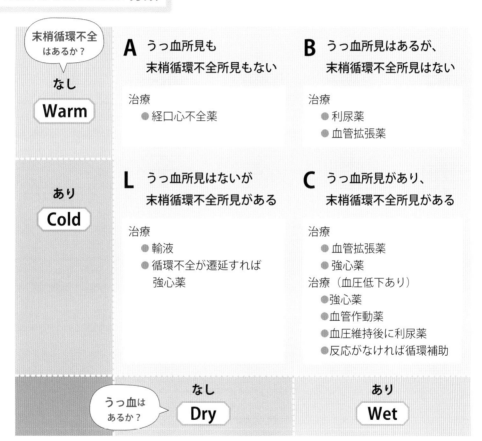

末梢循環不全はあるか？

なし Warm

A うっ血所見も末梢循環不全所見もない
治療
● 経口心不全薬

B うっ血所見はあるが、末梢循環不全所見はない
治療
● 利尿薬
● 血管拡張薬

あり Cold

L うっ血所見はないが末梢循環不全所見がある
治療
● 輸液
● 循環不全が遷延すれば強心薬

C うっ血所見があり、末梢循環不全所見がある
治療
● 血管拡張薬
● 強心薬
治療（血圧低下あり）
● 強心薬
● 血管作動薬
● 血圧維持後に利尿薬
● 反応がなければ循環補助

うっ血はあるか？

なし Dry　　**あり Wet**

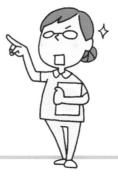

この後は、心不全の原因に応じた治療を行います

この患者の場合は、うっ血所見はあるが末梢循環不全所見は見られなかったため、Warm&Wet の B のプロファイルに該当する。利尿薬や血管拡張薬の投与が必要になるため、看護師は準備を進めていく。

急性心不全の病態と治療

何らかの原因で心臓の
ポンプ機能が低下して発症

心不全は、心臓のポンプ機能が低下し、全身の各臓器の酸素需要量を満たす十分な血液を供給できない状態を指します。ポンプ機能が低下する原因には器質的・機能的障害があり、なかでも狭心症や心筋梗塞などの虚血性心疾患、高血圧、弁膜症、心筋症などの既往・病歴があるとリスクが高くなります。

心不全は肺うっ血を起こす左心不全から始まり、肺高血圧に続いて右心不全が起こると体静脈うっ血をきたします。

進行速度によって急性と慢性に分類されますが、慢性でも急性増悪を起こして急激に悪化することがあります。

	急性心不全の初期対応におけるクリニカルシナリオ分類			
分類	主な病態	収縮期血圧	特徴	治療
CS1	びまん性肺水腫	＞ 140mmHg	急激に発症。全身の浮腫は軽度。体液量は正常または低下している場合がある	●血管拡張薬 ●利尿薬（体液過剰時のみ） ●NPPV
CS2	全身浮腫 肺水腫は軽度 （全身的体液貯留）	100～140mmHg	徐々に発症し、体重増加を伴う。臓器障害（低アルブミン血症、貧血）	●血管拡張薬 ●利尿薬のカルペリチド （ハンプ）
CS3	低灌流 （低心拍出）	＜ 100mmHg	急激または徐々に発症。浮腫と肺水腫は軽度。低血圧／ショックの有無によって2つの病型がある	●体液貯留がなければ容量負荷 （補液） ●強心薬で改善しない場合は 血行動態評価 ●低血圧・低灌流が持続する 場合は血管収縮薬 ●心原性ショックには薬物療法 ＋補助循環
CS4	急性冠症候群	－	急性心不全の特徴あり。トロポニン単独の上昇の場合はCS4には分類しない	●急性冠症候群の治療（→ P65）
CS5	右心機能不全	－	急激または徐々に発症。肺水腫はない。右室機能障害がある。全身的静脈うっ血の徴候	●原因疾患に応じて行う （肺梗塞、右室梗塞の治療）

Mebazaa A,Gheorghiade M, Piña IL, et al. Practical recommendations for prehospital and early inhospital management of patients presenting with acute heart failure syndromes. Crit Care Med（2008;36:S129-S139）より

重症度に応じて
治療法が決まる

　心不全の治療は重症度に応じて進められますが、重症度判定にはいくつかの分類法があります。

　Nohria-Stevenson 分類（→ P103）は、うっ血所見と末梢循環不全の所見によって簡便に判定でき、急性・慢性ともに評価できます。また、急性期治療においては血圧で評価するクリニカルシナリオ分類も有効です。肺野の副雑音、心音の聴診所見による killip 分類（→ P63）もあります。

　Forrester 分類は、スワンガンツカテーテルを用いて心係数（CI）と肺動脈楔入圧（PAWP）を測定して判定する方法で、非常に侵襲度の高い検査です。

薬物療法で症状の
緩和を図る

　心不全の治療は、薬で血行動態（心臓のポンプ機能・血管抵抗性・循環血液量）や症状を改善します。

　急性期には呼吸困難や不穏症状を改善するために麻薬性鎮痛薬を使い、そのうえで症状の緩和に利尿薬や強心薬、硝酸薬を用います。さらに、心不全の進行を防ぐ目的で ACE 阻害薬や ARB、β遮断薬などが用いられます。

重症の場合は
非薬物療法で対処

　薬物療法で改善しない場合、また重症例では心臓の働きを補助する非薬物療法を行

急性期に用いられる主な薬剤

麻薬性鎮痛薬
- モルヒネ

利尿薬
- ループ利尿薬（フロセミド）
- ANP 製剤（カルペリチド）

強心薬
- ジキタリス製剤（ジゴキシン）
- アドレナリン作動薬
  （ドパミン、ノルアドレナリンなど）
- PDE Ⅲ阻害薬
  （ミルリノン、オルプリノン）
- コルホルシンダロパート

硝酸薬
- ニトログリセリン
- 硝酸イソソルビド
- ニコランジル
- ニトロプルシド

います。

　 IABP（大動脈内バルーンパンピング）：胸部下行大動脈にバルーン付きカテーテルを挿入し、拡張期にはバルーンを拡げ、収縮期にはすぼめて循環を補助する。

　 IMPELLA（補助循環用ポンプカテーテル）：ポンプカテーテルを心臓の左心室に挿入し、左心室から大動脈に血液を汲み出すことで左心室負荷を直接軽減する。

　 ECMO（体外式膜型人工肺）：ポンプと膜型人工肺による心肺装置。人工肺で血液の酸素化を助ける。

　 CRT（心臓再同期療法）：ペースメーカーのリードを挿入し、電極を左右の心室と右房に設置してペーシングを行い、拍出量の増加を助ける。

アナフィラキシー
命にかかわるショックへの移行を防ぐ

アナフィラキシーは即時型のアレルギー反応

　アナフィラキシーは、アレルギー反応の一種です。アレルギーとは、本来異物の侵入から体を守るための免疫反応が過敏に、病的に機能してしまうことで体を傷害する状態です。

　アレルギー反応には、関連する抗体の種類と免疫学的機序のちがいによって、Ⅰ～Ⅳ型の４つのタイプがあります。

　アナフィラキシーは、Ⅰ型アレルギーによって起こります。反応時間が非常に短い即時型反応で、アレルゲンの曝露後、数分から２時間程度で急激にアレルギー症状が出現します。

特定の抗原に再度曝露することで発症する

　Ⅰ型アレルギーによるアナフィラキシー反応が危険なのは、呼吸困難や血圧低下、意識消失などのショック症状を伴うアナフィラキシーショックを起こすためです。アナフィラキシー反応は、１回目の抗原の侵入では起こりません。２回目以降、同じ抗原が体内に侵入することでケミカルメディエーターが放出され、アナフィラキシー反応が発現します。感作と誘発という２段階を経て発症するのです。

アレルギーの４つの分類

Ⅰ型（即時型・アナフィラキシー型）
● 作用因子：IgE
● 反応時間：数分～２時間程度
● 関連する疾患：アナフィラキシーショック、気管支喘息、アレルギー性鼻炎・結膜炎、アトピー性皮膚炎、食物アレルギー、アレルギー性じんましんなど

Ⅱ型（細胞傷害型）
● 作用因子：IgG、IgM
● 反応時間：数分～数時間
● 関連する疾患：自己免疫性溶血性貧血、免疫性（特発性）血小板減少性紫斑病、Rh不適合妊娠、グッドパスチャー症候群、慢性甲状腺炎など

Ⅲ型（免疫複合型）
● 作用因子：IgG、IgM（免疫複合体）
● 反応時間：４～８時間
● 関連する疾患：血清病、ループス腎炎、急性糸球体腎炎、過敏性肺（臓）炎、クリオグロブリン血症性血管炎など

Ⅳ型（遅延型・ツベルクリン型）
● 作用因子：細胞性免疫
● 反応時間：24～48時間
● 関連する疾患：薬剤性過敏症症候群、アレルギー性接触皮膚炎、移植片対宿主病など

原因は食物、薬剤、昆虫の刺咬などによる

アナフィラキシーの原因は、薬剤や昆虫の刺咬、食物が多く見られます（右表参照）。これらのアレルゲンへの曝露後、数分から1～2時間程度で急激に発症します。症状は、じんましん、血管性浮腫、悪心、腹痛、動悸、喘鳴、呼吸困難などです。重症の場合は血圧低下や意識消失に陥り、アナフィラキシーショックを起こし、死亡する場合もあります。

全身を観察し、特徴的な臨床所見を確認

アナフィラキシーが疑われる場合は全身を観察し、特徴的な皮膚症状や呼吸器症状、循環器症状の有無をチェックします。ショックに移行すると短時間で死亡する危険性が高いため、迅速な観察と処置が必須です。

診断基準に基づいて判定し、治療へ

症状を確認したら診断基準に基づいて判定し、治療を開始します。

ただ、アナフィラキシーの症状に類似する疾患・症状が多数あります。特に、喘息発作やパニック発作、失神などはまぎらわしい場合があります。この場合は全体的な重症感および患者の年齢や性別、さらに発疹や瘙痒感、紅潮、浮腫といった特徴的な皮膚・粘膜症状を見るとよいでしょう。

アナフィラキシーの主な原因

薬物	βラクタム系・ニューキノロン系の抗菌薬、NSAIDs、造影剤、抗がん剤（白金製剤やタキサン系）、筋弛緩薬、生物学的製剤、輸血など
昆虫の刺咬	ハチ、アリなど
食物	小児では鶏卵、牛乳、小麦、甲殻類、ソバなど。成人では小麦、甲殻類、果物、大豆、ピーナッツなど
その他	ラテックス（医療用の製品）、家庭内では手袋や輪ゴム、コンドームなど。ラテックス-フルーツ症候群では、アボカドやバナナ、栗、キウイフルーツなど

主な臨床所見

皮膚・粘膜	紅潮、瘙痒感、じんましん、血管浮腫、麻疹様発疹、眼結膜充血、流涙、口腔内腫脹
呼吸器	鼻瘙痒感、鼻閉、鼻汁、くしゃみ、咽頭瘙痒感・絞扼感、発声障害、嗄声、喘鳴、乾性咳嗽、呼吸数増加、息切れ、胸部絞扼感、激しい咳嗽、気管支けいれん、チアノーゼ、呼吸停止
消化器	腹痛、悪心・嘔吐、下痢、嚥下障害
心血管系	胸痛、頻脈、不整脈、動悸、血圧低下、失神、ショック、心停止
中枢神経系	不安、不穏状態、拍動性頭痛、浮動性めまい、トンネル状視野など

一般社団法人 日本アレルギー学会『アナフィラキシーガイドライン』より引用、一部改変

アナフィラキシーの診断基準

一般社団法人 日本アレルギー学会『アナフィラキシーガイドライン』より引用、一部改変

1

皮膚症状（全身の発疹、瘙痒感または紅斑）、または粘膜症状（口唇・口腔内の腫脹など）のいずれかが存在し、急速に（数分〜数時間以内）発現する症状で、かつ右のa、bの少なくとも1つを伴う。

皮膚・粘膜症状

+

a
呼吸器症状
（呼吸困難、気道狭窄、喘鳴、低酸素血症）

b
循環器症状
（血圧低下、意識障害）

2

一般的にアレルゲンとなりうるものへの曝露のあと、急速に（数分〜数時間以内）発現する右の症状のうち、2つ以上を伴う。

a
皮膚・粘膜症状
（全身の発疹、瘙痒感、紅潮、浮腫）

b
呼吸器症状
（呼吸困難、気道狭窄、喘鳴、低酸素血症）

c
循環器症状
（血圧低下、意識障害）

d
持続する消化器症状
（腹部疝痛、嘔吐）

3

当該患者におけるアレルゲンへの曝露後の急速な（数分〜数時間以内）血圧低下。

収縮期血圧低下の定義
平常時血圧の70%未満または下記の場合
・生後1〜11カ月＜70mmHg
・1〜10歳＜70mmHg＋（2×年齢）
・11歳〜成人＜90mmHg

ABCDチェックをし、治療は迅速に

　重症のアナフィラキシーは数分で発症します。アナフィラキシーの疑いがあるときは大至急、応援要請とドクターコールを行い、治療を開始します。

　アナフィラキシーによる死因は、気道浮腫による気道閉塞が原因の呼吸障害と、血管透過性亢進や血管拡張による相対的な循環血液量減少性ショックです。こうした重篤な容態への移行を防ぐには、速やかにABCDチェックを行い、治療を開始します（→P109）。

治療に用いる薬

第一選択薬	
アドレナリン（筋肉注射）	血管透過性亢進を抑制し、血圧を上げる。気管支拡張作用と気道の浮腫を改善する。

第二選択薬	
抗ヒスタミン薬	主に皮膚・粘膜の症状を改善する。
β₂刺激薬	サルブタモールなど。気管支攣縮や呼吸困難の改善。
副腎皮質ステロイド薬	ヒドロコルチゾンなど。遷延化や遅発型反応を予防。

アナフィラキシーの初期対応

1 ABCDチェック、バイタルサインのチェック、身体所見を見る

気道を確保し、呼吸状態を見る。呼吸障害に注意し、気管挿管の準備をしておく。血圧低下、冷汗、皮膚湿潤などのショック症状がないか確認。全身状態を観察し、重症感を把握する。

⚠ **すぐにドクターコールと応援要請**

アナフィラキシーが疑われるときは、すぐにドクターコールと応援を要請する。その場から離れず、ABCDチェックを行う。

2 アドレナリンの筋肉注射

アナフィラキシーではアドレナリンの筋肉注射を行うので、その準備をする。投与量は0.01mg/kg（最大量：成人0.5mg、小児0.3mg）。必要に応じて、5～15分ごとに再投与する。投与は大腿前外側。患者がエピペンの自己注射をした場合でも10～15分で効果が切れるため、継続して観察し、必要に応じて再投与する。

3 体位を仰臥位に保ち、安静な状態にする

立ち上がったり座ったりすると急変する可能性があるため、患者を仰向けに寝かせる。呼吸が苦しい場合は上体をやや起こす。嘔吐があれば、顔は横に向ける。

4 酸素投与と静脈路を確保

必要に応じてフェイスマスクか、鼻カニューラで高流量（6～8L/分）の酸素を投与。また、生理食塩水を投与するため、静脈路を確保しておく。

⚠ **急変に備えて、心肺蘇生や除細動の準備を**

容態が急変することを予測し、気管挿管や人工呼吸器、除細動器の準備をしておく。

5 バイタルサインをモニタリング。経過をこまめに確認する

容態が安定するまで血圧、脈拍、呼吸状態、酸素化の評価を頻回行う。

めまい

**よくある症状だが、
緊急度が高い
疾患もある**

めまいには中枢性と末梢性があり、中枢性は緊急度が高い疾患の可能性があります。呼吸障害の有無と神経学的所見に注目し、危険なめまいを見逃さないようにします。

Step 1 初期対応と疾患の予測

第一印象

めまいが主訴の場合、緊急度の高い中枢性疾患を見逃さないためには、まず呼吸状態と意識レベルを確認する。呼吸と意識に障害が見られる、または症状が悪化していく場合は、小脳や脳血管の障害など重篤な疾患を疑う。

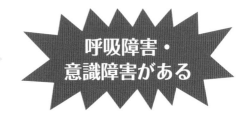

呼吸障害・
意識障害がある

脳出血や脳梗塞などが疑われる。脳幹が障害されると呼吸中枢にも影響がおよび、呼吸停止の危険もある。意識レベルも同様で、脳幹網様体（のうかんもうようたい）に障害が起こると覚醒できなくなり、意識障害が進む。

呼吸・意識障害がない

主訴でめまいのタイプを確認する

呼吸と意識レベルに異常がなければ、主訴であるめまいのタイプを確認する。回転性か、平衡障害・浮動性かによっておおよその疾患の予測ができる。

 **嘔吐があったら
気道の確保を**

悪心・嘔吐を伴うのは末梢性めまいがほとんどだが、小脳が障害されると激しい嘔吐をくり返す。吐物による気道閉塞に注意。

分類	主訴	原因	予測される疾患
前失神	➡ P111「みるこの疑問」参照		
回転性めまい	周りがぐるぐる回って見える、吐き気がする	中枢性	小脳出血・梗塞、ワレンベルグ症候群（延髄外側症候群）
		—	片頭痛性めまい
		末梢性	良性発作性頭位めまい症、前庭神経炎、メニエール病
平衡障害・浮動性めまい	倒れそう、ふわふわするような感じ	中枢性	小脳出血・梗塞
		末梢性	パーキンソン病、頸椎症、ビタミン B_1 欠乏、薬物
		心因性	うつ病、全般性不安障害、パニック発作、身体化障害

Step2　めまいのアセスメント

めまいから予測される疾患と鑑別ポイント

疾患名・緊急度	めまいのタイプ	鑑別ポイント
小脳出血・梗塞、脳幹出血・梗塞 非常に高い ↑↑↑	回転性・浮動性（やや多い）	突然発症する。意識障害、呼吸障害がある。小脳出血・梗塞では悪心とくり返す嘔吐が特徴。脳幹出血では四肢麻痺、両側性除脳硬直が見られることも。脳幹梗塞では障害部位により異なるが、眼位や動眼神経麻痺、顔面神経麻痺などがある。
椎骨脳底動脈解離 ↑↑↑	回転性	解離によって生じた血栓でTIAや脳梗塞を発症する場合と、外膜側に膨隆した血管が破裂してくも膜下出血を発症する場合がある。めまいのほか、後頭部〜後頸部、肩にかけて放散する疼痛がある。
ワレンベルグ症候群 ↑↑↑	回転性	動脈硬化、心房細動などの心疾患が危険因子。めまいのほか、ふらつきや眼振、顔面の片側の知覚障害、嚥下障害（えんげしょうがい）、嗄声（させい）などが見られる。
良性発作性頭位めまい症 注意 ↑	回転性	内耳の耳石が三半規管に入り込むことが原因。悪心・嘔吐を伴う。頭の向き・姿勢を急に変えたときに回転性めまいが出現し、数分間で治る。
メニエール病 注意 ↑	回転性	突然回転性のめまいが出現し、悪心・嘔吐を伴う。めまいの前に耳鳴りや耳閉感、難聴がある。めまい発作は短時間で治るが、再発をくり返すことが多い。

みるこの疑問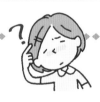

めまいと失神はどう区別する？

　失神とは一過性の意識消失で、その後、意識が回復するものです。めまいでは意識消失はありません。「前失神」はめまいの一種で、目の前が暗くなる、立っていられない状態のことです。右のような種類があり、失神に準じて鑑別します。

前失神の分類・予測される疾患

● **心原性**：不整脈、弁膜症
● **循環血液量減少**：
　出血（消化管出血など）、脱水
● **血液分布異常**：降圧薬、迷走神経反射
● **閉塞性**：肺血栓塞栓症
● **代謝性**：貧血

アセスメントのポイント

問診

めまいの性状、随伴症状を確認する

回転性か浮動性か、めまい以外にどんな症状があるかを聴取。悪心・嘔吐はめまいに伴う症状として多いが、激しい嘔吐をくり返す場合は要注意。

⚠ **めまいの持続時間も重要なヒント**

どのくらい持続するか、くり返し起こるのかなどによって疾患の予測が可能。数日〜数週間持続する場合、中枢性の重篤な疾患の可能性が高い。

身体所見

めまいの原因がどこにあるかを探る

重篤な小脳・脳幹の疾患を鑑別するには、錐体外路障害や動眼神経、眼球運動や顔面神経、内耳神経などの脳神経（Ⅲ〜Ⅻ）障害の有無をチェックする。

☐ 小脳疾患の特徴
（運動失調、体格失調）

☐ 脳幹疾患の特徴
（眼球運動障害、複視、
構音障害、嚥下障害、同名半盲）

☐ 眼振（中枢性・末梢性の鑑別）

☐ 眼症状（瞳孔所見・対光反射）

☐ 頭位変換によるめまいの誘発
（良性発作性頭位めまい症の鑑別）

☐ 耳鳴り・難聴

☐ 悪心・嘔吐

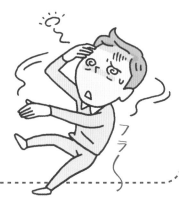

検査

血液検査

生化学・CBC・凝固・感染症・血糖値など基本の血液検査を行う。

12誘導心電図

心疾患の鑑別、心房細動など脳梗塞の原因となる疾患の有無を調べる。

頭部CT・MRI検査

中枢性のめまいで脳出血・脳梗塞などの脳血管障害が疑われる場合、また再出血や頭蓋内圧亢進による脳ヘルニアの早期発見には頭部CT・MRI検査が必須。

突然、めまいがして嘔吐をくり返す

患者到着時〜一次評価

縦書き：対応と看護のポイント

救急隊からの引き継ぎ

- 40代、男性
- 仕事中に突然、めまいとふらつきを訴える
- 後頭部の痛みがある
- 嘔吐あり
- 立てなくなり、歩行できない
- 高血圧の既往あり

勤務先で突然、めまいがするといってそのまま動けなくなってしまった。頭痛を訴え、かなり具合が悪そうだったため、職場の同僚が119番通報。救急車の到着を待つ間に1〜2回、救急車内でも1回嘔吐があった。麻痺は見られない。

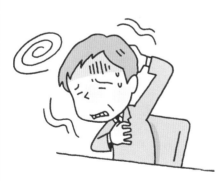

小脳出血は日中の活動時に発症することが多い。

第一印象

呼吸と意識の状態をまず確認する

吐物による気道閉塞がないかまず確認し、呼吸停止や呼吸障害を調べる。同時にJCSまたはGCSで意識レベルをチェック。ショック徴候の有無も確認する。意識レベルが低下すると呼吸状態も悪化しやすいため、呼吸停止に備えて気管挿管の準備をしておく。

 呼吸停止と意識障害を警戒

脳血管障害では脳幹や延髄が影響を受けると、呼吸や意識に障害が出る。脳幹や延髄の圧迫は呼吸停止につながり、頭蓋内圧亢進は脳ヘルニアや急性水頭症を引き起こす危険がある。

ABCDチェック

血圧・脈拍は左右とも測り、血糖値もチェックしておく

脳血管障害が疑われるため、呼吸と意識の状態を注視しつつ、血圧・脈拍を左右とも確認。著しい高血圧、左右差、血圧の急激な上昇・低下に注意する。さらに、低血糖によるめまいを除外するため、血糖値測定を行う。

二次評価

問診

めまいのタイプ、持続時間、随伴症状を聴取

回転性か浮動性か、めまいが起こったときの状況、持続時間、既往歴を確認。患者は激しい後頭部の痛みも訴えており、脳出血、くも膜下出血、椎骨脳底動脈解離などの疑いがある。

 嘔吐があるときは、吐き方を観察する

めまいに嘔吐を伴う場合は末梢性のめまいが多いが、小脳出血では激しい嘔吐をくり返す。また、脳腫瘍などによって頭蓋内圧が高まると、嘔吐中枢が直接刺激されるため、悪心を伴わず突然大量に吹き上げるような嘔吐が起こる。

フィジカルアセスメント

錐体外路障害、脳神経障害があるか観察する

めまいやふらつき、歩行困難の原因がどこにあるのか探る。麻痺や運動障害を起こす疾患を鑑別するため、いくつかテストを行う。ただし、めまいや嘔吐がひどい場合は無理に行わない。

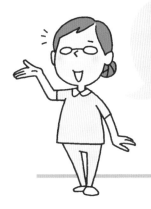

制吐薬を準備して、必要に応じて用います。嘔吐による電解質異常にも注意が必要です

● 運動失調のチェック

指鼻試験（しびしけん）、踵膝試験（しょうしつしけん）、手回内・回外試験（しゅかいない・かいがいしけん）などを行う。異常があれば、小脳疾患が疑われる。

● 体格失調のチェック

ロンベルグ試験、マン試験を行い、できない場合は小脳半球または小脳虫部に障害が起こり、筋トーヌス（筋緊張）の調節がうまくできないと考えられる。

● 脳幹疾患の徴候

眼球運動障害、複視、構音障害、嚥下障害、同名半盲といった症状が現れている場合は、脳血管障害などによって脳幹に影響がおよんでいる。

● 眼振（がんしん）で中枢性めまいかを確認する

眼振から末梢性か中枢性か見きわめる。特に、耳鳴り・耳閉・難聴といった蝸牛症状（かぎゅうしょうじょう）に眼振を伴うときは末梢性と考えられる。小脳の異常では水平方向の眼振が起こる場合がある。また、垂直方向性（上下方向）の眼振は中枢性めまいの可能性が高い。

検査・診断

頭部 CT・MRI 検査で
血腫、梗塞の有無を確認

問診と身体所見から中枢性めまいが疑われるときは、すぐに頭部 CT 検査を行って血腫や梗塞の有無を確認する。脳出血・脳梗塞と診断されたら、治療は時間との勝負になる。

治療へつなげる

血圧をコントロール
しつつ、手術へ

小脳出血とわかったら、再出血を起こさないように血圧をコントロールし、呼吸障害・意識障害が悪化しないように観察。血腫径が 3cm 以上、体積にして 14mL あり、水頭症をきたしているため、除去手術を行う。

治療方針の考え方

治療方針は、頭部 CT 検査による出血量・出血部位の確認、意識レベルなどの神経症状の評価に基づく。小脳出血の治療の流れは P117 を参照。

急性期の内科的治療

呼吸管理（状態に応じて気管挿管・人工呼吸器）と輸液、血圧管理（早期に収縮期血圧を 140mmHg 以下に下げる）、抗脳浮腫薬の投与を行う。

CT 検査で
出血部位を
確認
＋
意識レベル

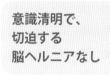

良好 → 意識清明で、切迫する脳ヘルニアなし → 内科的治療・経過観察

切迫する脳ヘルニア
を示す所見とは？
● 意識障害
● 血腫側の散瞳
● 対光反射消失
● 対側の片麻痺がある
● クッシング現象
（血圧上昇・徐脈）
以上の所見は脳ヘルニアが起こり、脳幹への二次損傷が起こる危険があると考えられる。

意識レベル低下
（GCS8 点以下）で
切迫する
脳ヘルニア所見あり → 被殻出血なら外科的治療[*]

→ 視床出血で水頭症を伴えば脳室ドレナージ

悪い → 深昏睡
（散瞳、対光反射なし。抗脳浮腫薬を投与しても対光反射が戻らない） → 手術適応外

＊血腫量が 31mL 以上で、かつ血腫による圧迫所見が高度な場合。

小脳出血の病態と治療

高血圧のある人に多く、突然発症する

　小脳出血は脳出血の一種です。脳出血には、ほかにも被殻出血や視床出血、脳幹（橋）出血などがあります。発症数で見ると小脳出血は被殻出血や視床出血に比べると少なく、最も多いのは被殻出血、次いで視床出血となっています。

　小脳出血は、ほかの脳出血と同じく高血圧の既往がある人がハイリスクで、日中の活動時に突然発症することが多く見られます。

小脳の上小脳動脈分枝からの出血が多い

　小脳は、脳底動脈から分岐した上小脳動脈から血液を供給されています。小脳出血は、この上小脳動脈が歯状核近くで破綻することで起こります。

病側に症状が現れ、めまい、頭痛を伴う

　小脳出血では四肢麻痺や脳神経障害による症状が現れないのが特徴です。

　発症時の症状には、回転性めまいと激しい後頭部痛や反復する嘔吐があります。病側に軽度の顔面神経麻痺は見られますが、四肢麻痺はほとんどありません。にもかかわらず、起立や歩行困難といった症状が現れるのが特徴です。

急性水頭症を招くことがあり、注意が必要

　小脳出血が起こると、血腫や浮腫によって第四脳室や中脳水道を圧迫し、その影響で髄液循環障害が起こります。すると急性水頭症を引き起こす危険があります。急性水頭症が起こると、頭蓋内圧が亢進して意識障害を引き起こします。

　また、小脳出血では脳ヘルニアの上行性ヘルニアや大後頭孔ヘルニアを起こすこともあり、意識障害や呼吸障害を悪化させる恐れがあります。

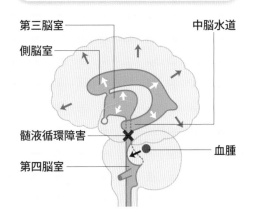

血腫による髄液循環障害

第三脳室
側脳室
中脳水道
髄液循環障害
第四脳室
血腫

血腫や浮腫が近くの第四脳室、中脳水道を圧迫する。
▶
髄液循環障害が起こり、上流の第三脳室に髄液が停滞して急性水頭症を引き起こす。

治療は血腫のサイズ、脳ヘルニアの有無で決まる

　CT検査で血腫の最大径が3cm以下の場合は内科的治療を行います。血腫の最大径が3cm以上かつ小脳出血で脳幹を圧迫し、脳室閉塞による水頭症をきたしている場合には、脳ヘルニアを避けるため、手術の適応となる場合があります。

　小脳は位置的にアプローチしやすく、また狭い後頭蓋窩にあるため、少量の出血でも脳幹圧迫を起こすリスクが高いという特徴があります。

　小脳出血は時間が経過すると水頭症や脳ヘルニアの危険が高まるため、手術の適応であれば、速やかに除去術を行ったほうが予後も良好です。

外科的治療の方針

切迫する脳ヘルニアの原因は？

血腫増大に伴う脳幹圧迫がある

CT上の血腫量の目安
被殻出血：血腫量31mL以上
小脳出血：最大径3cm以上
皮質下出血：脳表から深さ1cm以下

急性水頭症がある

小脳出血：
血腫の圧迫による
第四脳室閉塞

脳室内穿破（のうしつないせんぱ）を伴う
視床出血
脳幹出血
（髄液循環路閉塞）

あてはまらない

あてはまる

内科的治療*
（急性期）

急性期に手術が避けられない

● 開頭血腫除去術
● 定位的血腫除去術
● 内視鏡下血腫除去術

● 脳室ドレナージ
　＋内視鏡下に脳室内血腫を除去

脳室ドレナージ

血腫の排出や頭蓋内圧の低下を目的として行う。側脳室前角にドレーンを挿入・留置して髄液を排出する。

急性期の手術（切迫する脳ヘルニアを避ける）

内科的治療（慢性期）

● 血圧管理：140/90mmHg未満（可能なら130/80mmHg未満）
● 易感染性に対するマネジメント
● 早期から廃用予防のためのリハビリテーション

＊急性期の内科的治療
内包（錐体路・感覚路などが通っている）などへの圧迫を解除する必要があり、早期に離床・リハビリを開始できる可能性がある場合は手術を行う。内科的治療を選択した場合でも、再出血や神経学的所見の悪化などがあれば、外科的治療が必要になることがある。

『病気がみえる vol.7 脳・神経（第2版）』（医療情報科学研究所）より作成

失神

対応時の ポイント	意識が回復しても 油断は禁物。 急変に備える	失神を起こす疾患は多岐にわたり、命にかかわらないものも多いのですが、中高年では重篤な疾患による場合も少なくありません。既往・現病歴から原因を探り対処します。

Step1 初期評価と疾患の予測

第一印象

呼吸状態と意識レベルを確認し、ショックやけいれんなど、ほかの症状がないかチェック。また、失神時に転倒し、負傷していないかも調べる。全身状態を見たら、すぐに心電図モニタとパルスオキシメータを装着する。

ショック徴候や けいれん発作がある

ショック徴候があるときは、その対処を優先する（→ P38）。また、けいれん発作がある場合は、まずけいれんを鎮める治療を行う（→ P136）。

ショック・けいれんがなければ

気道を確保し、呼吸・循環をチェック

患者がすでに意識が回復し、状態が安定しているように見えても、必ず ABCD チェックと血圧・心拍数・呼吸数などバイタルサインをすべて確認する。高血糖・低血糖の有無を調べるため、血糖値測定もすぐに行う。

意識レベルを評価する

意識が回復していない、もうろうとしているという場合は JCS、GCS で意識レベルを評価。失神ではなく、脳血管障害や心疾患による意識障害の恐れがあるため、状態が悪い場合は気道を確保し、酸素投与や気管挿管の準備をする。

危険な心原性、脳血管性、出血性の疾患を念頭に置く

失神は病院到着時に患者の意識が回復し、一見安定しているように見えても、予後不良の疾患が潜んでいることを念頭にアセスメントを行う。不整脈や虚血性心疾患、くも膜下出血などの脳血管障害、消化管出血や大動脈解離などの出血性疾患など重篤な疾患を予測し、鑑別する。

Step2 失神のアセスメント

失神から予測される疾患と鑑別ポイント

	疾患名・緊急度	鑑別ポイント
心原性	不整脈 （緊急度はタイプ による）	洞不全症候群、房室ブロック、心室頻拍、発作性上室頻拍などの不整脈では失神やめまいが起こる。突然死に至る危険なタイプもある。動悸や息切れの有無を確認し、12誘導心電図、心エコー、胸部X線検査を行う。
	閉塞性疾患 高い ↑ ↑	大動脈弁狭窄症は息切れや狭心症発作、めまいを伴う。肥大型心筋症は胸痛や呼吸困難、動悸が見られる。鑑別には心エコー（断層心エコーやドップラ心エコー）、12誘導心電図で検査する。肺血栓塞栓症は胸痛と呼吸困難、PaO₂低下がある。術後患者に多く、胸部X線検査や血液検査（Dダイマー）で鑑別する。
	虚血性心疾患 非常に高い ↑ ↑ ↑	急性冠症候群（急性心筋梗塞、狭心症）、安定狭心症がある。心拍出量の低下によって失神することがある。悪化によって心不全に進むと呼吸困難、息切れ、意識障害などが起こる。12誘導心電図、血液検査（心筋傷害マーカー）などで検査する。
脳血管性	脳血管障害 （脳出血・脳梗塞・ TIA・くも膜下出血） ↑ ↑ ↑	脳血管の出血、梗塞によって失神や意識障害を起こすことがある。麻痺やしびれ、構音障害、失語、悪心・嘔吐、複視などが見られる。脳出血やくも膜下出血では、頭痛や後頭部痛を訴えることも多い。頭部CT検査で鑑別する。
出血性	消化管出血・穿孔、 腹部大動脈瘤破裂、 外傷など ↑ ↑ ↑	胸部・腹部の激しい痛み、嘔吐・吐血など、失神以外の症状で鑑別。出血量が多いとき、腹膜炎を起こした場合はショックに陥る危険もある。診断の確定には胸部・腹部のX線・CT検査を行う。
	降圧薬、抗不整脈薬 高い ↑ ↑	既往歴と服薬を確認。初めて服用した薬、服用忘れや服用量のミス、アルコールと同時の服用などがないか確認する。

アセスメントのポイント

フィジカルアセスメント

問診

**心疾患などの
既往・現病歴を必ず確認する**

不整脈や虚血性心疾患などの既往・現病歴を確認する。最近、新しく服用を始めた薬がないか、服薬変更の有無もチェック。また、過去に頭部・頸部の外傷の経験があるかも確認する。

**失神する前に何か
症状、異変があったか**

めまい、動悸、息切れ、胸痛や腹痛、けいれんなど、失神する前に何らかの症状があったか。また、最近、体調に異常や異変がなかったか確認する。

身体所見

**失神の原因、
外傷の有無をチェックする**

呼吸・血圧・脈拍などのバイタルサインをチェック。また、顔色と眼瞼結膜を観察し、出血・貧血の有無をチェック。さらに、転倒時に頭部や胸部・腹部の打撲がないか調べる。舌の傷も重要。舌側面の咬傷は全身けいれんの疑い。腹痛や胸痛があれば、腹部・胸部の視診・聴診・打診・触診を行う。

- ☐ 呼吸状態
- ☐ 血圧
- ☐ 外傷
- ☐ 脈拍
- ☐ 心音・心雑音
- ☐ 咬傷（舌）

神経学的所見

**脳血管、神経系の
異常を調べる**

脳出血や脳梗塞、くも膜下出血などの脳血管障害による意識障害や神経学的所見が現れていないか調べる。危険因子の高血圧・糖尿病・脂質異常症・動脈硬化・喫煙がある人は脳血管障害を疑って調べる。

- ☐ 意識レベル（JCS、GCS）
- ☐ 運動障害
  （四肢の麻痺、歩行障害など）
- ☐ 感覚障害
- ☐ 顔面神経麻痺
- ☐ 瞳孔所見・対光反射
- ☐ 嚥下障害

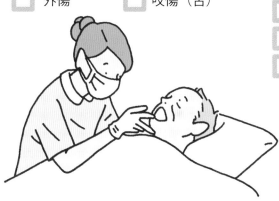

転倒した際に口の中が傷ついていないか、確認する。

検査

12 誘導心電図

心疾患や不整脈の鑑別に必須。失神が起こる不整脈には徐脈性・頻脈性ともいくつかある（下表）。ただし、安静時には不整脈が出現しない場合もあるため、心電図をモニタリングして経過を見守る。必要に応じてホルター心電図や運動負荷心電図検査を行うこともある。

血液検査

基本の血液検査に加え、心疾患や心不全、不整脈に関連する BNP、NT-proBNP、心筋傷害マーカーの CK、CK-MB、心筋トロポニン T、I などを調べる。

心エコー、胸部・腹部 X 線検査

心エコーでは心臓内部の形状、拍動の異常をチェック。大動脈瘤が疑われる場合は胸部・腹部を調べる。ドップラ法は心臓弁の異常発見に有効。胸部 X 線では心肥大や心拡大、肺水腫の有無を見る。

失神を招きやすい不整脈

徐脈性不整脈	
洞不全症候群	洞結節からの電気刺激が途絶え、収縮の間隔が長くなっている。一過性または高度な心停止が起こるタイプがある。
房室ブロック	房室結節以下の電気刺激が遮断され、心室の収縮が遅れたり、起こらなかったりする。重症だと失神が起こる。

頻脈性不整脈	
心室頻拍	心室で異常な電気興奮やリエントリーが連発し、心室が異常な速さで収縮する。発作が持続するタイプは突然死の危険がある。
発作性上室頻拍	突然、規則正しいが異常に速いリズムで拍動が起こり、強い動悸が現れる。重症ではめまいや失神を起こす。
QT 延長症候群	QT 幅が長くなる以外は特に異常は見られない。失神を招くトルサード・ド・ポアンツが起こりやすい。
WPW 症候群	デルタ波の出現、PR 間隔の短縮、QRS 間隔の延長、ST-T 変化などが見られる。心臓突然死の原因にもなる。

このほかにも心室細動、ブルガダ症候群など失神が起こり、致死性が高い不整脈がある。

失神を招く不整脈のなかには、心臓突然死を招くものもあります

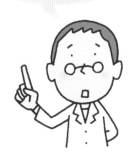

121

一時的に意識を失い搬送された

対応と看護のポイント

患者到着時

救急隊からの引き継ぎ

- 60代、女性
- 夕食後、晩酌中に急に意識を失う
- 心筋梗塞の既往（3年前）があり、家族が119番通報
- 救急隊到着時には意識が戻る

意識はすぐに戻ったが、3年前に心筋梗塞の発作を起こしたこともあり、家族の要望で病院へ搬送。以前からときどき動悸や不快感があったものの、発作のような痛みはなく大丈夫だと思っていた、とのこと。

第一印象

- 気道・呼吸：問題なし
- 脈拍：頻脈あり

気道を確保し、呼吸状態・意識レベルを確認し、ショック徴候の有無も調べる。救急隊から頻脈（120回/分）ありの報告があったため、血圧・脈拍数に注意する。

▼

すぐに心電図を装着

心筋梗塞の既往歴と頻脈があることから、すぐに心電図を装着。致死性不整脈が起こっていないか調べる。

▼

⚠ 心肺停止に備えて除細動、体外式ペーシングの準備

不整脈の疑いがあるため、急変して心肺停止に陥るリスクを予測。AEDや除細動、状態によっては体外式ペーシングの準備をしておく。

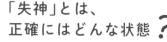

みるこの疑問

「失神」とは、正確にはどんな状態 ❓

　失神とは、「一過性の意識消失によって姿勢が保持できなくなり、かつ自然に、また完全に意識の回復が見られること」と定義されています。失神は意識障害の一つですが、そのなかでも発症・一過性・速やかな自然回復が特徴です。

　なお、意識障害は刺激を与えても覚醒しない、あるいは覚醒していてもその状態にレベルがあるものです。

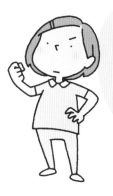

評価中も意識レベルや循環不全の症状に注意。症状が現れた場合も速やかな対応が行えるように準備しておきます

一次・二次評価

ABCD チェック

**意識が回復していても
慎重に評価する**

現時点で意識が回復し、状態が安定しているように見えるが慎重に ABCD を評価する。頻呼吸や皮膚湿潤、冷感、頻脈、血圧変動はショックの可能性があるため、これらの徴候に注意。

問診

**失神が起こったときの状況を
聞き取る**

失神が起こったときの状況や何らかの異変・症状があったか、下表を参考に質問する。なかには、本人が失神したと思っておらず、意識があったと訴える場合もあるので、状況を知る家族などにも確認する。

問診で確認すること

1 失神の確認

☐ 完全に意識消失しているか

☐ 急性発症かつ短時間（数秒〜数分）で、一過性の意識消失か

☐ 意識は自然に、かつ完全に回復し、続けて起こらなかったか

☐ 姿勢を保持できていなかったか

失神であれば上記4項目がすべて該当。1つでもあてはまらなければ意識障害やけいれん発作など、ほかの原因を考える。

2 発症時の状況は？
（何をしていたか、どんな状況にあったか）

- 労作時 ──→ 心血管性失神（大動脈弁狭窄症、閉塞性肥大型心筋症）
- 体位変換時 ──→ 心血管性失神（左房粘液腫）
- 体位に関係なし ──→ 心血管性失神（不整脈）
- 立位直後 ──→ 起立性失神
- 長時間の立位 ──→ 神経調整性失神
- 疼痛、排泄中または直後、咳嗽中、精神的緊張時、暑苦しい環境下 ──→ 神経調整性失神 と予測される

3 前駆／随伴症状は？

- 動悸 ──→ 心血管性失神（不整脈）
- 胸痛 ──→ 心血管性失神（急性冠症候群、肺血栓塞栓症、急性大動脈解離）
- 背部痛 ──→ 心血管性失神（急性大動脈解離）
- 呼吸困難 ──→ 心血管性失神（肺血栓塞栓症）
- 腹部不快感・悪心・嘔吐 ──→ 神経調整性失神
- 起立時の眼前暗黒感 ──→ 起立性失神
- 腹痛・タール便・下痢 ──→ 起立性失神 と予測される

4 既往歴は？

- 心疾患 ──→ 心血管性失神
- 自律神経障害をきたす疾患（糖尿病、精神疾患、神経疾患など）──→ 起立性失神 と予測される

5 内服薬・アルコールは？

- 血管拡張薬・利尿薬・抗精神病薬・アルコール ──→ 起立性失神 と予測される

ケーススタディ

二次評価

身体所見

外傷の有無、出血性の徴候、神経学的所見をチェック

失神時に転倒して負傷していないか確認する。また、けいれん発作による舌の咬傷の有無を調べる。出血性疾患による貧血やショック徴候、脳血管障害による神経学的症状の有無を確認する。ほかに症状があれば、非心原性失神（下表）との鑑別を行う。

検査・診断

心電図で異常があれば、診断が確定

患者は心筋梗塞の既往歴に加え、以前から動悸や胸の不快感などの症状があったこと、飲酒による血圧低下が失神の引き金と考えられる。心電図で幅広い QRS 波が規則正しく現れ、心室頻拍と診断。危険度が高い反復性・持続性のタイプか調べる必要がある。

非心原性失神が起こる疾患・特徴

分類	原因疾患	特徴・アセスメント
起立性失神	● 起立性低血圧 ● 自律神経機能の低下 　（自律神経失調症、糖尿病など） ● 薬剤（利尿薬・血管拡張薬など）	立位時に脳血管の血流を維持させようとして起こる自律神経障害。脳血流低下によるふらつき、目のかすみなどがある。
神経反射失神	● 心疾患、高血圧 ● 頭頸部の悪性腫瘍 ● 迷走神経反射 　（ストレス・疼痛など）	副交感神経が優位な状態で脳血流が低下した場合に起こる。頭を回す、重いものを持ち上げる、疼痛などが引き金になる。
精神科失神	● パニック障害 ● うつ病 ● 全般性不安障害	若年層に多く、過呼吸や不安などが引き金となり、低二酸化炭素血症による脳血管けいれんによって起こる。

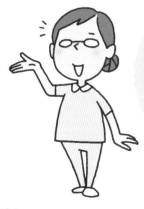

失神は若年者と高齢者に多く、若年者に多いのは神経反射失神や精神科失神です

高齢者では心血管性失神、起立性失神が多いんですね

ふむ…

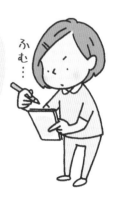

心室頻拍の病態と治療

頻脈性不整脈の一つで、命にかかわることもある

心室頻拍は、頻脈が起こるタイプの不整脈です。心室で異常な電気的興奮が連発して起こり、1分間に100回以上の速さで収縮をくり返します。ひどい場合は1分間の心拍数が200回以上になることもあります。すぐにおさまる場合も多いのですが、より危険な心室細動に移行して突然死につながる場合もあります。

症状としては、動悸や息切れ、胸の不快感があり、血圧が低下するとめまいや失神を起こします。

心室期外収縮の連発から心室頻拍に移行する

心室頻拍は心室内で生じた心室期外収縮がきっかけとなり、異常な電気的興奮の連発によってリエントリーが起こることが原因です。心疾患がなくても起こりますが、心筋梗塞や心筋症など心疾患がある人に多く見られます。

発作が30秒以上持続する「持続性心室頻拍」と、30秒未満でおさまる「非持続性心室頻拍」に分類され、非持続性で、心疾患がなければ特に治療は必要ありません。ただし、くり返し発作が起こる反復性のものは命にかかわります。また、持続性心室頻拍も危険度が高く、突然死に至る恐れがあり、治療が不可欠です。

血行動態が安定していれば、Naチャネル遮断薬やKチャネル遮断薬などの薬を用いて経過を観察します。

血行動態が不安定なときや発作の頻度が高い場合には、カルディオバージョン（待機的除細動）を行います。

カテーテルアブレーション、植込み型除細動器で根治する

根治療法としては、異常な電気的興奮の発生源や伝導経路となる心筋を高周波電流で焼き切るカテーテルアブレーションと、発作時に自動的に除細動やペーシングを行う植込み型除細動器（ICD）があります。

発作の持続時間による分類	
30秒未満でおさまる非持続性心室頻拍	30秒以上続く持続性心室頻拍
治療なしでも30秒未満で自然に発作がおさまる。症状は動悸や息切れ、胸部の不快感。血圧低下でめまいや失神が起こる。非持続性でも、くり返し発作が起こる反復性心室頻拍は命にかかわる。	発作が30秒以上持続する、あるいは治療しないかぎり発作がおさまらず続くタイプ。心疾患がある人では危険度が非常に高く、突然死に至る場合もある。

意識障害

意識障害が現れる疾患は多岐にわたり、重篤なケースも少なくありません。なかでも中枢神経系の疾患は初期対応が予後に大きく影響するため、迅速かつ的確な判断が必要です。

Step 1 初期評価と疾患の予測

第一印象

声かけや肩を軽くたたくなどの刺激で反応を見る。また、意識障害は呼吸に影響するため、気道を確保し、呼吸状態をチェック。さらにバイタルサインを確認し、重症感を判定する。このとき、意識障害の原因（AIUEOTIPs）を念頭に全身を観察する。

ショック徴候あり

ショック徴候があるときは、速やかにショック対応を開始（→ P38）。心電図・パルスオキシメータを装着し、モニタリングと酸素投与を開始。意識障害が進むと舌根沈下で気道閉塞が起こる危険があるため、確実に気道を確保する。陥没呼吸があるときは要注意。気管挿管の準備をしておく。

ショックがなければ

バイタルサインの変動に注意

意識レベルの低下に伴い、バイタルサインも悪化する恐れがある。自発呼吸の有無、いびきや喘鳴、呼吸数の減少のほか、頭蓋内圧亢進のサインであるチェーン・ストークス呼吸や中枢性過呼吸などがないか確認する。心電図で心拍の状態もチェックし、徐脈や頻脈、致死性不整脈の発生に注意する。また、クッシング現象の徴候を早期に把握するため、血圧のモニタリングを継続する。

呼吸状態

- ☐ 自発呼吸があるか
- ☐ いびき、喘鳴、呼吸抑制、気道閉塞
- ☐ 呼吸パターン（頻呼吸、チェーン・ストークス呼吸、中枢性過呼吸、持続性吸気呼吸）

循環状態

- ☐ 不整脈（心室期外収縮、心房細動など）
- ☐ 血圧の上昇・低下
- ☐ クッシング現象（血圧上昇・徐脈）

意識障害の主な原因（AIUEOTIPs）

A アルコール（Alcohol）	急性・慢性アルコール中毒、ビタミンB_1欠乏症（ウェルニッケ脳症）、せん妄など
I 低/高血糖（Insulin）	低血糖、糖尿病性ケトアシドーシス、高浸透圧高血糖症候群
U 尿毒症（Uremia）	代謝性疾患、肝性昏睡、電解質異常、内分泌異常（下垂体・副腎・甲状腺・副甲状腺）
E 脳症（Encephalopathy）	てんかん、脳血管障害（脳出血・くも膜下出血、脳梗塞）、脳髄膜炎、脳腫瘍、高血圧性脳症
O 低酸素/薬物中毒（Oxygen/ Opiate）	薬物中毒（鎮痛薬・精神安定薬・麻薬）、低酸素血症、CO_2ナルコーシスなど
T 外傷/低・高体温（Trauma/ Temperature）	頭部外傷、硬膜下血腫、硬膜外血腫、低体温・高体温、熱中症など
I 感染症（Infection）	髄膜炎、敗血症、脳炎、結核、梅毒、高齢者やアルコール多飲者の肺炎
P 精神疾患（Psychiatric）	薬物中毒（中枢神経抑制薬）、うつ状態、統合失調症、ヒステリー、せん妄など
S 失神/ショック（Syncope/ Shock）	心拍出量の低下、房室ブロック、洞不全症候群、急性心筋梗塞、心筋炎、血管迷走神経性失神、大量出血など

意識レベルと体温のチェック

意識レベルは JCS または GCS などで評価。中枢神経系の疾患が疑われるときは瞳孔所見を確認。脳ヘルニアなどによって頭蓋内圧亢進があると、障害側の散瞳・対光反射消失が見られる。また、瞳孔異常から原因疾患の予測も可能（→ P131）。体温異常は脳血流に大きく影響するため、体温のチェックも重要。異常な高体温・低体温は意識障害を引き起こす。

呼びかけに「適切」な反応があるか

呼びかけに対し、適切に答え、会話が成立するかを確認する。なお、片麻痺で感覚が失われている可能性もあるため、肩は左右ともたたいて反応を見る。

見逃すな！　意識障害から予測される重大な疾患

	緊急度	疾患名	意識障害の特徴・注意点
脳血管系	非常に高い ↑↑↑	脳梗塞・脳出血	脳梗塞のうち、心原性脳塞栓症は急激に発症するため、意識障害も突然起こる。アテローム血栓性脳梗塞では意識障害よりも片麻痺や失語が目立つ（→ P76）。脳出血は高血圧既往の人に多く、突如、頭痛や意識障害が現れる。
	↑↑↑	くも膜下出血	意識障害が突然現れる。激しい頭痛を訴えることも多い。また、男性より女性にやや多く見られる（→ P84）。
	↑↑↑	硬膜下血腫	急性は頭部外傷に伴うことが多い。慢性の場合は徐々に進行し、意識障害の前に頭痛や認知障害、歩行障害などが見られることがある。
代謝系	↑↑↑	低血糖・糖尿病昏睡	低血糖では頻脈や冷汗、振戦、顔面蒼白などの症状が目立つ。糖尿病昏睡のうち、糖尿病ケトアシドーシスはクスマウル呼吸や血圧低下、呼気アセトン臭がある。重症の場合は昏睡に陥る。高齢者に多い高浸透圧高血糖症候群では皮膚や粘膜の乾燥、血圧低下、けいれんが見られる。
中毒	↑↑↑	薬物	原因となる薬物によるが、睡眠薬では運動失調や傾眠、構音障害、呼吸障害が見られる。バルビツール酸系の薬物では呼吸抑制、血圧低下、ショック、低体温などが見られる。
	↑↑↑	アルコール	急性アルコール中毒では呼気のアルコール臭、悪心・嘔吐、血圧低下、呼吸抑制、失禁などが見られる。重症では昏睡に陥ることもある。
	↑↑↑	一酸化炭素中毒	一酸化炭素の濃度が低い場合は頭痛や悪心が、濃度が上がるにつれ、筋力低下や判断力低下、めまいが見られる。重症の場合は呼吸困難、錯乱、失神、けいれん発作が起こる。
その他	疾患による	感染症（髄膜炎）失神（一時的な意識障害）	髄膜炎では発熱、頭痛、嘔吐のほか、項部硬直（こうぶこうちょく）が特徴的。失神は原因疾患によるが、消化管出血・穿孔（せんこう）、胸部・腹部大動脈瘤破裂などの出血性疾患、不整脈、急性心筋梗塞などが疑われる。

緊急度の高い疾患の鑑別ポイント

	意識障害以外の症状・危険因子	フィジカルアセスメント	検査所見	治療
慢性硬膜下血腫	● 頭痛、認知障害、歩行障害など ● 危険因子：3週間以前の軽度の頭部外傷の既往、高齢者、アルコール多飲者	● 認知障害 ● 歩行障害 ● 片麻痺	**頭部CT** ● 三日月型の低吸収域〜高吸収域	● 穿頭ドレナージ
低血糖・糖尿病昏睡	● 危険因子：糖尿病患者（糖尿病昏睡は1型患者）、経口血糖降下薬やインスリン製剤の不適切使用、感染、ストレスなど	● 発汗、振戦、動悸、顔面蒼白、頻脈など。低血糖が進むと、頭痛やあくび、目のかすみ、傾眠、昏睡が見られる（低血糖） ● 頻脈、呼気アセトン臭、クスマウル呼吸（糖尿病昏睡）	● 血糖値が正常下限を下回る（70mg/dL未満）（低血糖） ● 高血糖、血中・尿中ケトン体高値	● 50%ブドウ糖注射液を20mL以上静注（低血糖） ● 生理食塩水の点滴静注、速効型インスリンの静脈内持続注入（糖尿病昏睡）
薬物・アルコール中毒	● 原因によるが、悪心・嘔吐、けいれん、流涎、錯乱、血圧低下、昏睡など。重症ではショック症状	● 呼吸抑制 ● 頻脈または徐脈 ● 瞳孔所見の異常、対光反射消失 ● 口腔・口唇の異常 ● 呼気の異常	**尿検査** ● 尿中薬物特定試験による判定（→ P146） **血液検査** ● 血中アルコール濃度の上昇	● 輸液療法 ● 胃洗浄 ● 活性炭注入など
細菌性髄膜炎	● 1週間前後の経過で急激に悪化 ● 発熱、頭痛、嘔吐など	● 項部硬直 ● ケルニッヒ徴候	**髄液検査** ● 髄液所見 **血液検査** ● 好中球、蛋白上昇	● 副腎皮質ステロイド薬 ● 原因菌に有効な抗菌薬

アセスメントのポイント

フィジカルアセスメント

問診

患者本人からの聴取が難しいことが多い

意識障害の場合、患者本人から話を聞き出すのが難しいことがしばしばある。救急搬送された場合は、意識障害を起こしたときの状況を知る人、付き添いや家族に話を聞くようにする。

原因を探るには SAMPLE 法（→ P19）に従って効率よく問診を進める。いつから、どんな症状があったか、アレルギーの有無、服薬歴と薬の種類、既往歴、最後にとった食事、発熱や頭痛の有無、嗜好品（喫煙・飲酒）、家族の病歴などを聞き取る。

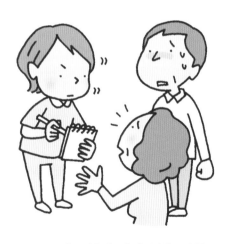

既往歴や服薬歴などは家族に確認。SAMPLE 法で情報をまとめる。

視診

神経学的所見、瞳孔所見、皮膚所見をチェック

脳・神経障害を示す瞳孔異常・眼位、対光反射の有無、異常姿勢、麻痺や運動障害の有無を調べる。運動麻痺では片麻痺や対麻痺など麻痺の現れ方を鑑別する。錐体路・錐体外路障害はバビンスキー反射やホフマン徴候を確認する。

皮膚の色（黄疸や一酸化炭素中毒による鮮紅色、顔面蒼白など）や、爪の色、慢性的な酸素不足を示すばち指の有無をチェック。

- ☐ 皮膚の色
- ☐ ばち指（COPD による低酸素）
- ☐ 異常姿勢
- ☐ 瞳孔異常・眼位
- ☐ 麻痺・運動障害
  （錐体路・錐体外路障害）

⚠ **注目 においにも情報がある**

呼気臭によって原因を推測できる場合もある。アルコール臭（アルコール中毒）をはじめ、アセトン臭（糖尿病昏睡）、ニンニク臭（有機リン系中毒、肝性脳症）、アンモニア臭（尿毒症）、腐敗臭（膿胸）など、患者の呼気のにおいにも注意する。

姿勢の異常

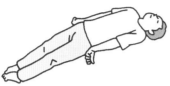

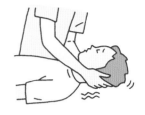

除脳硬直

四肢の関節が伸展。足関節は底屈、上肢は回内。体幹は弓なりに緊張し、手指を強く握り締めている。

原因 脳幹（中脳・橋上部）の障害や重度の代謝性疾患の疑い。

除皮質硬直

上肢の肘関節は屈曲、股関節は回内、下肢は伸展している。

原因 大脳皮質〜間脳の障害。広範囲で障害が発生している。

項部硬直

髄膜刺激症状の一つ。項部が硬くなり、下顎が胸につかなくなる。前屈すると痛みが起こる。

原因 くも膜下出血、髄膜炎、脳腫瘍などで起こる。

瞳孔異常・眼位

正常瞳孔	両側縮瞳	両側散瞳	瞳孔不同
瞳孔径は3〜4mm。正円で、左右とも同じ大きさ。	左右とも瞳孔径が2mm以下。	左右とも瞳孔径が5mm以上。	瞳孔径の左右差が0.5mm以上あるもの。

病側共同偏視	健側共同偏視	下方共同偏視	外転神経麻痺
頭蓋内病変と同じ方向を向いている。	頭蓋内病変とは反対側の方向を向いている。	両側の眼球が下方、内方を向いている。	一側または両側の眼球が内方偏位になっている。

フィジカルアセスメント

聴診

呼吸音、血管雑音、心音の異常をチェック

意識障害の原因には急性心筋梗塞や心不全などの心血管系疾患、脳卒中、呼吸器の異常なども含まれる。聴診を行い、脳梗塞が疑われる頸部血管の雑音、呼吸音の左右差、胸膜の摩擦音の有無、過剰心音や心雑音などの異常がないかチェックする。

その他の随伴症状

悪心・嘔吐、頭痛、異常体温の有無を確認する

悪心・嘔吐が脳血管障害など頭蓋内病変によるものか、消化器疾患によるものか調べる。頭痛も同様に頭蓋内病変か、感染や中毒が原因か、全身状態とあわせて推測する。また、高体温では脳ヘルニアによる中枢性過高熱や感染の疑いが、低体温では低血糖やアルコール・薬物による中毒が疑われる。

触診・打診

神経症状の有無を確認する

触診で麻痺を確認。また、打腱器を用いて腱反射のチェックをする。腱反射の程度は個人差が大きいため、左右差を比較する。

☐ 麻痺の有無　　☐ 腱反射

院内での急変発見であれば、寝具が乱れていないか、ベッド周囲に何か痕跡がないかなども見ておきましょう

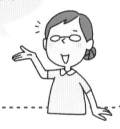

検査

血液検査

血液一般検査、および生化学、凝固・線溶系検査などを行う。

動脈血ガス分析

低酸素血症、高炭酸ガス血症の鑑別、アシドーシスやアルカローシスなど酸塩基平衡障害の有無を調べる。

血糖値測定

低血糖・高血糖の鑑別に必要であるため、簡易血糖値測定はできるだけ早く済ませておく。

頭部 CT・MRI 検査

脳血管障害、脳ヘルニアなど頭蓋内病変が疑われるときに行うため、早めに準備をしておく。

意識がはっきりせず、呼びかけに反応しない

対応と看護のポイント

急変患者に遭遇

外来待合室にて

- 70代、男性
- 待合室で患者が急変
- 意識障害あり
- 気道開通、頻呼吸（ー）
- 皮膚湿潤（ー）、冷汗（ー）
  チアノーゼ（ー）、頻脈（ー）
- 直前に頭痛を訴えていた

呼吸状態をチェックし、意識レベルを確認する

心肺蘇生が必要か、すぐに呼吸状態を確認し、気道を確保する。スケールで評価したところ、JCS20点、GCS合計10点（E3V3M4）だった。応援要請して、意識レベルや状況を正確に伝え、治療室に運ぶ準備を整える。

付き添い家族や担当診療科から情報をもらう

2週間ほど前から認知症のような症状があり、物忘れ外来を受診するため家族と来院。待合室で急変し、意識がもうろうとして返事がなくなったとのこと。高血圧、脂肪肝、糖尿病の既往あり。患者は循環器科、糖尿病外来の診察歴があるため、担当診療科に連絡し、情報提供を依頼。

一次評価

ABCD チェック

呼吸・血圧・脈拍に
注意し、急変に備える

意識レベルが低下すると、呼吸・血圧、脈拍も急激に悪化する恐れがある。気道を確実に確保しつつ、パルスオキシメータ、心電図を装着。酸素投与を開始。呼吸停止に備え、気管挿管の準備もしておく。家族の話で認知症のような症状があったということから、脳血管障害の疑いもあり。また、糖尿病の既往もあるため、低血糖・高血糖の鑑別も必要。血糖値測定をすぐに行う。

 頭蓋内圧亢進と
呼吸停止に注意

脳出血や広範囲の脳梗塞などの脳血管障害が疑われるときは、クッシング現象に注意。急激な血圧上昇と徐脈があれば、頭蓋内圧亢進が起こっている恐れがある。また、脳ヘルニアが起こると、圧迫された位置によっては呼吸停止に陥る危険がある。

脳血管障害が疑われる場合は、CTの準備を進めておこう

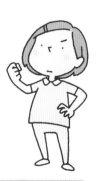

二次評価

問診

頭痛と認知障害が
いつから起こったか確認する

患者の意識状態が悪い場合は、家族から聴取する。頭痛の始まった時期、痛みの強さ、持続期間などを確認。また、認知障害について、具体的にどんな症状があったかを聞き取る。認知症によるものか、ラクナ梗塞やTIA（一過性脳虚血発作）によるものか、慢性硬膜下血腫など別の疾患によるものか鑑別するための情報を集める。

身体所見

神経学的所見と
運動障害、麻痺をチェック

脳血管障害の鑑別のため、四肢の運動機能、瞳孔所見・眼位をチェックする。運動機能では、四肢の動きの左右差、麻痺の有無、異常姿勢（除脳硬直、除皮質硬直、項部硬直）、異常反射などを調べる。

 **頭部の外傷、打撲の
有無を確認する**

慢性硬膜下血腫の鑑別のため、2〜3週間以上前に頭部の外傷や打撲がなかったか確認。ごく軽い衝撃や打撲でも原因になりうることを説明し、本人や家族に聴取する。

検査・診断

血液検査

既往歴から血糖コントロール、
肝機能の状態を調べる

糖尿病と脂肪肝、高血圧の既往があり、脳血管障害がハイリスクであることから、血圧・血糖のコントロールと肝機能の状態をチェックする。

 **服薬管理を自分で
できていたのか確認**

患者のカルテから降圧薬や経口血糖降下薬が処方されていることを確認。自分で服薬管理をしていたのか、認知障害が現れてからは薬を適切に服用できていたのか、家族に話を聞く。

頭部 CT 検査

脳血管障害や脳ヘルニアの
有無を調べる

症状と身体所見から脳血管障害の疑いがあり、鑑別のため頭部CT検査を行う。正常であれば左右対称に見え、骨と脳脊髄液以外に白と黒の部分は見えない。それ以外に白や黒の部分が見えた場合は異常所見と考える。

CT の所見から
慢性硬膜下血腫と診断

CTで三日月型の血腫、血腫による左側脳室の圧迫、狭小化などが見られたため、慢性硬膜下血腫と診断。穿頭ドレナージの準備を開始する。

慢性硬膜下血腫の病態と治療

高齢者や大量飲酒をする人はハイリスク

　慢性硬膜下血腫は、軽度の外傷などによって硬膜下で微小な出血が起こることが原因で発症します。出血は高齢者やアルコール多飲者に起こりやすく、数週間（2～3週間）以上経過した、軽度の頭部外傷が引き金となります。

硬膜下の微小な出血が血腫となり脳を圧迫する

　外傷によって硬膜下で出血が起こると、周囲には被膜（外膜と内膜）ができます。この被膜は新生血管ができやすく、出血しやすい特徴があります。そして血管が破綻をくり返すことで、しだいに血腫が大きくなっていきます。

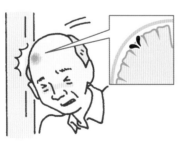

血腫の形成
軽度の外傷がきっかけで、硬膜下に微小な出血が起こる。

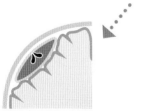

血腫の増大
出血をくり返し、少しずつ血腫が増大して脳を圧迫するようになる。

血腫の増大に伴い、症状が現れる

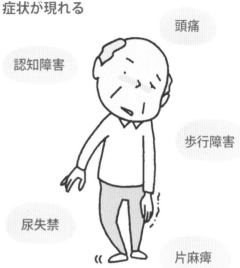

認知障害

頭痛

歩行障害

尿失禁

片麻痺

血腫を長期間放置すると脳ヘルニアを起こし、高度な意識障害を招く。症状は、認知症や正常圧水頭症、脳卒中、脳腫瘍などとまぎらわしく、鑑別が必要。

治療は穿頭ドレナージで血腫の排液、洗浄を行う

　無症状なら経過を観察しますが、神経症状が見られる場合は穿頭ドレナージを行います。穿頭術で硬膜と血腫の被膜の外膜を切開して内部の血液を排液し、洗浄します。状態によっては、血液の再貯留を防ぐため、術後もしばらくの間、閉鎖式ドレーンを留置することがあります。

けいれん

一次性・
二次性を見きわめ
重積を防ぐ

けいれんの原因は重篤な疾患が多く、発作が長引くほど、予後不良となります。まずはけいれんを止め、容態が安定してから原因を探ります。

Step1 初期対応と疾患の予測

第一印象

まずは発作が続いているかを見る。発作がおさまっても至急応援要請とドクターコールを行い、応援到着まで患者のそばを離れないこと。その間、気道を確保し、再び発作が起きたときに患者がベッドから転落・転倒しないようにベッド柵を設置するなど対処したうえで、全身状態を観察する。

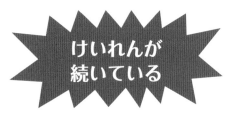

けいれんが
続いている

酸素投与・モニタ装着・静脈路確保と同時に、ABCD チェックを行う。呼吸障害があるときは枕を外し、頭部後屈顎先挙上法で気道確保。開口障害があっても無理に開かせない。嘔吐があれば、側臥位をとらせて誤嚥を防ぎ、開口可能なら吐物の吸引を行う。開口障害が強い場合は経鼻的吸引で吐物を除去。これらの処置を行いながら、けいれん発作のタイプ（→ P137）を観察する。

けいれんが止まっている

原因の検索を速やかに行う

けいれん発作がおさまっていても、酸素投与・モニタ装着・静脈路確保を行い、再発作に備えて安全対策をとる。そのうえで原因疾患を鑑別するため、アセスメントを開始する。

 血糖値測定を必ず行う

低血糖や高血糖が原因のこともあるため、状態が落ち着いたらすぐに血糖値測定を済ませておく。

⚠ 5分以上続くけいれん重積は重症

けいれんが5分以上持続するものを「けいれん重積」という。神経が損傷を受け、重篤な脳障害を起こしたり、死亡したりする危険があるため、発作が続く場合はできるだけ速やかに発作を鎮める治療を行うので、準備をしておく。

抗けいれん薬を投与

抗けいれん薬（→ P140）を投与するときは、薬の種類によっては呼吸・循環の厳密なモニタ監視、人工呼吸器が必要になるので、その準備をしておく。

けいれん発作のタイプ

強直間代発作

強直性けいれん

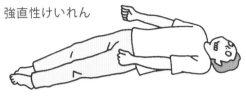

間代性けいれん

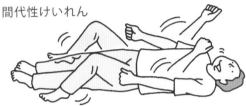

四肢、頸部、体幹を突っ張るように伸展させ、全身の筋肉を硬直させる「強直性けいれん」のあと、全身の筋肉が収縮と弛緩をくり返し、顎や手足をガクガクさせる「間代性けいれん」が起こる。大発作ともいう。強直期には意識が消失し、呼吸が抑制されてチアノーゼが生じることもある。一方、間代期には必ずしも意識消失は起こらず、呼吸も不規則だが抑制・停止はない場合もある。

ミオクロニーけいれん

体の一部、または全身に瞬間的な筋収縮が起こる。持続時間は短く、多くは意識障害を自覚しない。小児～思春期に多い。

欠神発作

数秒～数十秒間、ボーッとなり突如意識を失う。体の動きが止まるが、すぐに回復する。過呼吸で誘発されやすく、小児に多い。

けいれんの原因となる主な疾患

一次性けいれん		●てんかん ●熱性けいれん、憤怒けいれん ●解離性障害など精神疾患に伴うけいれん
二次性けいれん	全身性疾患によるけいれん	●代謝性疾患（先天性代謝異常症、電解質異常、低血糖、ビタミン欠乏症など） ●内科疾患の合併症（DIC、CNSループス、リンパ腫、肝性脳症、尿毒症など） ●低酸素状態などの環境要因 ●中毒、薬物などによる障害
	器質性疾患	●頭部外傷（硬膜外血腫、硬膜下血腫） ●中枢神経系感染症（脳炎、脊髄炎、脳膿瘍など） ●脳血管障害（頭蓋内出血、脳梗塞、くも膜下出血） ●脳腫瘍（転移性、造血器腫瘍も含む） ●神経変性疾患（先天性を含む）

西郷和真「痙攣」EMERGENCY CARE 2006年 新春増刊号（通巻228号）より

Step2 けいれんのアセスメント

けいれんから予測される疾患と鑑別ポイント

	疾患名・緊急度	鑑別ポイント
一次性けいれん	てんかん 高い ↑ ↑	特発性と症候性があり、後者は脳腫瘍や脳血管障害などの器質性病変が原因。てんかん発作の型、患者の年齢で原因を予測する。小児は特発性、症候性ともに好発。高齢者には症候性が多く見られる。
	熱性けいれん 注意 ↑	生後6カ月〜6歳の乳幼児に見られ、発熱時に発症する。発作の持続時間は数分程度、長くても10分以内におさまる。高熱の疾患に単発で起こる。くり返し起こるもの、7歳以降でも起こる場合は検査が必要。
代謝性疾患	低血糖 ↑ ↑	けいれんのほかに頻脈、冷汗、振戦、顔面蒼白、意識障害などが見られる。糖尿病の既往を確認し、血糖値を測定。血糖値が70mg/dL未満なら低血糖によるけいれんの可能性が高い。
	高浸透圧 高血糖症候群 ↑ ↑	高齢の2型糖尿病患者に多い。感染や下痢、脱水症、ストレスなどが引き金となり、血糖値が高度に上昇する（600〜1500mg/dL）。けいれんのほか、血圧低下、皮膚・粘膜の乾燥、全身の倦怠感などが見られる。
脳血管障害	脳出血・脳梗塞・ くも膜下出血 非常に高い ↑ ↑ ↑	脳卒中により脳神経細胞が損傷を受けたことが原因で、症候性のてんかん発作を起こす。中高年で脳卒中の既往がある場合は、症候性てんかんを疑う。
その他	尿毒症、肝性脳症、 脳腫瘍など	けいれんを起こす原因となる疾患は非常に多いため（→ P137）、けいれん以外の症状で鑑別する。既往歴を確認し、けいれん発作の型、持続時間、患者の年齢から原因を推測する。

アセスメントのポイント

フィジカルアセスメント

問診

**本人に聞けないなら
発作を見た人に話を聞く**

既往歴、外傷の有無、発作が起こったとき
の状況、持続時間、随伴症状の有無を確認
する。患者本人への問診が難しければ、家
族や付き添いなど、見ていた人から発作時
の状況やどのような発作だったか話を聞く。

- [ ] 部分発作か全身発作か
- [ ] どれくらいの時間続いたか
- [ ] 初めてか、過去にあったか
- [ ] 意識消失の有無
- [ ] 随伴症状（発熱、嘔吐、頭痛、麻痺など）

**けいれん発作前の状況を
確認する**

発作を誘発する原因があったかを調べる。
睡眠中か覚醒時か、食事・飲酒や運動、何
らかの作業中、テレビやゲームなど、発作
が起こる前に何をしていたか確認する。過
労や睡眠不足など体調についても聞き取
る。

身体所見

**影響が出やすい
呼吸状態を注視**

けいれん発作によっては呼吸が抑制され、
呼吸停止に陥ることがある。軽度な呼吸障
害でも持続時間が長くなると、侵襲度が高
くなる。常に低酸素血症に注意し、呼吸状
態を注意深く観察する。呼吸状態によって
は気管挿管や人工呼吸管理が必要。特に、
けいれん重積発作では気管挿管に備えてお
く。

- [ ] SpO_2 測定（95%以下は急変に注意）
- [ ] 呼吸数
- [ ] 呼吸パターン
- [ ] 呼吸障害の持続時間
- [ ] 胸郭の動き
- [ ] チアノーゼ、顔色・口唇の色

**けいれんの消失後、意識レベルや
バイタルサインを確認**

JCS または GCS で意識レベルを評価。また、
血圧と脈拍、脈の緊張の有無もチェックす
る。心電図モニタで不整脈や心停止の徴候
がないか観察する。

- [ ] 意識レベル（JCS・GCS）
- [ ] 血圧
- [ ] 脈拍

アセスメントのポイント

検査

血液検査

二次性けいれんが疑われる場合、低血糖や肝性脳症、尿毒症などの原因疾患がないか調べるために血液一般・生化学・動脈血ガス分析などの検査を行う。

頭部 CT 検査

脳卒中や脳腫瘍などの頭蓋内病変を調べる。できるだけ早く行うため、検査の手配をしておく。

12 誘導心電図

心室細動や高度な徐脈などの致死的不整脈、心疾患による脳虚血でけいれんが起こることがあるため、その鑑別を行う。

その他

けいれん以外の症状によっては胸部 X 線検査や髄液検査などを行う。また、てんかんが疑われるときは脳波測定を行う。

治療に用いる主な抗けいれん薬

薬剤名（ ）は製品名	作用・特徴	投与方法
ジアゼパム（ホリゾン、セルシン）	けいれん重積発作時の第一選択薬。神経細胞の興奮を抑制し、けいれんを鎮める。	10mg をゆっくり静脈注射で投与。呼吸抑制があるため、呼吸状態を監視する。
フェニトイン（アレビアチン）	ジアゼパムが有効でない場合に用いる。Na チャネル阻害薬で、神経細胞内へのナトリウム流入を抑えて神経細胞の興奮を抑える。	125 ～ 250mg を 1 分間に 50mg を超えない速度で静脈注射。ブドウ糖液を含む補液と使用しない。投与中は血圧低下・脈拍の変化に注意。
フェノバルビタール（フェノバール）	GABA 受容体と結合し、神経細胞の興奮を抑える。長時間作用型で、けいれん発作が持続する場合に用いる。	1 回 50 ～ 200mg、1 日 1 ～ 2 回皮下注射か筋肉注射で投与。

上記の薬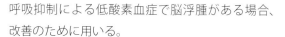

 モニタ監視下で人工呼吸器の準備も必要

抗けいれん薬は薬によっては呼吸抑制や循環動態に影響することがあるため、モニタで呼吸・循環を監視しながら用いる。人工呼吸器の準備もしておく。

浸透圧利尿薬

呼吸抑制による低酸素血症で脳浮腫がある場合、改善のために用いる。

50% ブドウ糖液

低栄養・低血糖が疑われるときは 50% ブドウ糖液を投与。この場合は事前にビタミン B_1 を投与する。

突然倒れて、けいれんを起こした

対応と看護のポイント

患者到着時

救急隊からの引き継ぎ

● 50代、男性

● スポーツジムで体調急変。しゃがみ込んで倒れ、けいれんを起こしたため、ジムのスタッフが119番通報

● 救急隊到着時には、けいれんは止まっていたが、意識障害あり

● 冷汗、頻脈、振戦あり。気道閉塞なし

● 糖尿病の既往あり（スポーツジムのスタッフの情報）

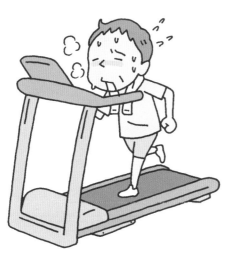

糖尿病で血糖コントロール不良のため、医師から減量を指示され、スポーツジムで無理な運動を行っていた。

第一印象〜一次評価

ABCDチェック

けいれんはすでにおさまっているが、冷汗、頻脈がある。軽度の意識障害あり。糖尿病の既往があるという情報より低血糖などが考えられるが、虚血性心疾患や脳血管障害の発作の可能性もある。

気道を確保し、酸素投与、気管挿管の準備

気道閉塞はないが、やや意識レベルの低下があるため（JCS10点、GCS合計14点）、酸素投与開始。呼吸停止に備えて気管挿管の準備をしておく。また、モニタを装着し、静脈路も確保する。

SpO₂を測定し、低酸素に注意

けいれん発作が再発し、呼吸抑制や呼吸障害が起こると急変する可能性がある。SpO_2が95％以下になるときは要注意。また、呼吸状態はけいれん発作の種類と関連していることが多く、慎重に観察する。胸郭の動き、口唇・顔色、チアノーゼの有無をこまめにチェックする。

二次評価

血糖値測定

患者は糖尿病の既往があるという情報 ••••••➤
をもとに、低血糖・高血糖の鑑別のため、
すぐに血糖値測定を行う。

問診

食事量・運動量、前触れ症状の有無、服薬状況を確認

けいれん発作を起こす前の食事量・運動量を
確認。また、前触れ症状（下記の低血糖の症
状や意識消失など）があったか、経口血糖降
下薬やインスリン製剤は正しく使用していた
か聴取する。心血管系、脳血管障害の鑑別の
ため、胸痛や頭痛など、ほかに症状がないか
も確認する。

⚠ 交感神経刺激症状なしなら無自覚性低血糖の疑い

通常、血糖値が下がり始めると、発汗や
振戦、動悸、不安、頭痛、頻脈といった
交感神経刺激症状が現れ、低血糖に気づ
く。こうした前触れ症状がなく、いきな
り意識消失に陥る低血糖発作を起こす場
合は無自覚性低血糖の疑いがある。低血
糖をくり返すことで交感神経の反応が低
下するためで、糖尿病神経障害に合併症
があると起こりやすくなる。

検査・診断

血糖値が 50mg/dL で低血糖と判明

本人に糖尿病であることを確認。血糖値が
50mg/dL と基準値以下であったことから低
血糖発作と診断。ダイエットのために食事を
通常より制限し、運動をしすぎたとのこと。
すぐに 50% ブドウ糖液 20mL を静脈注射で
投与し、経過を観察。

身体所見

心疾患、脳血管障害などの除外・鑑別を行う

糖尿病では急性心筋梗塞や狭心症などの心疾
患、脳梗塞などの脳血管障害を発症するリス
クが高いため、これらの身体所見がないか確
認。麻痺や運動障害、瞳孔所見・対光反射な
どをチェックする。

- ☐ 意識レベル（JCS・GCS）
- ☐ 呼吸状態
- ☐ 血圧
- ☐ 脈拍
- ☐ 神経学的所見
- ☐ 瞳孔所見・対光反射
- ☐ 麻痺・運動障害

その他

発熱の有無、髄膜刺激症状、感染が疑われる
症状などがないかもチェックする。

低血糖の病態と治療

血糖コントロールの不良が原因のことが多い

　低血糖とは、血糖値が正常下限の70mg/dL未満になった状態です。脳に障害を起こす可能性もあり、高血糖よりも危険です。糖尿病患者は、さまざまな原因で血糖値が基準値より下がりすぎてしまうことがあります。例えば、不適切な食事制限、過剰なインスリン製剤・経口血糖降下薬の使用、あるいは使用するタイミングのミス、過度の運動、飲酒などが原因となります。

　低血糖では段階的に症状が現れ、まずは発汗や頻脈、振戦などの交感神経刺激症状が出現し、次いで頭痛やあくび、傾眠などの中枢神経症状が現れます。さらに進行すると昏睡に陥ります。

前触れ症状の段階でブドウ糖補給を指導する

　低血糖は予防が第一です。普段から適切に血糖コントロールを行うように指導し、低血糖の徴候が現れたときの対処法を覚えてもらいます。

　低血糖の前触れである交感神経刺激症状が現れたら自分でブドウ糖を補給すること、あるいは家族にブドウ糖を口唇・歯肉の間に塗りつける処置をするように指導します。

プラスα　2型糖尿病の高齢者は高浸透圧高血糖症候群を起こしやすい

　高浸透圧高血糖症候群（HHS）は、糖尿病ケトアシドーシス（DKA）と同じく糖尿病昏睡の一種です。DKAは1型の若年者に多く見られますが、HHSは2型糖尿病の高齢者に多く、感染や下痢、暑さなどによる脱水が原因で起こります。

　前触れ症状として、全身の倦怠感、皮膚・粘膜の乾燥、けいれんなどが見られ、血圧低下や頻脈も起こります。

　検査では、血漿浸透圧が高値となり、著しい高血糖（600〜1500mg/dL）が見られます。脳血管障害や低血糖、けいれんを起こす疾患と症状がまぎらわしく、鑑別が必須です。

　治療には、生理食塩水の点滴静注とインスリン少量持続点滴を行います。そのうえで、脳浮腫や心不全、動静脈血栓、脳梗塞、心筋梗塞、腎不全などの合併症を起こすことがあるため、治療中は慎重に経過を観察します。

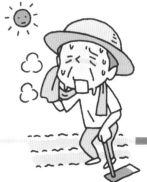

脱水に伴って発症する

暑さや発熱などで汗を大量にかいたあとに起こりやすい。

急性中毒
速やかに全身を観察し、原因を特定する

ABCD評価とバイタルサイン、全身状態を確認

　意識障害や呼吸障害のある救急患者が搬送されてきた場合、急性中毒はその原因として必ず念頭に置き、迅速に鑑別すべき疾患です。急性中毒が疑われるケースでは、初期対応と原因特定までにかかる時間が生死にかかわります。

　まず第一印象から全身状態を素早くチェックして重症感を把握します。ショック徴候があれば、すぐ対処します。同時にバイタルサインを確認し、状態に応じて酸素投与、循環管理、体温管理を行います。

気道・呼吸・循環の対応を優先

1 酸素投与、気管挿管準備

意識障害があると、呼吸状態も悪化する。重症中毒では呼吸不全や低酸素血症が起こることも多いため SpO_2 を測定し、酸素投与を行う。酸素投与で呼吸状態が改善しなければ、気管挿管を行って人工呼吸管理に切り替える。

●舌根沈下、嘔吐による窒息に注意

舌根沈下、吐物による気道閉塞が起こりやすいため、窒息に注意。吐物があれば吸引し、確実に気道を確保する。

2 循環管理

血圧・脈拍のチェック。中毒では、急激な低血圧または高血圧を引き起こすことがある。低血圧にはドパミンやノルアドレナリンを、高血圧にミタゾラムなどの鎮静薬を用いるため、準備をしておく。

●不整脈には薬と除細動で対応

原因物質によっては頻脈や徐脈、致死性の高い心室性不整脈を起こす。この場合は抗不整脈薬や除細動による処置が必要。

3 中枢神経症状への対処

意識レベルの低下が見られる場合は、血糖値測定も必須。低血糖であればブドウ糖を投与。また、不穏や興奮は治療を妨げるため、鎮静薬などで対処する。神経毒の徴候を示す瞳孔所見、唾液量の異常がないかもチェック。

●けいれんはすぐに止める

けいれん発作が持続すると脳障害を招くため、ジアゼパムなどの抗けいれん薬でけいれんを止める治療を行う。

4 脱衣と薬物除去

薬物によって高体温や低体温を引き起こすため、体温を測定し、加温またはクーリングを行う。また、患者の体や衣服に原因物質が付着している可能性があればただちに脱衣し、洗浄する。患者の意識があれば、うがいをさせる。

●衣服、体の残留物に注意

原因物質により医療者が二次的に接触・吸引すると危険である。必ず規定の防護服などを装着したうえで対処する。

中毒症状の観察ポイント

トキシドロームでは、患者に現れている症状・徴候を細かく観察する。患者の頭側から観察を開始し、足の先までチェックしていく。

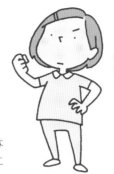

症状や徴候から原因物質を推測することを「トキシドローム」といいます

呼気臭

呼気に薬物のにおいがないか、アルコール臭、ニンニク臭、アセトン臭などがないか。

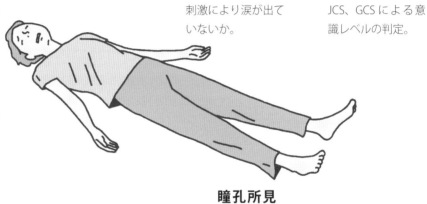

顔貌・発汗

顔色や表情、発汗の有無・量はどうか。

流涙

刺激により涙が出ていないか。

意識の状態

JCS、GCS による意識レベルの判定。

体表の傷

外傷の有無、傷の深さ・数、出血量など。

皮膚の異常

皮膚色（黄疸や鮮紅色など）、発疹、紅斑や紫斑、熱傷の有無。また、爪の色や形状にも注意。

瞳孔所見

散瞳

瞳孔が 5 mm 以上なら交感神経刺激薬（コカイン、カフェイン、アンフェタミンなど）や抗コリン薬（スコポラミン、抗ヒスタミン薬など）、幻覚薬（LSD）、アルコール、ニコチンなどの疑いがある。

縮瞳

瞳孔が 2 mm 以下なら合成麻薬（ヘロイン、モルヒネ、コデインなど）、鎮静・睡眠薬、コリン作動薬（有機リン、農薬など）。

肢体の異常

筋肉の緊張・固縮、弛緩など中枢神経や末梢神経の異常が現れていないか。除皮質硬直、除脳硬直はないか。

けいれん

けいれんの有無、けいれん発作の型（ミオクロニー・間代性）や持続時間など。

口唇・口腔の異常

唇や口の周囲のただれや傷、よだれの有無・量など。口の周りに原因物質が付着していないか。

妄想・幻覚

妄想や幻聴・幻視、興奮、異常行動などがあるか。

その他

嘔吐や尿失禁・便失禁の有無。吐物に胃の内容物がわかるものが含まれているかをチェック。また、現場で

原因物質の入っていた容器やパッケージなどがなかったかも確認する。

145

原因物質を特定する情報を集める

原因物質を特定するため、**患者本人からの聴取が可能なら問診で確認します**。意識状態が悪く、問診できない場合は身体所見をはじめ、付き添いや家族から情報を集めます。

患者の近くに原因物質の入った容器や薬のパッケージなどがなかったか、救急隊や警察と協力することも必要です。

胃の内容物

口から原因物質を摂取した場合は、胃の中や吐物から原因物質が見つかることがあります。大量服薬と判断された場合は、胃管を挿入して内容物を吸引して調べます。薬物の残存状態、消化管排液の状況などから使用薬物や服用量、経過時間を推測できる場合もあります。

尿中薬物特定試験

尿道留置カテーテルを挿入し、尿を採取して検査キットで薬物を特定する方法もあります。簡易キット（トライエージDOA）では、フェンシクリジン類、ベンゾジアゼピン類、コカイン類、覚せい剤（アンフェタミン類）、大麻類、モルヒネ系麻薬（オピエート類）、バルビツール酸類、三環系抗うつ薬の8種類が検出可能です。

医薬品による中毒症状

睡眠薬	ベンゾジアゼピン系	運動失調、傾眠、構音障害、呼吸障害などが起こる。ほかの中枢神経抑制薬との併用でなければ大量服用による死亡は少ない。
	バルビツール酸系	悪心・嘔吐などの消化器症状、血圧低下、ショック、呼吸抑制、昏睡、体温低下などが起こる。意識・循環・呼吸に障害が出て重篤化しやすい。手や臀部、膝の内側などに水疱ができることがある。
解熱・鎮痛薬	アセトアミノフェン	大量服用でも無症状のことがある。服用後1～3日で肝機能の異常が起こり、黄疸や出血、肝機能障害が起こる。さらに3～5日後に肝細胞壊死となり、重篤な肝不全に陥る。
	アスピリン	嘔吐、過呼吸、耳鳴り、傾眠が起こる。呼吸性アルカローシスと代謝性アシドーシスが混合して確認される。重症の場合は昏睡、けいれん、低血糖、高体温、肺水腫が起こり、中枢神経不全と心血管の虚脱により死亡することもある。
抗精神病薬	フェノチアジン系	心伝導系障害による低血圧、不整脈などの心臓毒性のほか、錐体外路障害、悪性症候群、意識障害などが起こる。また、高血糖になることがある。
	ブチロフェノン系	口の渇き、排尿障害、眼圧上昇などの抗コリン作用による症状のほか、意識障害、心電図でQRS幅の広い不整脈、低血圧などが現れる。

医薬品以外の薬物・物質による中毒症状

有機リン （家庭用殺虫剤など）	大きく3つの臨床症状がある。1つが、ムスカリン様作用（流涎、流涙、気管支分泌過多、尿・便失禁、嘔吐、気管支収縮や散瞳、徐脈、心臓伝導障害など）、2つめはニコチン様作用（けいれん、筋力低下、散瞳、頻脈、血圧上昇、呼吸困難など）、3つめは中枢神経作用（不安、興奮、錯乱など）で、これらの症状によって死亡する。
パラコート （除草剤など）	摂取直後に激しい嘔吐、腹痛などがあり、口腔〜上部消化管粘膜のびらんや潰瘍、食道穿孔、縦隔炎、さらに多臓器不全により24時間以内に死亡する。
酸・アルカリ （洗剤や溶剤）	アルカリ性のものが重篤化しやすい。気道の熱傷による痛みや咳嗽、頻呼吸、息切れがある。また、腐食作用による胃や食道など上部消化管の穿孔や狭窄が起こる。それに伴う低血圧、呼吸困難、胸痛も見られる。
一酸化炭素	濃度10〜20%で頭痛や悪心などが起こる。20%を超えるとめまい、全身の筋力低下、判断力低下など、30%を超えると呼吸困難、胸痛、錯乱が起こる。さらに高濃度では失神、けいれん発作、意識障害を起こし、低血圧や昏睡、呼吸不全に至ると死亡する。
シンナー	頭痛、めまい、耳鳴り、嘔吐、不穏、意識障害が現れる。呼吸抑制や心室細動、肺水腫を起こすと死亡することもある。
ニコチン	たばこの誤飲・誤食ではめまいや縮瞳、下痢、腹痛、錯乱、昏睡、けいれんなどが現れる。水に溶けたニコチンを摂取したほうが重篤化する。

治療は輸液療法、胃洗浄、活性炭の注入などで行う

　中毒の原因となった薬物や物質を体外に排出させるため、大量輸液と強制利尿を行います。強制利尿は尿のpHをアルカリ化して中毒物質の排出を促す方法です。ただ、強制利尿の有効性が認められているものは一部で、アセトアミノフェン（サリチル酸）とバルビツール酸系の薬物には効果があります。

　胃洗浄は経口摂取がわかっており、なおかつ摂取後1時間以内の場合に行います。意識障害や咽頭反射が鈍い場合は、気管挿管で気道を確保して実施します。

　胃洗浄の後には活性炭の注入が推奨されていますが、アルコールやアルカリ、青酸化合物、リチウム、エチレングリコールなど吸着されない物質があるため、原因物質によっては行えません。

 胃洗浄禁忌のケースをおさえておく

化学性肺炎の原因となる石油製品や有機溶剤、腐食作用（強酸・強アルカリ）のある物質を摂取した場合、消化管の出血・穿孔の可能性があるとき、出血性素因や食道静脈瘤、血小板減少症がある場合、胃洗浄は禁忌である。

異常体温

| 対応時のポイント | 全身状態の悪化につながるため、迅速に対処する | 高体温は体温が異常に高いだけでなく、頻脈や血圧上昇、頻呼吸、不穏などの症状を伴い、全身状態の悪化を招きます。できるだけ早く原因をつきとめ、体温を下げる処置を行います。 |

Step1 初期対応と疾患の予測

第一印象

患者の体に触れ、体温異常を察知したらすぐに体温を測定。次いで気道を確保し、バイタルサインをチェック。41℃を超える場合は体温を下げる治療を開始。なお、低体温の対応はP152参照。

こんな症状も要注意

● 循環異常

ショック徴候に注意。また、頻脈と高血圧は悪性症候群でよく見られる。

● 筋硬直

悪性症候群で見られる症状。筋肉の収縮が持続したまま、スムーズに弛緩しない。高体温に併発する場合は錐体外路症状の疑い。

● 異常発汗・流涎

自律神経系の異常による症状。

● CPK上昇

筋肉の障害が大きいほど、CPK値も高値になる。20,000IU/L といった異常な上昇は悪性症候群の特徴。

ショック、けいれん、意識障害、尿の異常がある

ショックやけいれん、意識障害、尿の異常があれば、すぐに応援を要請し、ドクターコールをする。高体温にショックや呼吸不全を伴う場合は敗血症性ショックが考えられる。特に、悪寒・戦慄・頭痛・関節痛・腹痛などの感染徴候があり、感染性発熱が疑われる場合は qSOFA スコアで判定する（→ P149）。意識障害とけいれんは髄膜炎や脳炎の疑い。また、筋硬直やワイン色のミオグロビン尿は悪性症候群のサインである。

気道を確保し、呼吸・循環を管理。クーリング開始

異常な高体温では呼吸状態が悪化し、SpO_2 の維持が難しくなるため、酸素投与の準備を行う。意識障害がある場合も同様に呼吸状態が悪化するため、要注意。念のため、気管挿管の準備をしておく。高体温による発汗で脱水が疑われるときは輸液を開始。41℃以上の高体温ではただちにクーリングを行って体温を下げる。

敗血症・敗血症性ショックの判定

感染症の疑い

⋮

qSOFA スコアは、血液検査などを行わなくても簡便に判定が可能。一般病棟や救急外来でよく用いられる。感染症が疑われ、下の項目のうち 2 つ以上の項目にあてはまる場合は敗血症の疑いありと判定する。

● quick SOFA（qSOFA）スコア

呼吸数 ≧ 22 回 / 分
頻呼吸

意識変容
（意識障害など）

収縮期血圧
≦ 100mmHg

2 つ以上該当

↓

臓器障害を評価

⋮

「敗血症の疑いあり」なら、すぐに ICU への移送を検討。血液・生化学検査、動脈血ガス分析、血液培養検査、画像検査などを追加し、SOFA スコアを用いて重症度を判定する。SOFA スコアは主に ICU で用いられ、2 点以上急上昇で敗血症と診断される。

● SOFA スコア

	スコア	0点	1点	2点	3点	4点
中枢神経	GCS	15	13 〜 14	10 〜 12	6 〜 9	< 6
呼吸器	PaO_2/FiO_2 (mmHg)	≧ 400	< 400	< 300	< 200 ＋人工呼吸	< 100 ＋人工呼吸
循環器	平均血圧(mmHg)	≧ 70	< 70			
	いずれかの循環作動薬の使用（μg/kg/分）			ドパミン< 5 ドブタミンの併用	ドパミン 5 〜 15 ノルアドレナリン≦ 0.1 アドレナリン≦ 0.1	ドパミン> 15 ノルアドレナリン> 0.1 アドレナリン> 0.1
肝臓	血漿ビリルビン値（mg/dL）	< 1.2	1.2 〜 1.9	2.0 〜 5.9	6.0 〜 11.9	≧ 12.0
腎臓	血漿Cr値(mg/dL)	< 1.2	1.2 〜 1.9	2.0 〜 3.4	3.5 〜 4.9	≧ 5.0
	尿量（mL/日）				< 500	< 200
凝固能	血小板数(×10^3/μL)	≧ 150	< 150	< 100	< 50	< 20

敗血症

右の項目に該当 ⋯⋯⋯⋯▶

敗血症性ショック

適切な輸液負荷にもかかわらず

● 平均血圧 ≧ 65mmHg の維持に循環作動薬（ノルアドレナリンなど）が必要
● 血清乳酸値> 2mmol/L(18mg/dL)

異常体温から予測される疾患と鑑別ポイント

疾患名・緊急度	鑑別ポイント
非感染性 熱中症 非常に高い ↑↑↑	41℃以上の高体温だが、発熱とちがい悪寒・戦慄は見られない。軽症ではめまい、失神（立ちくらみ）、大量発汗、中等度では頭痛、嘔吐、倦怠感・虚脱感、脱水による電解質異常がある。重症では意識障害、全身性けいれん、運動失調が起こる。鑑別には発症前の環境要因が手がかりになる。
悪性症候群 ↑↑↑	41℃以上の高体温、筋硬直、異常発汗、頻脈と血圧の急激な変化などが見られる。また、尿が赤く、ワイン色になるミオグロビン尿も特徴。CPK値の高度上昇もある。抗精神病薬の内服歴の有無がポイント。
細菌性髄膜炎 ↑↑↑	１週間程度で急激に症状が現れる。発熱、頭痛、嘔吐、意識障害のほか、項部硬直、ケルニッヒ徴候があれば髄膜炎の可能性が高い。確定診断には髄液培養が必要。ウイルス性は小児に好発する。
感染性 感染性心内膜炎 ↑↑↑	先天性心疾患、僧帽弁閉鎖不全症、大動脈弁狭窄症、僧帽弁逸脱症などの心疾患がある人に多い。歯科治療やカテーテル治療などが原因となる。発熱のほか、心雑音があり、関節痛や筋肉痛、眼瞼結膜や口腔粘膜、四肢に点状出血が見られる。悪化すると脳梗塞や脳塞栓、うっ血性心不全を起こすこともある。
敗血症 ↑↑↑	何らかの感染症が原因となる。全身で強い炎症反応が起こり、腎臓や肝臓、肺などに重度の臓器障害が起こる。急性循環不全に加え、重度の細胞障害と代謝障害があると敗血症性ショックを起こし、命にかかわる。原因となる感染症の有無を確認することが重要。

アセスメントのポイント

フィジカルアセスメント

問診

いつからか、随伴症状があるかを確認

急激に起こったのか、数日前から継続しているのかを確認。高齢者では平常体温が低めで、高熱でなくても重症のことがある。また、熱型（→ P154）も確認しておく。

随伴症状は疾患鑑別のために重要。症状によっては既往歴、海外への渡航歴、ペットや動物との接触を確認する必要がある。

身体所見

**感染の有無、重症度を示す
所見をチェック**

悪寒・戦慄を伴うか、頸部・表在リンパ節の異常、黄疸や出血斑、発疹などの皮膚所見、貧血、口腔内や咽頭の病変や痛み、項部硬直、結膜の充血など、感染を示す徴候がないか全身をチェックする。重症度の判定には血圧や脈拍、意識レベルなどのバイタルサインを確認する。

- ☐ 悪寒・戦慄
- ☐ 血圧低下
- ☐ 意識障害
- ☐ 頸部・表在リンパ節の腫脹
- ☐ 項部硬直
- ☐ 皮膚の紅斑・紅潮
- ☐ 発疹　　☐ 出血斑
- ☐ 黄疸　　☐ 貧血
- ☐ 口腔・咽頭の異常

聴診

**呼吸音や心雑音の
有無を調べる**

肺炎が疑われるときは、呼吸音減弱や副雑音などがないかチェックする。また、感染性心内膜炎では弁の異常によって心雑音がすることが多いため、胸部聴診で確認する。

触診・打診

**全身に触れて体温を確認し、
頭頸部・胸部・腹部をチェックする**

触診では、まず体幹と四肢末梢温の差、皮膚の湿潤の程度を確認する。そのうえで頭頸部を触診して項部硬直の有無を調べ、脳炎や髄膜炎の鑑別を行う。胸部の打診時に濁音があれば肺炎を疑う。また、腹部触診時に脾腫が認められた場合は、敗血症や感染性心内膜炎、白血病、悪性リンパ腫などの可能性を考慮する。

アセスメントのポイント

検査

血液検査

原因疾患検索のため、血液一般検査・生化学検査を行う。炎症があれば、白血球やCRP値に注目。敗血症の疑いがあれば、乳酸値を注視。また、肝機能や腎機能もチェック。感染が疑われれば、血液培養検査の準備を。適切な抗菌薬を選択するため、血液培養で原因菌を特定する。

胸部・腹部X線検査

肺の炎症、胸水の有無、心疾患の有無、腹部の異常ガス、腹水などがないか調べる。

心電図検査

心膜炎ではST波上昇や陰性T波などの異常が現れるため、疑われるときは心電図検査の準備をしておく。

その他

髄膜炎では髄液検査を。尿路感染症が疑われるときは尿検査で白血球尿・細菌尿をチェックする。

プラスα 低体温の重症度は悪寒・戦慄の有無で判断

　低体温とは、寒冷曝露（一次性）や、何らかの原因で体の熱産生が障害されて（二次性）、深部体温が35℃以下に低下した状態のことです。

　トリアージでは深部体温の測定ができないため、悪寒・戦慄の有無を目安にします。中等度～重度の低体温症では悪寒・戦慄が消失し、徐呼吸になります。また、徐脈や致死的不整脈、重度の意識レベル低下が見られます。

32℃以下ならドクターコール

　気道確保と呼吸管理、循環管理を開始。心電図モニタを装着し、致死的不整脈に備えて除細動も準備する。また、40～42℃の加温輸液の投与、腹腔洗浄、PCPS（体外循環式復温）など、深部体温に応じた準備をする。

低体温の分類

・軽度低体温（32～35℃）

悪寒・戦慄あり。腱反射亢進、筋緊張は軽度低下。軽度～中等度の意識障害、頻脈、血圧上昇または低下が見られる。呼吸数は減少する。

・中等度低体温（28～32℃）

悪寒・戦慄なし。重度の意識障害がある。散瞳。徐脈が見られ、血圧低下、呼吸数も減少。心電図では心房細動や心室期外収縮、オズボーン波が出現。

・重度低体温（28℃未満）

悪寒・戦慄なし。深昏睡に陥る。腱反射は消失、徐脈で血圧も著しく低下。心電図では収縮不全、心室細動、心静止などが見られる。

入院患者が高熱を出した

対応と看護のポイント

ナースコール時

ナースコール時の状況

● 70 代、女性

● 大腿骨骨折の手術で入院中（翌週退院予定）

● 2 ～ 3 日前から微熱・解熱をくり返す（患者本人は風邪っぽいとの訴え）

● 午後 3 時ごろナースコールあり。寒気がするとのことで、検温すると 41.2℃。発熱以外の症状を本人に確認すると一昨日から排尿時に痛みがあり、以前から膀胱炎によくかかっていたと申告あり

● 尿道カテーテルは手術翌日には抜管。現在はトイレが間に合わないことがあり、紙おむつを使用中だが、たびたびトイレをがまんしていた

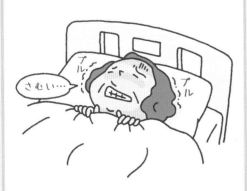

朝の検温時には 37.8℃ で注意していたが、急激に悪化した。

第一印象～一次評価

ABCD チェック

頻呼吸と頻脈あり。病室到着時から意識レベルが徐々に低下（GCS 合計 14 → 11）。チアノーゼなし。右大腿部の術創を確認したが、出血・化膿、腫脹などの異常なし。

▼

すぐに応援を要請し、モニタを装着、酸素投与開始

応援を要請する。体温 41.2℃、呼吸数 30回 / 分、収縮期血圧 80mmHg / 拡張期血圧 50mmHg。胸郭運動、呼吸音は異常なし。心音異常なし。腹部にも腹水などの異常は見られない。すぐにモニタを装着し、酸素投与を開始。悪寒があるため保温する。

頻呼吸、意識障害、血圧低下で敗血症の疑い

感染の疑いに加え、頻呼吸、意識障害、血圧低下があることから敗血症の疑い。末梢温感があり、敗血症性ショックの可能性があるため、ドクターコールを行う。

二次評価

問診・身体所見

ナースコール後の問診で、膀胱炎の既往があること、一昨日からの排尿痛と発熱があったことなどから膀胱炎または腎盂腎炎を発症したと考えられる。

患者のカルテを確認

検温記録のチェックおよび、術後に使用した抗菌薬、解熱薬の有無、薬剤名・投与量を確認し、医師に報告。

検査・診断

検査

qSOFA スコアで判定

感染疑い、頻呼吸、意識障害、血圧低下があるため、qSOFA スコアで判定。また、診断確定のために血清乳酸値を調べる。原因疾患の確定には血液検査、尿検査、血液培養検査、X 線検査を行うので、その準備を進める。

敗血症と診断。抗菌薬の投与へ

その後、SOFA スコアに基づいて敗血症と判定。推定される原因菌に適切な広域抗菌薬が投与された。また、血圧低下には大量輸液で平均血圧≧ 65mmHg を維持する。血圧が改善しない場合に備え、ノルアドレナリンなどの循環作動薬を準備しておく。

熱型と推測される主な疾患

熱型と特徴	疾患例
弛張熱（しちょうねつ） 日内変動が 1 ℃以上あり、37℃まで下がらない。	敗血症、ウイルス性・細菌性の感染症、化膿性疾患、悪性腫瘍、膠原病など
稽留熱（けいりゅうねつ） 日内変動が 1 ℃以内の 38℃超の発熱が持続する。	腸チフス、感染性心内膜炎、肺炎、レプトスピラ症など
間欠熱 日内変動が 1 ℃以上で、最低体温は 37℃以下になることがある。	敗血症、膿瘍（のうよう）、感染性心内膜炎、薬剤アレルギー、マラリア、悪性リンパ腫、尿路感染症など
波状熱 有熱期と無熱期を不規則にくり返す。	マラリア、ブルセラ症、ホジキンリンパ腫、胆道閉鎖症、慢性髄膜炎など
周期熱 規則正しい間隔で発熱をくり返す。	マラリア、回帰熱、フェルティ症候群、ステロイド熱など

敗血症の病態と治療

感染に対する強い免疫反応によって起こる

敗血症は何らかの感染症があり、それに対して体内で非常に激しい免疫反応が起こることが原因です。

感染によって病原体やその代謝産物、菌体成分などに対する強い免疫反応が生じて高サイトカイン血症となり、血管透過性の亢進、血管拡張、細胞の傷害と血栓の形成が促されます。

その結果、複数の臓器が障害されて循環障害や臓器不全を引き起こし、死亡することもあります。

速やかに抗菌薬を投与。血圧の維持でショックを防ぐ

敗血症を発症した場合、最も重要なのは敗血症性ショックへの移行を防ぐことです。そのため、敗血症バンドル（下表）に基づいて治療を進めます。まず、十分な輸液で血圧を維持し、有効な抗菌薬を早期に投与します。

感染源が判明していれば、そのコントロールを行います。例えば、腹腔内感染症であれば手術による感染巣の除去、カテーテルからの血流感染であればカテーテルの早期抜去、尿管閉塞による急性腎盂腎炎であれば経尿道的尿管ステント留置術などによる閉塞の解消といった治療を行います。

ウォームショックからコールドショックへの移行を防ぐ

敗血症によるショックでは、血圧低下に末梢冷感を伴わないウォームショックが見られます。したがって、末梢温感があっても血圧低下があればショックを疑い、対処する必要があります。

容態が悪化すると、血圧低下に末梢冷感を伴うコールドショックへと移行します。これは臓器障害が進行し、重篤化していることを示します。

敗血症バンドル

3時間以内に達成すべき目標	❶ 乳酸値の測定
	❷ 抗菌薬投与前に血液培養採取
	❸ 広域スペクトラム抗菌薬投与
	❹ 血圧低下または乳酸 4mmol/L 以上であれば晶質液（生理食塩水、乳酸リンゲル液）を 30mL/kg で投与
6時間以内に達成すべき目標	❺ 初期輸液に反応しない血圧低下に対して、平均血圧（MAP）65mmHg 以上を目標に昇圧薬投与
	❻ 十分な輸液でも血圧低下が持続する、または乳酸の最初の値が 4mmol/L 以上であれば、ボリュームと組織灌流の再評価を行う
	❼ 最初の乳酸値が上昇していれば、再測定を行う

化学療法中の副作用

重大な副作用が多く、予兆を見逃さず早期対応を

化学療法中は副作用による急変が起こりやすい

　がんの化学療法に用いる抗がん剤には、さまざまな副作用があります。代表的な症状は悪心・嘔吐、下痢などの消化器症状、骨髄抑制、皮疹や脱毛などの皮膚障害、しびれなどの神経障害です。また、急性のもの、遅発性で出現するものなど薬剤の種類によって異なります。

　過敏症や意識障害、血管外漏出などのように緊急で対処しなければならない場合もあります。そのため、患者に投与している薬剤名・特徴を把握し、急変を予測しながら経過を観察することが必要です。

主な副作用の発現時間

症状	発現時間
皮疹	投与後1〜2週間前後
貧血	投与後3〜5日前後
血小板減少	投与後7〜10日前後
白血球減少	投与後3〜5日前後
悪心・嘔吐	急性：投与後1、2時間〜24時間 遅発性：投与後24〜48時間で出現、2〜5日継続
末梢神経障害	急性：投与後すぐ 慢性：投与をくり返すことで出現
下痢	早発性：投与中および投与後24時間以内 遅発性：投与後24時間以降、3〜7日前後

化学療法中に起こりやすい病態・副作用

病態・副作用	特徴	主な症状
過敏症	アレルギー反応によるものと、免疫に関係なく抗がん剤の点滴によって起こるものがある。重篤例では急激に進行する。	アレルギー症状（瘙痒感、冷汗、動悸、悪心・嘔吐など）、インフュージョンリアクション（悪寒、発熱、頭痛など）
腫瘍崩壊症候群	腫瘍細胞の崩壊により、尿酸やカルシウムなどの電解質異常が起こった状態。	悪心・嘔吐、不整脈など。重篤な場合は腎不全や呼吸不全を招く
血管外漏出	抗がん剤が血管外に漏出することによる。薬剤によっては壊死や潰瘍が起こる。	灼熱感、腫れ、痛みなどの皮膚症状
発熱性好中球減少症	好中球減少による発熱。感染症、敗血症のリスクが高くなる。	好中球が500μL未満に減少し、37.5℃以上の高熱が見られる
消化器症状	消化管粘膜が刺激を受け、傷害されることによる。症状が強い場合は全身状態の悪化につながる。	激しい悪心・嘔吐、下痢、消化管出血など
末梢神経障害	抗がん剤によって末梢神経が傷害されることで起こる。1年以上継続する場合もある。	手足のしびれ、感覚鈍麻など

投与中の急変(過敏症)に対する初期対応

異常・異変を発見！

瘙痒感、冷汗、動悸、悪心・嘔吐、紅潮、くしゃみ、腹痛、頭痛、じんましん、呼吸障害、めまいなどがある。投与中に患者が異変を訴えた、あるいは異常に気づいたら、大至急処置を開始する。

すぐに投薬を中止する

まず投薬を中止し、同時に応援を要請する。そのまま患者のそばを離れず、ABCDを評価。全身状態を観察し、重症感・緊急度を把握する。

応援を要請したら

担当看護師の初期対応

- ☐ 意識レベルの評価（JCS・GCS）
- ☐ バイタルサインのチェック
- ☐ 点滴ラインを生理食塩水100mLに変更
- ☐ 発現時間、薬剤名、積載量、症状などのチェックと記録

応援到着まで患者の様子から目を離さず、呼吸状態と意識レベル、循環状態に注視する。

応援でかけつけた看護師の対応

- ☐ 主治医に連絡
- ☐ 重症時はコードブルー
- ☐ 救急カートおよび治療に必要な物品の準備
- ☐ 心電図モニタ装着
- ☐ 酸素投与開始
- ☐ 家族・付き添いへの連絡
- ☐ 同室患者への対応

症状が軽度

- ☐ 対症療法
- ☐ 全身のモニタリング
- ☐ 患者への心理的ケアなど

投与中の急変は、患者にとって強い不安やストレスとなる。状況を説明し、不安にならないようにそばに付き添って対応する。

症状が重篤

- ☐ バイタルサインの頻回測定
- ☐ 急速輸液
- ☐ 酸素投与など

症状に応じて治療する。重症のアナフィラキシーではアドレナリンの筋肉注射、気道粘膜症状には抗ヒスタミン薬、呼吸困難にはβ_2刺激薬などを投与するので、その準備を。

過敏症が起こった

アナフィラキシーを起こすと重篤な事態になる

過敏症とは、アレルギー反応、アナフィラキシー、インフュージョンリアクション（主に分子標的薬による副作用）の総称。抗がん剤の副作用として頻度は多くないが、重篤な場合は死亡する恐れがあるため、発症したら迅速に処置を進める。

アナフィラキシーならすぐにアドレナリンを投与

アナフィラキシー（→ P106）は過敏症のなかでも緊急度が極めて高い。短時間で呼吸障害・血圧低下・意識消失が起こり、ショックに陥るため、迅速に評価し、アドレナリンを筋肉注射で投与する。

 ### いつ過敏症を発症するかは薬剤の種類による

過敏症は初回投与で起こるとはかぎらない。薬剤の性質によって異なり、投与回数を重ねるほど起こりやすくなるものもある。薬剤ごとの特徴を把握しておく。

過敏症が起こりやすい主な抗がん剤

	薬剤名（　）内は製品名	症状・特徴
タキサン系	パクリタキセル（タキソールなど）	投与後 10 分以内にじんましん、紅潮、浮腫、呼吸困難などが発現。初回投与時に起こりやすい。予防のため、抗ヒスタミン薬内服、ステロイド薬・抗セロトニン薬の前投与を行う。
	ドセタキセル（タキソテールなど）	パクリタキセルと同じく、投与後数分以内に発現。初回投与時に多い。
白金製剤	シスプラチン（ブリプラチンなど）	ほてり感やひりひり感、瘙痒感、紅潮、眼瞼浮腫などが投与開始直後から数分以内で発現。複数投与、膀胱内注入などで起こりやすい。
	カルボプラチン（パラプラチンなど）	シスプラチンとほぼ同じ。複数回投与で起こりやすい。
	オキサリプラチン（エルプラット）	発赤、瘙痒感、じんましん、気管支けいれん、呼吸困難などアナフィラキシー様症状が発現。複数回投与で起こりやすい。
分子標的薬	リツキシマブ（リツキサン）	発熱、悪寒、頭痛、発疹、血圧低下が出現。初回投与時に起こりやすい。解熱鎮痛薬と抗ヒスタミン薬の前投与が必要。
	トラスツズマブ（ハーセプチン）	発熱、悪寒、頭痛、発疹、血圧低下などが出現。初回投与時に起こりやすい。
	セツキシマブ（アービタックス）	発熱、悪寒、咳嗽、血圧低下などが出現。初回時に起こりやすい。抗ヒスタミン薬やステロイド薬の前投薬が必要。
	ベバシズマブ（アバスチン）	発熱、悪寒、頭痛、発疹、血圧低下などが出現。初回投与時に起こりやすい。

ケース2

血管外漏出が起こった

血管痛や腫れに気づいたらすぐに対処する

　抗がん剤には壊死起因性抗がん剤や炎症性抗がん剤など、血管外に漏れ出た場合に皮膚に水疱や潰瘍、組織障害や壊死を引き起こすものがある。患者が疼痛や灼熱感を訴えた、あるいは点滴部位の炎症や腫れに気づいたら、ただちに対処する。

点滴をすぐに中止して処置を行う

　疼痛・灼熱感、腫脹、発赤、点滴滴下速度の低下、血液の逆流がないなどの異常に気づいたら、すぐに点滴を中止。右表の手順で手当てする。非壊死性薬剤や炎症性薬剤の少量漏出なら経過観察し、冷却や消炎・鎮痛などの処置を行う。

 すぐに点滴の針は抜かず、漏出範囲を大きめにマーキング

血管外漏出が疑われる場合、すぐに点滴の針を抜いてはいけない。まず、薬液と血液の吸引・抜去を行う。そのうえで漏出が予測される範囲を大きめにマーキングする。

血管外漏出時の対応

1 すぐに点滴を中止

血管外漏出を発見したら、すぐに点滴を中止。壊死起因性抗がん剤使用の場合や大量漏出の場合は、周辺の薬液と血液3〜5ccを吸引して抜去し、漏出部位をマーキング。それから注射針・ルートを抜去する。

2 医師に報告

主治医に、患者氏名、薬剤名、薬液漏出量、皮膚の状態を報告し、治療方針を確認。主治医がすぐに対応できない場合は、別の医師に治療を依頼する。

3 治療の準備

漏出した薬剤が壊死起因性か炎症性か、非壊死性かによって対処法が異なるため、それぞれの治療に必要な準備を速やかに行う。

4 治療開始

薬剤が壊死起因性か炎症性の場合は重症の皮膚症状が起こりやすいため、デクスラゾキサンやステロイド薬、局所麻酔薬などを投与する。必要に応じて、漏出部位にステロイド外用薬の塗布・冷湿布（薬剤によっては冷却しない）を行う。大量漏出であれば、ステロイド薬の内服薬も用いる。

5 皮膚科へ

皮膚の状態に応じて、翌日から皮膚科で治療することがあるため、患者に皮膚科受診を指示する。

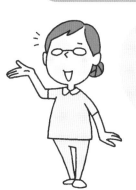

重症化すると手術が必要になるケースもあるので、早期発見が大切です

ケース **3**

発熱して熱が下がらない

抗がん剤の副作用で感染症が起こりやすくなる

　抗がん剤の副作用で骨髄抑制が起こると、好中球が減少し、感染を起こしやすくなる。発熱性好中球減少症もその1つで、抗がん剤投与の期間中は免疫力低下で通常よりも治りにくく、重症化しやすい。

　腋窩温≧37.5℃かつ、好中球減少＜500μLまたは＜1000μLになると予測された場合は、発熱性好中球減少症と考えられる。

▼

感染源を確認するとともに早期に抗菌薬を投与する

　発熱性好中球減少症の場合、できるだけ早く適切な抗菌薬投与を開始する必要がある。疑われる症状が現れたら、医師に報告。血液培養や感染が疑われる部位の検査を行い、感染源を特定する。カテーテルなどの付属物は、感染源となりやすいので注意する。

発熱性好中球減少症

1 腋窩温≧ 37.5℃
（口腔内温≧ 38℃）

かつ

2 好中球減少＜ 500μL
または＜1000μL で 48 時間以内に＜500μL になると予測される

⚠ **敗血症や敗血症性ショックへの移行に注意**

体温を測定し、全身状態を観察する。悪寒、疼痛、皮膚の冷感・湿潤など敗血症の徴候や敗血症性ショックのサインが現れていないかチェックする。呼吸状態、意識レベル（GCS・JCS）、血圧を測定し、qSOFAスコアで判定する。

qSOFA スコア

☐ 呼吸数≧ 22 回/分

☐ 意識レベル低下

☐ 収縮期血圧≦ 100mmHg

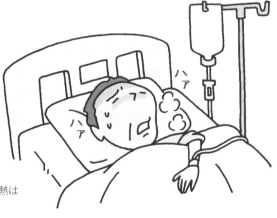

抗がん剤治療中の発熱は緊急度が高い。

意識障害が起こった

がんの脳転移、抗がん剤による高血圧などリスクが高い

　がん患者に意識障害が起こった場合は、がんの脳転移のほか、頭蓋内出血や脳梗塞などを疑う。抗がん剤の種類によっては骨髄抑制による血小板減少で出血しやすくなったり、高血圧を引き起こしたりして、それが引き金となって頭蓋内出血や脳梗塞などを起こすリスクが高い。

▼

局所症状の有無や検査を手がかりに、原因を調べていく

　意識障害が起こった場合は、すぐに GCS、JCS で意識レベルを評価し、ABCD チェックを行う。意識状態が悪化すると呼吸不全を招きやすいため SpO₂ を測定し、呼吸数を確認。呼吸停止に備えて気管挿管や人工呼吸器の準備をする。血圧・脈拍・体温などバイタルサインをチェックし、心電図モニタを装着。血液検査、頭部 CT または MRI 検査をすぐにできるように手配する。

　脳が原因か、またはそれ以外の疾患によるものか鑑別するために、片麻痺や失語などの局所症状、瞳孔不同・対光反射消失、項部硬直の有無をチェックする。

局所症状あり

● **転移性脳腫瘍**
原発がんの脳転移を検査する。

● **頭蓋内出血**
転移性脳腫瘍内の出血、高血圧性脳出血、急性硬膜下血腫、硬膜外血腫、慢性硬膜下血腫の急性増悪など。

● **脳梗塞**
DIC に伴う血栓症、トルソー症候群、がん細胞による塞栓症など。

局所症状なし

● **急性水頭症**

● **てんかん**
がん性髄膜炎、脳転移などを検査する。

● **抗がん剤に伴う白質脳症**
　PRES、DLEPS

● **迷走神経反射に伴う失神**
頭頸部がんなど。

● **脱水**

● **代謝異常**
アシドーシス、アルカローシス、電解質異常（Na、Ca）、血糖値異常、尿毒症など。

● **中毒性**　麻薬過量投与、肝性脳症など。

● **骨髄抑制**

● **呼吸障害**　低酸素血症、高 CO₂ 血症。

● **がん性髄膜炎**
末期には髄膜刺激症状がある。

● **上大静脈症候群**

● **心不全**

● **自殺企図、ヒステリー**　　　**など**

宮城悦子、坪井正博監修『がん化学療法クリティカルポイント対応マニュアル』より作成

術後の急変対応
重篤な合併症のサインを見逃さず対処する

生体反応と急変の徴候を的確に鑑別する

　術後は侵襲の程度にもよりますが、恒常性の維持のため、頻脈・血圧上昇・尿量減少・血糖値上昇が見られるのが一般的です。また、侵襲熱や吸収熱、薬剤熱などによる発熱もしばしば見られます。ただ、これらの生体反応は回復に伴って徐々に改善されます。

　術後患者の容態を観察する際は、こうした生体反応と急変のサインを見きわめることが必要です。特に術後合併症には重篤な疾患があるため、出現しやすい時期、異常を示す徴候に気づいたら、急変時の対応に従って速やかに対処します。

患者が異変を訴えた、あるいは自分が異変に気づいたらすぐに ABCD チェックをして、その場を離れずに応援要請するんだったね（詳しくは P22）

ケース 1
呼吸器合併症

考えられる原因・危険因子
痰などの気道内分泌物による気管支閉塞、無気肺から肺炎を起こす。術後 3 〜 5 日ごろに発症しやすい。危険因子は高齢者や COPD 既往、喫煙歴、肥満など。

急変・異常のサイン

- 呼吸困難
- 発熱
- 肺の副雑音：
  ごろごろ、ぼこぼこといった粗い断続性ラ音、ぎゅー、ぐーといった低音性の連続性ラ音
- 細菌繁殖による白黄〜淡黄色の痰

対応のポイント

- ☐ パルスオキシメータ装着
- ☐ 酸素投与
- ☐ 抗菌薬・去痰薬、超音波ネブライザーの準備
- ☐ 呼吸障害や呼吸停止に備えて気管挿管、人工呼吸器の準備

ケース **2**

術後出血

血管結紮糸の脱落、毛細血管からの出血、ドレーンやチューブによる物理的刺激、血液凝固障害、ストレスによる上部消化管出血など。

急変・異常のサイン

- 術創からの出血
- ドレーンによる血性排液の増加
- 顔面蒼白、虚脱、冷汗、皮膚湿潤、脈拍微弱などのショック症状

対応のポイント

- ☐ 止血、輸血・輸液の準備
- ☐ 再手術の準備
- ☐ 消化管出血に対する投薬・内視鏡による止血の準備

⚠ **出血量によっては ショックを起こすことも**

1時間に 100mL 以上の出血が続いた場合は、出血性ショックを起こすことがある。この場合は速やかにショック対応を開始。

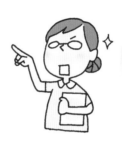

手術直後から 48 時間以内は出血が起こりやすいので注意！

ケース **3**

尿量異常

術後のサードスペースへの水分貯留*、尿道カテーテル閉塞以外の要因なら、心疾患・腎疾患（急性腎不全）が考えられる。

急変・異常のサイン

- 術後 24 時間の尿量が 100mL 以下（無尿）、または 1 時間あたりの尿量が 0.5mL/kg 以下の状態が 3 時間以上持続（乏尿）
- 術後 24 時間の尿量が 400mL 以下（乏尿）

対応のポイント

- ☐ 尿道カテーテルのチェック（閉塞や屈曲）
- ☐ 下腹部の張り、浮腫の有無を確認
- ☐ ドレーン排液量・性状のチェック
- ☐ CVP 測定（うっ血性心不全の把握）
- ☐ 血管内脱水（血圧低下・頻脈・乏尿）の確認
- ☐ 輸液の準備
- ☐ 利尿薬の準備

*手術などの侵襲があると血管透過性が亢進し、血管からにじみ出た水分が体内のサードスペースに貯留し、一時的に尿量が減少する。

163

ケース 4

縫合不全

考えられる原因・危険因子‥‥‥‥

栄養障害や代謝障害、高齢、免疫抑制薬やステロイド薬の長期使用、縫合不備、縫合部への圧上昇、縫合部周囲の感染。消化器の術後に多く見られる。

急変・異常のサイン

- 発熱（吸収熱）の再燃
- 疼痛
- 脈拍増加
- 白血球、CRP 値の上昇

⚠ **敗血症による多臓器不全に注意**

内臓の縫合不全は腹膜炎や腹腔内出血を起こしやすく、敗血症から敗血症性ショックに陥る危険が高い。

対応のポイント

- ☐ 術創のチェック
- ☐ 絶飲食の指示→医師に報告
- ☐ ドレナージの準備
- ☐ 再縫合・再手術の準備
- ☐ 抗菌薬投与の準備
- ☐ 糖尿病・高血糖患者の血糖値測定、インスリン投与の準備

ケース 5

深部静脈血栓症

考えられる原因・危険因子‥‥‥

術後、長期臥床、高齢、肥満が危険因子。手術直後から1週間程度の時期に発症しやすい。臥床期間が長いほどハイリスク。

急変・異常のサイン

- 下肢全体の腫脹
- 鈍痛
- 下肢の皮膚変調（紫色や赤み）
- 表在静脈の怒張
- ホーマンズ徴候
  （足関節背屈時の下腿三頭筋の痛み）

⚠ **急激な呼吸困難、胸痛、動悸、意識障害は危険サイン**

下肢に異常があり、予防にフットポンプを使用している場合はすぐに停止する。血栓が流れて肺塞栓を起こすと呼吸困難などのサインが現れ、命にかかわる。

対応のポイント

- ☐ 下肢エコー、造影 CT 検査の準備
- ☐ 血液検査（D ダイマー値の確認）
- ☐ 抗凝固療法の準備（点滴：ヘパリン、内服薬：ワルファリン）
- ☐ カテーテル血栓吸引・溶解療法の準備
- ☐ 外科的血栓摘除術の準備
- ☐ 下大静脈フィルター留置術の準備

第4章

外傷への
対応

みるこの メモ帳 その4

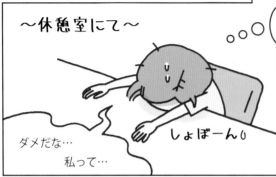

〜休憩室にて〜

ダメだな…
私って…

しょぼーん

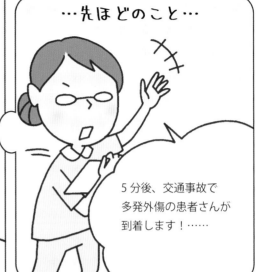

…先ほどのこと…

5分後、交通事故で
多発外傷の患者さんが
到着します！……

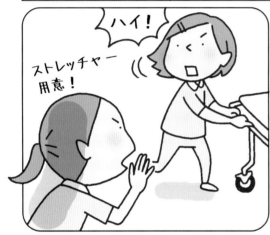

ハイ！

ストレッチャー
用意！

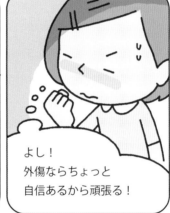

よし！
外傷ならちょっと
自信あるから頑張る！

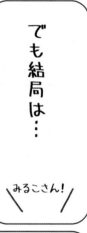

でも結局は…

みるこさん！

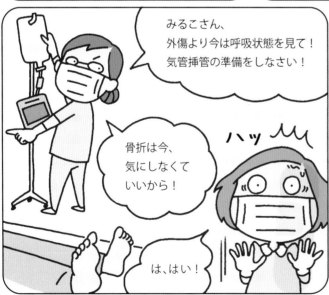

みるこさん、
外傷より今は呼吸状態を見て！
気管挿管の準備をしなさい！

骨折は今、
気にしなくて
いいから！

ハッ

は、はい！

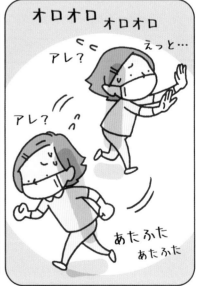

オロオロ オロオロ

えっと…

アレ？

アレ？

あたふた
あたふた

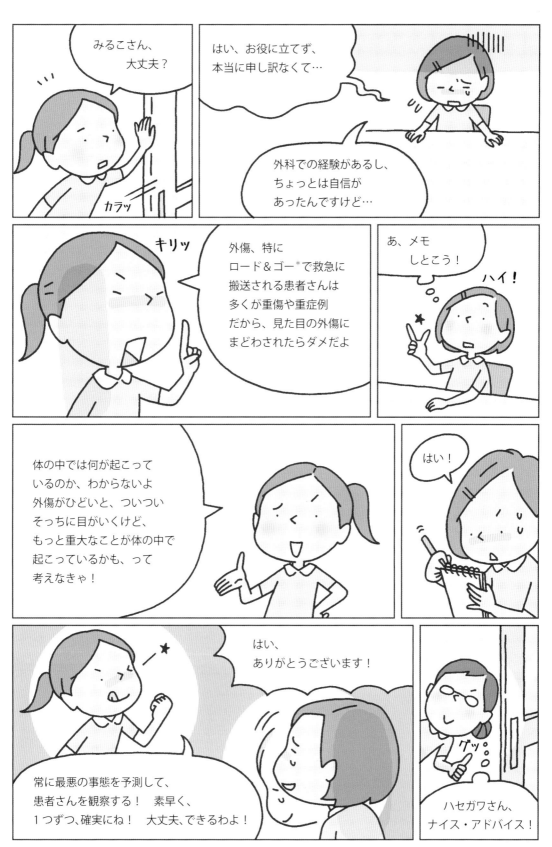

＊ロード＆ゴー：高エネルギー外傷やショック状態など緊急度の高い外傷患者に対し、最低限の処置で迅速に搬送すること

外傷の基本対応
症状ごとの対応の流れとポイントをおさえる

外傷での救急搬送の大半は重症外傷である

外傷によって救急搬送される患者は、ほとんどが重症外傷といえます。救急隊が現場で観察・処置を行い、「ロード&ゴー適応」と判断するのは、命にかかわる危険な場合です。

こういったケースでは交通事故や高所からの転落といった高エネルギー受傷機転によるものが多く、一刻も早く救命処置が必要です。そのためには受け入れから診断までを迅速に、的確に進めなければなりません。

受け入れから診察・診断までの流れ

1 受け入れ準備スタート！

救急隊から情報を収集

「MIST」に従って患者の情報を集め、整理する。それをもとに患者の病態を予測し、スタッフの確保・調整と処置に必要な物品の準備、検査部門への連絡・段取りをしておく。

「ウォークイン」こそ急変に注意する

患者が救急外来を受診した場合、院内トリアージを行う。自ら受診してきたため、軽症と判断しがちだが、待合室で急激に悪化することもある。油断せず、一定の時間ごとにトリアージを行い、容態を確認することが大切。

MIST で情報を整理

Mechanism 受傷機転	外傷を負った状況。特に、高エネルギー外傷は状況を詳しく聞き取る。例えば、交通事故でも歩行中に跳ね飛ばされたのか、乗っていた車両同士の衝突事故なのか、車外に放出されたのかなどを調べる。また、高所からの転落・墜落、重機に挟まれたなどの状況が重要。
Injury site 主な損傷部位	生命に危険がおよぶ損傷の有無。
Sign ロード&ゴー適応 のサイン	ショックや重度の意識障害など、ロード&ゴーの適応となった病態。
Treatment 病院前救護処置	病院に到着する前に行った処置。

2 スタッフ確保と物品準備

ABCDE に沿って物品を用意

患者の容態、予測される重症度、人数などに応じて、看護師、放射線技師などのスタッフ確保、および撮影室、手術室使用の可否を調節する。また、漏れがないように、ABCDEチェックの流れに従って必要な物品を準備するとよい。

最悪の事態を想定して備える

重症患者は、到着後にいきなり急変する可能性があることを念頭に置いて準備する。麻酔器、気管挿管や気管切開、人工呼吸器などを揃える。緊急で外科手術が必要になることも多いので、手術室の稼働状況、外科医のスケジュールも把握しておく。

準備する物品のリスト

感染対策	手袋、マスク、ガウン、ゴーグルなど
環境調整	ベッド、室温、搬入経路の安全確認
A：気道	酸素マスク、気管挿管・吸引の物品、輪状甲状靭帯穿刺キットなど
B：呼吸	聴診器、人工呼吸器、胸腔ドレナージの物品など
C：循環	末梢静脈路確保の物品、輸液（39℃加温の酢酸または乳酸リンゲル液）を最低2000mL
D：意識・中枢神経	ペンライト、瞳孔計など
E：体温管理・脱衣	裁断用のハサミ、体温計、保温ブランケットなど
各種モニタ	心電図、パルスオキシメータ、血圧計、直腸・膀胱温計など
検査器具	超音波診断装置、ポータブルX線撮影機

外傷による出血があるため、感染対策を万全に

患者が創傷から感染しないように注意する。また、医療者側も患者の血液・体液に接触しやすいため、標準予防策に則り感染予防対策をとる。

3 検査オーダーを確認

必要な検査を予測し、準備する

放射線や血液検査など、基本的な検査はあらかじめオーダーを確認しておく。急性中毒が疑われる場合は、検査キットを準備する。

オーダーを確認する検査項目

● **放射線検査**
胸部・腹部単純X線、骨盤、頭部CT検査。

● **血液検査**
血算、電解質、肝機能、腎機能、感染症、血液型など。

4 外傷初期看護のアルゴリズム

迅速にプライマリーサーベイを進める

外傷患者の初期看護は、プライマリーサーベイのアルゴリズムに従って進める。到着後、15秒以内に第一印象で大まかな全身状態を評価。緊急度を把握。その情報をスタッフ全員で共有し、ABCDEおよび受傷度をチェックする。これにより緊急度・重症度レベルを決定し、必要な処置を開始する。

患者到着からの対応の流れ

患者到着 - - - → **付き添いは？**

15秒以内に

あり	なし
家族や知人がいる場合は、患者の情報提供を依頼する。対応は親身に、丁寧に行う。	救急隊から詳しく話を聞く。ウォークイン患者の急変なら至急家族に連絡する。

第一印象を評価 ━━━━━━→ **緊急・蘇生レベルのとき**

ABCDEの異常を把握し、活動性出血の有無・量を確認。蘇生レベルかどうかを15秒以内に評価する。

トリアージを終了し、大至急BLS（一次救命処置→P26）を開始。あるいは処置可能な診察室へ移動して治療を開始する。

すぐやること

- 心電図モニタ、パルスオキシメータ装着
- リザーバ付き酸素マスクで10L投与
- 同時に頸椎・脊椎保護体位を維持

10〜15分でABCDE・受傷度を評価

A irway：気道

気道緊急の有無
（気道閉塞・狭窄、血液や吐物、舌根沈下など）
会話・発声が可能でも出血などで急激に悪化することがあるため、注意する。

すぐやること

気道緊急があるとき

- 吸引を行う
- 下顎挙上法（かがくきょじょうほう）での気道確保
- エアウェイ挿入
- 場合によっては気管挿管または外科的気道確保

吸引の最中に酸素状態が悪化することがあるため、あらかじめ酸素濃度を上げておく。また、気管挿管や輪状甲状靭帯穿刺の補助ができるように準備しておく。

Breathing：呼吸

呼吸障害の有無

胸部

- **視診**：外傷の有無、胸郭の動き・左右差、呼吸数など
- **聴診**：肺の4カ所を聴診
- **触診**：疼痛、皮下気腫の有無、胸郭動揺、轢音（れきおん）（ポキポキ音）など

頸部

- 頸静脈怒張の有無
- 呼吸補助筋の使用
- 気管偏位、皮下気腫の有無など

 致命的な外傷をチェックする

フレイルチェスト、開放性気胸、緊張性気胸、人量血胸がないか確認する。また、骨折や打撲などの衝撃を受けた痕跡がないか確認する。

すぐやること

呼吸障害があるとき

- 状態に応じて気管挿管の準備
- 気胸や血胸があれば、胸腔ドレナージの準備

Circulation：循環

ショックの有無

- 末梢冷感、皮膚湿潤
- 毛細血管再充満時間（CRT）
- 脈拍・血圧
- 圧迫止血部位の確認

⚠ **「ショックの5Ps」をチェック**

ショックを示す「蒼白・虚脱・冷汗・呼吸不全・脈拍触知なし」の5つの徴候があるときは、すぐにショック対応を開始する（→ P38）。

すぐやること

ショックがあるとき

- **止血**
滅菌ガーゼを当て、直接圧迫止血を行う。出血量によっては輸血を検討。

- **輸液**
末梢静脈路を2本以上、または骨髄路を確保し、輸液（細胞外液）を開始。投与量は、成人1000〜2000mL、小児20mL/kg×3回まで。

- **保温**
低体温を防ぐ。容態によっては加温した輸液・輸血を行う。

- **出血源の検索**
体内出血が疑われるときはFASTやX線検査を行う。

isability：中枢神経

GCS 合計点による評価

- 3～8点：重症頭部外傷
  （切迫する D）
- 9～13点：中等症頭部外傷
- 14、15点：軽症頭部外傷

「切迫する D」を見きわめる

搬送後、GCS が 2 点以上低下、合計点 8 点以下＋瞳孔不同＋クッシング現象（高血圧を伴う徐脈）がある状態を「切迫する D」と呼び、緊急度が高い。これらの徴候を見逃さないこと。

すぐやること

切迫する D があるとき

至急医師に報告し、再度 ABC をチェックする。呼吸状態によっては気管挿管を行うため、すぐに準備する。同時に頭部 CT 検査の準備に取りかかる。

頭部 CT 検査を優先する

切迫する D が見られる場合、ただちに頭部 CT 検査を行う。ほかの検査よりもまず頭部 CT を優先する。撮影は、患者の ABC が安定していることを確認したうえで行う。

Exposure：外表・体温

低体温の有無

- 裁断して脱衣し、全身の視診を行う
- 脱衣と大量輸液によって
  患者の体温が下がりやすいので、
  保温ブランケットなどで加温する

すぐやること

低体温があるとき

毛布や保温ブランケットで体を温める。また、加温した輸液、輸血によって深部を温めて体温低下を防ぐ。

プライマリーサーベイで行う主な検査

血液検査	血液一般、血算、生化学、血液型などの検査を行うので、オーダーしておく。
FAST	エコーで胸腔や腹腔に出血・体液貯留がないか調べる。
X 線検査 （胸部・骨盤）	外傷では胸部と骨盤の撮影を行う。
モニタリング	心電図、SpO₂、血圧、体温などを継続して観察する。

全身の受傷度を把握

外傷と全身状態を把握し、
治療のための再評価へ進む。

セカンダリーサーベイへ

5 外傷の治療法の決定

セカンダリーサーベイを開始する

問診によって情報を集め、全身をチェック。この間に、患者および家族へのサポートも行う。患者はもちろん、家族も動揺しているので、不安をやわらげるように対応する。また、院内規定に従って患者の衣類や所持品を管理し、紛失したり、ひと目に触れたりしないように注意する。

AMPLE history

A アレルギー歴

M 服薬中の薬

P 既往歴（妊娠の有無）

L 最後にとった食事

E 受傷機転と現場の状況

重症で患者からの聞き取りが難しい場合は、救急隊や警察と協力して受傷機転を把握する。

受傷の原因、既往歴を問診

患者本人の問診が可能であれば、受傷機転を詳しく聞き取る。本人に聞けない場合は付き添いや家族、救急隊から話を聞く。患者情報は AMPLE history などを活用して聞き取り、整理する。

診断と治療方針を決定

セカンダリーサーベイの結果、医師が診断と治療方針を決める。医師と一緒に、本人および家族に今後の治療の進め方などを説明する。

プラス α 外傷の分類を覚えておく

ひとくちに外傷といっても、その種類はさまざまです。外傷は、加わった外力の種類、原因・手段、受傷の動機、開放性・非開放性、損傷部位の数、損傷部位などによって分類されています。

こうした分類を覚えておくことは、重症度や緊急度を推測する手がかりになります。

● **外力の種類:** 鈍的外傷（交通事故、墜落、転落など）、穿通性外傷（刺創、杙創など）

● **外傷原因・手段:** スポーツ外傷、労働災害、交通外傷など

● **受傷の動機:** 傷害、自損、不慮の事故

● **外部との交通:** 開放性・非開放性

● **損傷部位の数:** 単独外傷、多発外傷

● **損傷部位:** 表在性外傷、頭部・顔面・胸部・腹部・骨盤・四肢・脊椎・脊髄

頭蓋骨骨折 + 顔面骨折

対応時の ポイント	意識レベル と出血に 注意する	頭部や顔面の強打では、脳、頸椎・脊椎、脊髄の損傷を疑います。すぐに頸椎・脊髄の保護を行い、意識レベルを確認します。また、外出血・頭蓋内出血とも大量出血の可能性があるため、要注意です。

Step1 プライマリーサーベイと外傷のアセスメント

第一印象

呼びかけに対する応答、発声の有無、呼吸状態、脈拍などを素早くチェックし、重症感を把握する。ショック症状の有無も確認。ショックがあれば、すぐに対応する（→ P38）。

開放性頭部外傷、脳ヘルニアがある！

開放性頭部外傷で大量出血があるときは、緊急手術になる。また、「切迫するD（→ P172）」があり、脳ヘルニアが疑われる場合は、緊急手術や脳室ドレナージなどの処置が必要になる。

すぐやること

緊急手術、脳室ドレナージの準備を
医師に報告のうえ、すぐに手術とドレナージの準備にとりかかる。

ABCDE チェック

気道を確保し、閉塞がないか確認する。頭部や顔面を強打している場合は頸椎や脊髄を損傷している可能性が高いため、慎重に下顎挙上法で固定。気道閉塞、昏睡、心肺停止状態なら気管挿管を行う。すぐに酸素投与・人工呼吸器により低酸素血症を防ぐ。出血がある場合は出血性ショックに注意。輸液で血圧を維持する。低体温があれば、加温ブランケットなどで保温する。

 ショック、低酸素血症、アシドーシスの徴候を見逃さない

容態の急変につながるため、これらの徴候に注意。心電図、SpO_2、血圧、体温をこまめに見る。

口や鼻からの出血で
気道が閉塞しや
すいので注意を

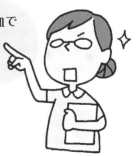

「切迫する D」なら至急、頭部 CT 検査を

「切迫する D」の徴候があれば、頭蓋内圧亢進や脳ヘルニアが疑われる。患者の ABC を安定させたうえで、至急頭部 CT 検査を行い、治療を進める。

すぐやること

患者の ABC を安定させる

頭部 CT を開始するために早期の ABC の安定を目指す。「切迫する D」では呼吸状態が悪化するため、気管挿管や呼吸補助の準備をする。

プラス α 入院患者が転倒したときは、起こさずに対処する

入院患者が転倒したり、ベッドから転落したりして頭部や顔面を打ちつけ、けがをすることがあります。こうした場面に遭遇したとき、あわててすぐに抱き起こそうとしがちですが、無理に起き上がらせてはいけません。

まずは頸椎を保護し、ニュートラル位に保って気道を確保します。口・鼻からの出血があれば、気道が閉塞しないように横を向かせます。そのうえで応援を呼び、ABCD チェックを開始します。

頸椎軸をニュートラル位に保ち、気道を確保する。

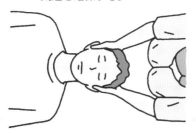

循環管理でショックを防ぐ

出血性ショックや脳循環障害を防ぐため、輸液で血圧を維持する。収縮期血圧が 120mmHg、Hb が > 10g/dL を目安に輸液を行う。

こんな徴候も要注意！

下表の症状がある場合は脳ヘルニアが疑われる。切迫する D と同じく、至急頭部 CT 検査を行う必要がある。

脳ヘルニアの徴候

- **除脳硬直**
  四肢が強く伸展した状態。脳幹（中脳・橋上部（きょうじょうぶ））に重篤な損傷がある。

- **除皮質硬直**
  上肢が強く屈曲し、下肢は強く伸展した状態。大脳皮質～間脳の広範囲の障害が疑われる。

- **瞳孔所見**
  瞳孔不同が見られる。左右どちらかの散瞳（さんどう）は同じ側の血腫や脳浮腫が疑われる。

- **クッシング現象**
  血圧上昇に徐脈を伴う状態。なお、低血圧の場合は出血性ショックや頸髄損傷による血液分布異常性ショックの疑い。

- **その他の特徴**
  片麻痺がある場合は、反対側の頭蓋内病変・損傷が疑われる。また、優位半球の損傷によって失語症が起こることもある。

全身のアセスメント

ABC が安定したら
全身を詳しく観察する

外傷やその程度、頭蓋骨の陥没の有無、口腔・鼻腔、外耳孔からの出血がないか調べる。頭部を触診し、頭髪に隠れた損傷や陥没、血腫の有無もチェック。切迫するDに該当しない中等症頭部外傷は、この段階で頭部CTやX線検査を行う。

 **小児と高齢者は
慎重に観察する**

小児は成人より出血性ショックに陥りやすく、血圧低下や低酸素によるびまん性脳腫脹が多い。また、けいれんを起こしやすい。頭蓋骨骨折を伴わない急性硬膜外血腫も見られる。一方、高齢者は局所的な損傷が多く、急性硬膜外血腫より急性硬膜下血腫が見られるほか、遅発性の慢性硬膜下血腫を起こすことがある。

軽症に見えても重症化する
危険因子

1 来院時の意識障害や見当識障害、健忘、あるいはその他の神経学的異常所見がある

2 上記所見がなくても、下記のいずれかに該当する場合

❶ 受傷後の意識消失や健忘、見当識障害のエピソードがある

❷ 頻回の嘔吐や頭痛がある

❸ てんかん発作があった

❹ 陥没骨折や頭蓋底骨折が疑われる

❺ CT検査（bone image）で骨折が疑われる

❻ 受傷機転が重症と疑われる（高エネルギー外傷など）

❼ 高齢者

❽ 凝固機能や線溶機能に影響を与える薬剤の服用

❾ 脳神経外科的手術の既往（開頭術やV-Pシャントなど）

日本脳神経外科学会・日本脳神経外傷学会監修、重症頭部外傷治療・管理のガイドライン作成委員会編『重症頭部外傷治療・管理のガイドライン 第3版』（医学書院）より

小児の場合

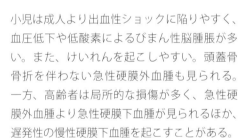

発熱
軽度の発熱がある。

嘔吐する
軽症でも嘔吐しやすい。

**ぐったりして
眠ってしまう**
頭蓋内損傷があると、顔色が悪く、ぐったりとしてすぐに眠ってしまう。目が覚めても元気がない。

**ショックやアシドーシス
に陥りやすい**
循環血液量が少なく、すぐにショックやヘマトクリット低下になり、代謝性アシドーシスに陥りやすい。

高齢者の場合

**直後より受傷から
3週間以降に注意**
受傷から3週間ほど経過してから慢性硬膜下血腫による症状が現れることがある。

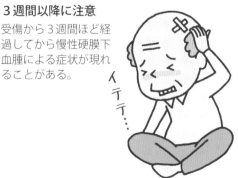

骨折を示す所見に注意する

視診では下表の所見に注意。受傷直後には現れないが、これらは頭蓋底骨折を示す所見である。頭蓋底は脳神経が多く走行しており、重篤な神経障害が現れる。

頭部・顔面のチェック

臨床所見		神経症状	骨折部位
	● 気脳症*（気頭症） ● パンダの眼 　（ラクーン・アイ）： 　眼窩周囲の皮下出血 ● 髄液鼻漏、鼻血	● 嗅覚障害 ● 視神経障害（視神経管骨折がある場合は急激に視力が悪化する）	前頭蓋底
	● 気脳症（気頭症） ● バトル徴候（耳介後部の皮下出血） ● 髄液漏、耳出血	● 顔面神経麻痺 ● 感音性難聴	中頭蓋底
	● 項部・頸部の出血斑 ● 咽頭後壁粘膜下の出血斑	● 下位脳神経麻痺 　（舌咽神経、迷走神経、舌下神経） ● まれに脳幹損傷	後頭蓋底

＊気脳症：頭蓋内に空気が入って貯留している状態。頭痛や嘔吐などを伴うことがある

外鼻・外耳からの髄液漏をチェック

頭蓋底骨折が疑われる場合は、外鼻や外耳からの出血をガーゼや濾紙などにとって観察する。出血に髄液が混じっている場合は、ガーゼや濾紙に滴下した血液が二重の輪（ダブルリング）になる。なお、髄液漏が疑われるときは鼻や耳に脱脂綿を詰めたり、鼻から吸引したりせず、患者にも鼻をすすらないように指示する。

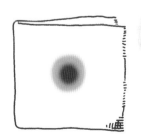

外側ににじみ出ている部分に注目！

ダブルリングがあるかを見る

血液の周囲にやや薄く、二重に輪が見えるときは髄液が漏出していることを示す。

頭部・顔面以外のチェックも

　会話が可能なら問診を行い、頭痛や視力低下、複視、聴力障害、咬合障害などがないか調べる。また、高エネルギー外傷では多発外傷が多いため、頭部と顔面以外の損傷も確認する。

全身のアセスメント

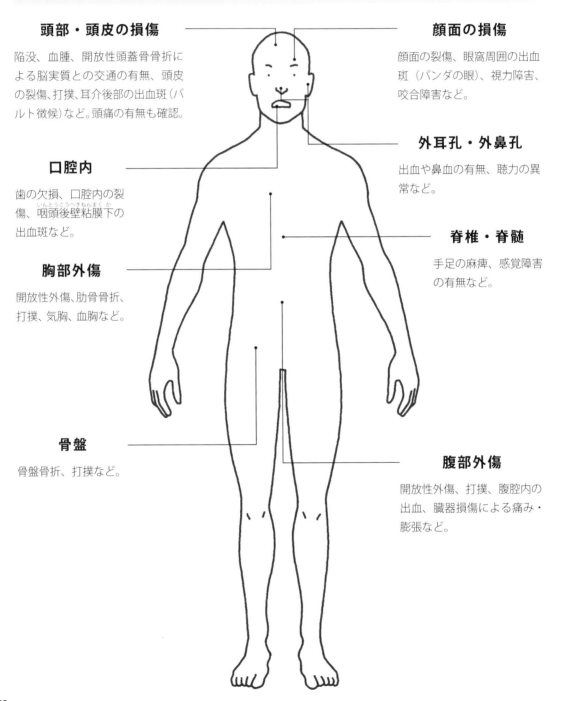

頭部・頭皮の損傷

陥没、血腫、開放性頭蓋骨骨折による脳実質との交通の有無、頭皮の裂傷、打撲、耳介後部の出血斑（バトル徴候）など。頭痛の有無も確認。

口腔内

歯の欠損、口腔内の裂傷、咽頭後壁粘膜下の出血斑など。

胸部外傷

開放性外傷、肋骨骨折、打撲、気胸、血胸など。

骨盤

骨盤骨折、打撲など。

顔面の損傷

顔面の裂傷、眼窩周囲の出血斑（パンダの眼）、視力障害、咬合障害など。

外耳孔・外鼻孔

出血や鼻血の有無、聴力の異常など。

脊椎・脊髄

手足の麻痺、感覚障害の有無など。

腹部外傷

開放性外傷、打撲、腹腔内の出血、臓器損傷による痛み・膨張など。

頭蓋骨骨折と顔面骨折の病態と治療

頭蓋骨骨折の種類、発生する障害は多岐にわたる

　頭蓋骨骨折は、骨折部位と外部との交通の有無によって分類されます。

　まず、骨折部位による分類では「円蓋部骨折」と「頭蓋底骨折」があります*。さらに頭蓋底骨折には、視神経管骨折と眼窩

吹き抜け骨折などがあります。頭蓋底には脳神経が通過しており、骨折部によってさまざまな神経症状が現れます。

　骨と外部との交通があるものは、開放骨折、ないものは閉鎖骨折といいます。開放骨折は感染リスクがあるため、緊急手術が必要です。

頭蓋骨骨折の種類と障害・損傷

視神経管骨折　顔面、特に眉毛外側部への衝撃によって発生することが多い。

症状・障害
視神経管が損傷するため、直接対光反射消失、視力障害、失明などが起こる。

円蓋部骨折

● **線状骨折**
円蓋部に線状の骨折線が走る。骨折線は縫合部や孔などの薄く弱い部分に向かって走る。

● **陥没骨折**
頭蓋内に陥没するもの。前頭骨や頭頂骨によく見られる。

症状・障害
急性硬膜下血腫、急性硬膜外血腫、脳挫傷などが起こりやすい。

頭蓋底骨折
円蓋部からの骨折の延長によるものが多い。下顎への強い衝撃や打撲、しりもちなどで脊柱と後頭蓋底がぶつかって起こる場合もある。

症状・障害
髄液漏、髄膜炎や脳膿瘍（のうのうよう）などの感染症、嗅神経障害、視神経損傷、脳血管損傷などが起こる。

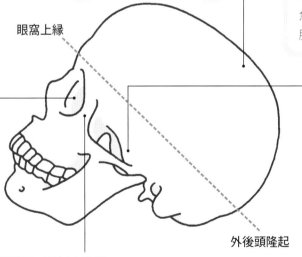

眼窩上縁

外後頭隆起

眼窩吹き抜け骨折
頭部・顔面への強い打撃・衝撃によって発生することが多い。

症状・障害
複視、眼球陥入、眼球上転障害などが起こる。

＊眼窩上縁と外後頭隆起を結んだ線より上を「円蓋部」、下を「頭蓋底」と分ける

外傷による二次性脳損傷は命にかかわる

　頭蓋骨骨折が起こると、それに伴う外傷や出血など、以下のような病態によって死亡するリスクが高まります。

急性頭蓋内出血

　頭蓋骨内で出血が起こり、血腫ができるものです。血腫が増大すると脳を圧迫します。急性硬膜外血腫、急性硬膜下血腫、脳出血などの種類があります。

◎急性硬膜外血腫：頭蓋骨と硬膜の間に出血が起こるもの。血腫が増大すると頭蓋骨と硬膜の剝離が進行し、脳が強く圧迫されます。

◎急性硬膜下血腫：外傷などで脳表動脈が破綻し、硬膜とくも膜の間に出血が起こります。急性硬膜外血腫よりも脳浮腫や脳の

脳震盪（のうしんとう）に見えても油断は禁物です。意識障害が長引くときは重篤な損傷が疑われます

腫脹が重篤で、血腫増大スピードも速く、緊急開頭手術を行います。

脳挫傷

　外傷などで脳の局所に挫滅や出血、浮腫などが起こります。前頭葉や側頭葉に好発します。重篤な場合は進行性の意識障害、脳ヘルニア徴候が現れます。

　回転加速度によって神経線維の断裂が起こり、脳全体に損傷がおよぶ「びまん性軸索損傷」は重篤で、予後不良です。

頭蓋骨骨折と頭蓋内病変の手術の適応

病態	手術の適応	手術の時期
急性硬膜外血腫	血腫の厚さが 1 ～ 2 cm 以上、または容積 20 ～ 30mL（後頭蓋窩 15 ～ 20mL）。合併血腫がある、神経症状の急激な悪化がある場合。	可及的速やかに
急性硬膜下血腫	血腫の厚さが 1cm 以上、明らかな mass effect（頭部 CT で正中線構造の偏位が 5mm 以上または脳底槽が圧排、消失している）、神経症状の急激な悪化がある場合。	可及的速やかに
脳内血腫・脳挫傷	進行性の神経症状の悪化、頭蓋内圧の制御が困難、CT 所見の悪化がある場合。	可及的速やかに
頭蓋骨陥没骨折	1 cm 以上の陥没、静脈洞を圧迫している、審美的に容認しがたい場合。	全身状態が安定したとき
開放性頭蓋骨陥没骨折	創部の汚染、高度の挫滅、粉砕骨折がある。脳実質の露出、髄液漏がある。骨片が脳内にある、出血が持続している。	原則として 24 時間以内に手術、48 時間以内には必ず行う
視神経管骨折・視神経損傷	光覚弁が保たれている、進行性の視力低下がある（完全盲は適応なし）。	1 ～ 2 週間以内

顔面骨折は頭部外傷と関連しているものが多い

顔面骨折は頭部や顔面の強打・打撲に伴って起こることが多く、**重症度と緊急度は受傷機転や受傷部位によって異なります**。また、顔面には血管が多く分布しているため、血管を損傷すると大量出血につながり、口腔・鼻腔内に血液がたまって気道閉塞を招いたり、出血性ショックを引き起こしたりする危険があります。

顔面骨折を起こすほどの衝撃を受けている場合は、頸椎・頸髄損傷が起きていることも予測されます。四肢の麻痺・しびれ、感覚障害の有無を必ず確認する必要があります。さらに頭部を強打している可能性もあるため、頭部のアセスメントも必ず行います。

治療ではプレートを使って骨を固定する

顔面骨折では外傷や骨折によって、容貌に大きく影響がおよびます。顔面骨には顔面形態の形成、鼻腔・眼窩の保持、歯牙の土台、血管・神経と通り道などを保つ役割があります。これらの機能をできるだけ回復し、顔面形態を改善する治療が必要です。

できるだけ早期にプレートなどで骨を整復・固定します。

顔面骨折の種類と障害

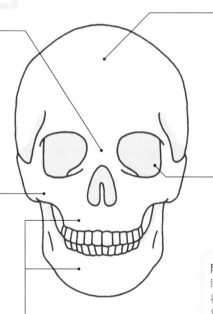

鼻骨骨折
顔面骨折の中で最も多く、全体の3分の1を占める。

障害
鞍鼻や斜鼻などの変形が起こる。腫脹や疼痛、鼻出血が見られる。

前頭骨骨折
陥没骨折が多い。前頭骨下には鼻につながる前頭洞があり、ここを損傷することもある。

障害
髄液漏、嗅覚障害、前頭洞炎などを起こすことがある。

頬骨骨折
骨折によって顔面の変形が起こりやすい。下部の頬骨弓部を骨折することも多い。

障害
鼻・頬・口腔の感覚障害、眼球運動障害、複視、開口障害など。

眼窩骨折
眼球をおさめる部分で、骨折により眼窩内の組織、筋肉などが外側に出てしまう。

障害
眼球運動障害（特に上転が困難）、複視、眼球陥没など。顔面の感覚障害が起こることもある。

上顎骨・下顎骨骨折
上顎骨より下顎骨骨折が多い。下顎骨骨折では顔の下3分の1が変形する。

障害
咬合不全・咬合障害が起こる。

脊椎・脊髄損傷

対応時の ポイント

麻痺のある 部位、 重症度を 迅速に評価

初期対応が非常に重要です。速やかに麻痺の部位と重症度を評価し、できるだけ早く治療を開始します。また、麻痺の出現は患者にとって大きな不安となるため、精神的なケアも行いながら治療します。

Step 1 プライマリーサーベイと外傷のアセスメント

到着時

頸部保護と全身固定を 確認し、診療ベッドへ

脊椎・脊髄損傷が疑われる場合、救急隊によって頸椎カラーで頸部を保護し、バックボードとヘッドイモビライザーで全身を固定した状態で搬送されてくる。到着後は、まず頸部保護と全身固定が適切に行われているかを確認し、ニュートラル位を保ち、バックボードのまま慎重に診療ベッドへ移す。このとき、十分な人数のスタッフで安全に移動させる。その後、患者の意識があれば安静を保たせ、アンパッケージにとりかかる。

全身固定をアンパッケージ

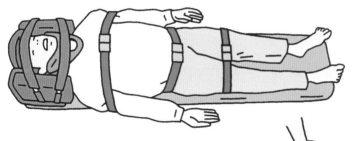

アンパッケージの前に、患者が暴れないことをしっかり確認する。患者に意識がある場合は、安静にして動かないように指示する。

用手固定で頸椎を保護

気管挿管などの処置のために頸椎カラーを外すときは、患者の鼻筋と体幹の正中線が一直線になるようにして、両手でしっかりと頭部を保持する。

解除は必ず頭部から

先に体幹からベルトを外すと、体が動いたときに頸椎がねじれてしまう危険があるため、アンパッケージは必ず頭部から除去する。

第一印象

素早く全身状態を確認する。呼吸停止や気道閉塞、ショックの有無をチェックし、医師に報告する。吸引を行っても気道閉塞があるときは、すぐに気管挿管の準備を。頸椎カラーを外すときは、用手固定で頸椎を確実に固定する。

プラス α 脊髄ショックは一時的な不全状態であるため、再評価を

脊髄を損傷するとすべての脊髄機能が一時的に消失します。これを「脊髄ショック」といいます。実際の障害レベルよりも低い症状が現れ、弛緩性麻痺や感覚脱出、反射消失、麻痺性イレウス、血圧低下などが見られます。

受傷後数時間から数日間継続するため、その間に脊髄損傷の重症度を評価しても正しく評価できません。損傷部以外の脊髄反射機能は徐々に回復するので、それを待ちます。

なお、脊髄ショック離脱の評価は、肛門反射や球海綿体反射で確認します。

一時的にすべての
脊髄機能が消失。

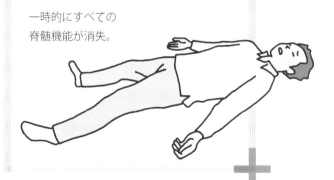

ABCD チェック

高位脊髄損傷があると呼吸停止の可能性がある。第4頸椎以上の損傷では横隔膜や肋間筋を動かせず腹式呼吸になったり、呼吸停止に陥ったりするため、気管挿管も準備をしておく。気道が開通していても低酸素血症や高二酸化炭素血症が継続する場合は、やはり気管挿管が必要となるので準備しておく。

 脊髄損傷ではショック症状がなくても注意

脊髄損傷ではショックがあっても皮膚冷感や頻脈といったショック症状が現れないことがある。これは上位胸椎から上の高位脊髄が損傷を受けると交感神経が障害されて副交感神経優位となり、徐脈や末梢血管拡張によって手足が温かくなるため。この場合は血圧低下や虚脱、呼吸不全に注目する。

中枢神経障害のチェック

意識レベルは GCS をはじめ、瞳孔所見、対光反射の有無で評価。また、片麻痺や除脳硬直、除皮質硬直などがあれば脳ヘルニアが疑われるため、至急頭部 CT の準備をする。なお、意識レベルを確認する際、麻痺があると四肢や胸骨への痛み刺激には反応しないため、鎖骨から頭側を刺激して反応を確かめる。

 「切迫する D」ならすぐに頭部・脊髄 CT 検査を行う

GCS の合計点や症状によって切迫する D と判断された場合は、ただちに気管挿管と頭部・脊髄 CT 検査を行う。

Step2 セカンダリーサーベイと看護のポイント

問診

可能なら受傷機転を聴取する

脊椎・脊髄損傷の原因は交通事故が最も多く、次いで高所からの墜落、転倒などである。会話が可能なら、できるだけ詳しくどういった状態で受傷に至ったのかを確認する。

また、視力障害や複視、聴力障害、咽頭部の違和感など、気になる症状がないか聞き取る。患者からの聴取ができない場合は、救急隊や警察、付き添い人から情報を集める。

身体所見のポイント

脊髄損傷がないか全身を観察する

● **頸部・後頸部の観察ポイント**

視診：観察時には頸椎カラーを外し、用手固定で頭部を固定したまま観察。外傷の有無、腫脹、挫傷、打撲の痕跡、頸静脈怒張などをチェックする。さらに、体表の損傷だけでなく、下図のように命にかかわる内部損傷の有無も調べる。

聴診：嗄声の有無、頸動脈雑音をチェック。

触診：脊椎の棘突起の圧痛、胸部の皮下気腫の有無、気管偏位などを調べる。観察後は再び頸椎カラーを装着しておく。

体表以外も検索する

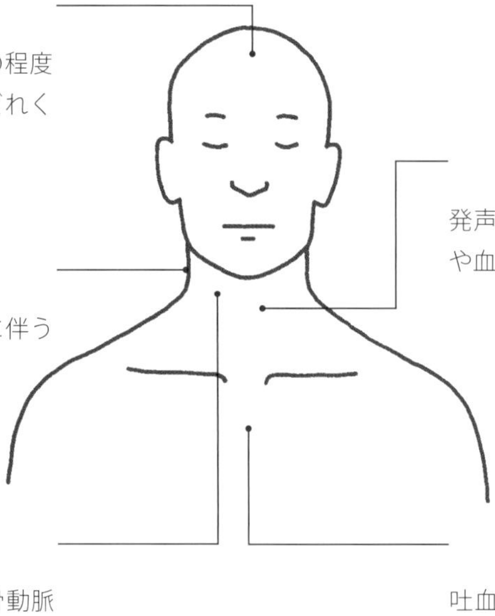

体表損傷

全身を観察し、どこに、どの程度の外傷があるか、出血量はどれくらいか。

咽頭・気管支損傷

発声が可能か、外傷によって出血や血痰などがないか。

頸椎・頸髄損傷

頸部を観察し、外傷やそれに伴う麻痺などの神経症状の有無。

頸動脈損傷

頸椎損傷では内頸動脈や椎骨動脈に剝離や損傷が起こることがある。

食道損傷

吐血や嚥下困難などがないか。症状によっては内視鏡で検査する。

● **会陰の観察ポイント**

男性患者に持続勃起症が見られる場合は、脊髄損傷の疑いがある。

● **直腸診による損傷確認**

脊髄が損傷され、膀胱機能や直腸機能に障害が起こると排泄が困難になる。そこで、脊髄損傷の有無を調べるには直腸診を行って肛門括約筋の緊張をチェックする。肛門括約筋の緊張度、感覚低下、直腸粘膜の連続性、出血、圧痛の有無、随意的な肛門収縮の有無などを調べる。なお、脊髄ショック（→ P183）の離脱を調べるには、亀頭や陰核部をつまんで肛門括約筋の収縮の有無を調べる（球海面体反射）。

● **四肢の麻痺・感覚障害、**
　深部腱反射のチェック

脊髄損傷による障害の現れ方にはパターンがある（→ P186）。このうち、中心性脊髄損傷の確認には深部腱反射が有効。足裏をかかとからつま先側に刺激し、バビンスキー反射があれば確認できる。四肢の麻痺・感覚障害のチェックには、痛み刺激による脊髄の支配髄節とデルマトームを用いて評価する（→ P187）。デルマトームは脊髄の障害部位と対応しているので、各部位の反応で脊髄の損傷部位をチェックできる。

● **背面の創傷、異常のチェック**

背面観察は医師の指示でフラットリフトかログロールで行う。背面の圧挫、擦過傷（さっか）、打撲痕、凹凸の有無などを確認する。また、脊髄損傷があると自力で体を動かせず同じ体勢が持続し、感覚障害で痛みを感じないため短時間で褥瘡（じょくそう）を生じやすい。仙骨部や坐骨部など体重がかかる部位に発赤がないか、こまめに確認する。

体位変換は慎重に十分な人手で行う

 **フラットリフトか
ログロールか医師の指示で**

どちらを選択するかは、骨盤骨折、腹腔内臓器損傷、変形肢などの状態に応じて医師が決める。

リーダーは頭側に位置し、かけ声をかけ、タイミングを合わせる。脊椎に負担をかけないように慎重に行う。

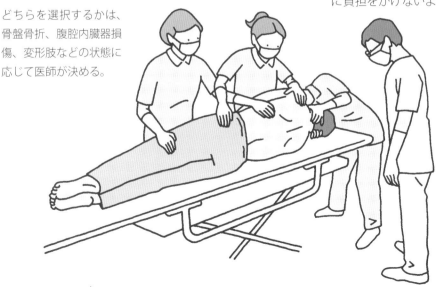

損傷部位によって障害が異なる

脊髄を損傷すると損傷以下の支配域に機能障害が現れるため、障害パターンや損傷部位、重症度などを調べる。

重症度分類として主に用いられるのが、

フランケル分類とASIA（American Spinal Cord Injury Association）分類（→ P187）で、ASIA分類はフランケル分類を改良したもの。

脊髄損傷の障害パターンと身体所見

脊髄内の神経走行位置とその機能

脊髄を損傷すると、その部位によって影響のおよぶ範囲が異なる。脊髄内の神経走行位置とその機能（左図）のとおり、不完全脊髄損傷の場合、障害パターンによって所見にちがいがある（下図）。完全型脊髄損傷の場合は、損傷以下の知覚・運動機能が完全になくなる。

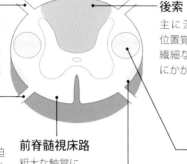

神経根（後根）
損傷や神経根の圧迫などによって、根性疼痛、深部知覚障害、表在知覚障害などが現れる。

後索
主に深部感覚、位置覚、振動覚、繊細な触覚などにかかわる。

神経根（前根）
損傷や神経根の圧迫などにより、弛緩性運動麻痺、筋萎縮などが現れる。

前脊髄視床路
粗大な触覚にかかわる。

外側脊髄視床路
温痛覚にかかわる。

錐体路（外側皮質脊髄路）
主に運動神経にかかわる。損傷すると痙性運動麻痺、深部腱反射亢進などが現れる。

前脊髄型損傷

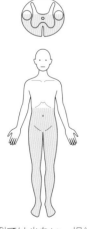

外傷例では少ない。損傷以下の完全麻痺が起こり、温痛覚障害も見られるが、深部知覚は残存する。

中心性脊髄損傷

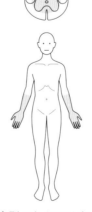

不完全型のなかでは多いが、予後は比較的よい。下肢よりも上肢に強い麻痺が現れ、温痛覚障害も見られる。

ブラウン-セカール症候群

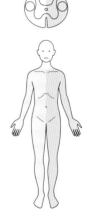

損傷側に運動麻痺と深部知覚の低下が起こり、血管拡張や皮膚温の上昇も見られる。反対側には温痛覚障害が現れる。

脊髄損傷部位の評価

C：頸髄、T：胸髄、L：腰髄、S：仙髄を示す。皮膚の痛覚領域と知覚・運動麻痺の有無によって障害部位を評価する。

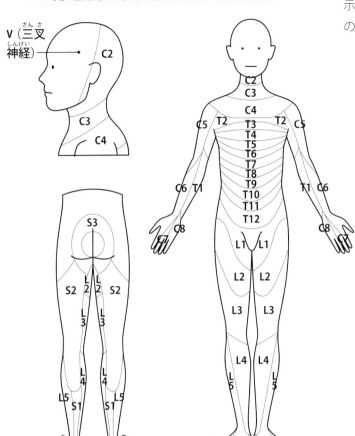

運動障害の目安

C5 肘関節の屈曲（肩関節の外転）

C6 手関節の伸展

C7 肘関節の伸展

C8 手指の屈曲

T1 手指の外転（小指）

L2 股関節の屈曲

L3 膝関節の伸展

L4 足関節の背屈

L5 足趾の伸展

S1 足関節の底屈

デルマトームとは

デルマトーム（皮膚分節）は脊髄の障害部位と対応していることから、この分節に沿ってしびれや感覚障害の有無を調べると脊髄の損傷部位を推測できる。

グレード	フランケル分類		ASIA分類	
脊椎・脊髄損傷の重症度分類				
A	完全麻痺	損傷部以下の運動・知覚の完全麻痺。	完全麻痺	S4～S5髄節まで運動・知覚が完全に喪失。
B	運動喪失・知覚残存	損傷部以下の運動は完全に失われているが、仙髄域などに知覚が残存するもの。	不完全麻痺	損傷部以下の運動完全麻痺。知覚は障害レベル以下（S4～S5髄節まで）残存。
C	運動残存（非実用的）	損傷部以下にわずかな随意運動機能が残存しているが、実用的運動（歩行）は不能なもの。	不完全麻痺	損傷部以下の運動機能は残存しているが、筋力は徒手筋力テスト（MMT）3/5未満である。
D	運動残存（実用的）	損傷部以下に、かなりの随意運動機能が残存し、歩行も補助具の要否にかかわらず可能。	不完全麻痺	損傷部以下の運動機能は残存しており、筋力もMMT3/5以上である。
E	回復	神経脱落症状を認めない（反射異常は残ってもよい）。	正常	運動・知覚ともに正常。

損傷部位による障害と生活自立度		
損傷部位	障害の状態	生活自立度
C1~C3	呼吸筋の完全麻痺	基本的にベッド上での生活。電動車椅子、人工呼吸器の使用が必要。
C4~C5	四肢麻痺 全介助	上部肋間筋が麻痺するが、横隔膜のみの自発呼吸が可能。目・頭の動きで電動器具が使える。電動車椅子使用。
C6	四肢麻痺 要介助	上部肋間筋が麻痺し、横隔膜のみの呼吸運動。肩・肘・手関節の運動が可能で、車椅子を動かせる。自助具を利用したベッド上での移動・食事などが一部可能。
C7	四肢麻痺 胸郭運動障害	自力で起坐可能。ベッド上のADLは自立（自助具使用）。前腕、手に装具やスプリントが必要。
C8	四肢麻痺 胸郭運動障害	ベッド上のADLは自立、車椅子動作と身の回りの動作は部分介助が必要。手動装置により自動車の運転が可能。
T1	対麻痺	車椅子動作とADLは部分介助が必要。手動装置により自動車が運転できる。
T6~12	要介助	実用性の歩行は困難だが、要介助で歩行は可能。T12の対麻痺では長下肢装具と松葉杖で歩行でき、車椅子スポーツもできる。

山田幸宏編著『看護のための病態ハンドブック（改訂版）』（医学芸術社）より

検査のポイント

撮影時には十分な
人数で介助する

　脊椎・脊髄の損傷部位を確認するには、X線検査やCT検査を行う。バイタルサインが安定 ••••▶ していることを確認したうえで検査を進める。このとき、頸椎カラーとバックボードは外さず、そのままで撮影する。また、撮影時に体位変換によって頸椎や脊椎が動いたり、負荷がかかったりしないように十分な人数で介助する。

 **頸椎側方の撮影時に
第6～7頸椎が
隠れないように**

第6～7頸椎は損傷頻度が高いため、この部位が鮮明に描出できるように注意する。肩関節で隠れないように、看護師が患者の両手を前面で尾側に引っ張った状態で撮影する。

脊椎・脊髄損傷の病態と治療

重大な合併損傷の治療も同時に行う

脊椎や脊髄を損傷する原因のほとんどは高エネルギー外傷であるため、脊椎・脊髄損傷以外にも全身に重症外傷があり、大量出血や骨盤骨折、気胸、心タンポナーデといった重大な合併損傷を伴っています。合併損傷で死亡する可能性もあります。そのため、これらの治療も同時並行しなければなりません。

そのうえで脊髄損傷の二次障害を防ぐ神経保護の治療、呼吸器や循環、消化器、尿路などの管理も必要です。

回復期、慢性期に至っても麻痺性イレウスや神経因性膀胱、外傷後脊髄空洞症、異所性骨化など、全身にさまざまな合併症を発症することがあり、治療は長期におよびます。

リハビリで残存機能の維持・強化を図る

急性期は褥瘡の予防が重要です。さらに、損傷の程度によりますが、全身管理に影響しない程度にできるだけ早期からリハビリテーションを開始します。

急性期には関節の可動域訓練、肺理学療法などを理学療法士らの指導をもとに行います。回復期に入ると、ADL のリハビリを開始します。

この間は、患者にとって精神的なケアを必要とする時期であるため、看護師の心理的サポートが不可欠です。

リハビリテーションの進め方

急性期 ➡ 回復期 ➡ 慢性期

● 関節可動域訓練

● 褥瘡の予防
褥瘡ができやすいため、エアマットレスやクッションなどを適切に用いる。頸椎カラーの使用期間中は特に注意が必要。

● 肺理学療法
呼吸パターンの訓練、呼吸筋の強化、胸郭と肺の可動性維持、排痰法の指導。

● 基本的動作訓練
寝返りや起き上がり、プッシュアップ、坐位（ざい）の保持、離床、車椅子乗車など。

● 日常生活動作訓練
食事、更衣、排泄・入浴の訓練。

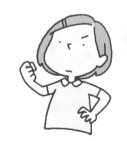

リハビリ期間中も心理的なサポートを大切に

189

胸部外傷

対応時の ポイント

胸は呼吸・循環にかかわるため、緊急度が高い

胸部には気管・気管支、肺、心臓および心血管など重要な臓器・血管が集中しています。ここが損傷を受けると気道・呼吸・循環が影響を受け、重篤な合併症を引き起こすため、迅速な対応が必須です。

Step1 プライマリーサーベイと外傷のアセスメント

第一印象

気道閉塞、呼吸不全、ショックの有無を素早く確認する。特に気道と呼吸が重要。呼吸状態を見て、発声や呼吸音、気道の異常音を聴き、空気の出入りを感じ、気道と呼吸の評価を行う。気道の開放が確認できないときは、すぐに気管挿管や外科的気道確保（輪状甲状靭帯穿刺など）の準備をする。

 胸部 X 線と FAST の準備を

大量血胸や肺挫傷、フレイルチェストの原因となる肋骨骨折、開放性気胸などを調べるための胸部 X 線と、胸腔内液体貯留を調べるエコー検査を行うので、すぐに実施できるように準備しておく。

ABCD チェック

陥没呼吸やシーソー呼吸など気道閉塞を示す所見、呼吸数、SpO_2 値、胸郭運動の異常、血圧、脈拍数などのバイタルサインを速やかにチェック。また、意識障害が悪化すると呼吸障害が起こりやすいため、意識レベルの変化にも注意する。

致死的外傷、呼吸を妨げる外傷をチェックする

蘇生が必要になる致死的な胸部外傷（TAFXXX → P191）や、呼吸障害を起こす外傷がないか、胸部を中心に視診・聴診・触診・打診を行って全身を調べる。

 外傷や異物による閉塞に注意

口腔内で出血している場合や嘔吐がある場合は、血液や吐物による気道閉塞に注意する。また、折れたり抜けたりした歯牙が詰まることもあるため、口の中をよく観察する。

同時に循環チェックでショックを見逃さない

外傷による出血で循環血液量減少性ショック、さらに心タンポナーデや気胸による心外閉塞・拘束性ショックが起こる恐れがあるため、皮膚冷感、顔面蒼白、虚脱などのショック症状がないか確認する。

致命的な外傷①

フレイルチェスト

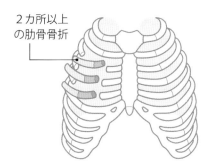

２カ所以上
の肋骨骨折

動揺胸郭ともいう。肋骨と肋軟骨の骨折が
上下に連続して起こり、胸壁の動きと連動
できなくなった状態。

致命的な外傷②

開放性気胸・緊張性気胸

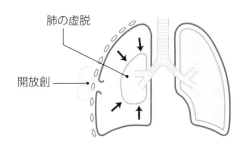

肺の虚脱

開放創

外傷などによって肺を損傷し、胸膜腔内に
呼気が漏れ出して肺が虚脱し、呼吸困難に
陥る。

致死的胸部外傷（TAFXXX：タフな3X）の身体所見

病態	特徴的な身体所見
T：心タンポナーデ cardiac tamponade	ベックの三徴（頸静脈怒張、血圧低下、心音減弱）のほか、奇脈、クスマウル徴候、中心静脈圧上昇と 30mmHg 以下の脈圧など。ショック症状が見られることもある。
A：気道閉塞 airway obstruction	発語がない、チアノーゼ、呼吸補助筋の使用など。頸部皮下血腫、喉頭損傷、気管・気管支損傷などの外傷がある。
F：肺挫傷を伴う フレイルチェスト flail chest	吸気時に陥没し、呼気時に隆起する胸郭の奇異運動が見られる。胸壁の動揺を触診で確認できる場合もある。
X：開放性気胸 open pneumothorax	開放創がある。開放創が小さい場合は吸気時に創から血液と空気が胸腔内に吸い込まれ、呼気時に吹き出す。また、患側の呼吸音減弱、打診による鼓音がある。
X：緊張性気胸 tension pneumothorax	頸静脈怒張、患側への気管偏位、頸部や胸部の皮下気腫、胸郭運動の左右差、患側の呼吸音減弱、打診による鼓音などがある。また、ショック症状が現れることもある。
X：大量血胸 massive hemothorax	患側の呼吸音減弱、打診による濁音がある。ショック症状が現れる。

191

**TAFXXX なら
すぐに治療の準備を**

TAFXXX はいずれも緊急度が高い。身体所見を評価したら、
大至急治療を開始できるように準備する。

TAFXXX の処置とケア

病態	処置・ケア
T：心タンポナーデ	心嚢内の血液を排除するため、心嚢穿刺または心嚢ドレナージを行う。効果がない場合は、心膜開窓術あるいは緊急開胸術による心膜切開を行う。また、原因に心損傷があるため、至急手術の準備を開始する。
A：気道閉塞	閉塞を確認しだいすぐに用手的気道確保を実施。このとき、頸椎への動揺を最小限にするため下顎挙上法を選択する。気道を確保したら、すぐに気管挿管や輪状甲状靭帯穿刺を行うので準備しておく。
F：フレイルチェスト	初期には気管挿管による陽圧換気を行う。その後、陽圧呼吸による内固定、肋骨骨折に対する観血的整復固定術を行う。強い疼痛を伴うことがあり、鎮痛薬の投与や持続硬膜外ブロックで対処する。
X：開放性気胸	胸腔ドレナージを行い、ドレーン留置後に開放創を閉鎖する。胸腔ドレナージのチューブは創から離れた汚染されていない清潔な部位から行う。胸壁の損傷が大きく、創閉鎖が難しい場合は気管挿管のうえ、陽圧呼吸を開始。
X：緊張性気胸	病態が逼迫し緊急脱気が必要な場合は胸腔穿刺を実施。その後、できるだけ早く胸腔ドレナージを行う。
X：大量血胸	大至急、胸腔ドレナージを開始。成人では 1000mL の血液が急速に回収された場合、早い段階で開胸止血術を検討する。また、胸腔ドレナージ開始後 1 時間で 1500mL 以上、2〜4 時間で 200mL/ 時以上の持続する出血、持続する輸血が必要な場合も開胸術の適応となる。

問診 •••••••••••••••••••••••••••••► 必要な検査の準備、段取りを

受傷機転や既往歴などを確認する

できるだけ詳しく受傷機転を聴取し、患者の意識があり、会話が可能なら胸痛の有無、呼吸状態、血痰の有無などを問診する。また、呼吸器や循環器の既往疾患、抗血小板薬や抗凝固薬の服用歴なども確認する。

必要な検査の準備、段取りを

致死的外傷に加え、臨床的に問題となる PATBEDXX（→ P194）などの胸部外傷を予測し、検査の準備をしておく。胸部 X 線検査、胸部造影 CT 検査、血管造影検査、心電図、気管支鏡、内視鏡検査などが必要になる。

身体所見のポイント

PATBEDXX の有無を速やかにチェックする

問診ののち、PATBEDXX（肺挫傷、胸部大動脈損傷、気管・気管支損傷、鈍的心損傷、食道損傷、横隔膜損傷、気胸、血胸）がないか、以下の手順でチェックする。

視診：創傷、穿通創、打撲・シートベルト痕の有無、呼吸様式、奇異呼吸、運動異常、頸静脈怒張などを調べる。

聴診：呼吸音（両側の中腋窩線と鎖骨中線など 2 カ所以上聴取し、左右を比較）。胸腔ドレナージ中なら吸引器の不具合、チューブの位置異常や屈曲などを確認。

打診：鼓音、濁音の有無、左右差を確認。

触診：皮下気腫による握雪感、肋骨・胸骨の変形、圧痛、轢音を確認。

受傷機転による注意点

● 鈍的外傷

交通事故によるハンドル・シートベルト外傷などが多い。開放性外傷がなくても、胸部への直接的な外力、急激な胸腔内圧の上昇、減速・加速度による剪断力が加わり、肋骨骨折、肺や気管・気管支の損傷、大血管損傷など、胸腔内部に著しい損傷が起こる。

● 穿通性外傷

刃物などの鋭利なものによる刺創、銃創など。刺入部の臓器だけでなく、刃先の移動によって広範囲が損傷する。銃創の場合は、射入口と射出口の位置から損傷部位を推測する。

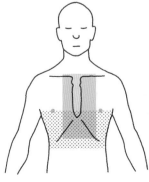

ザウエルの危険域
この部分に穿通性外傷がある場合は、心臓損傷があると考えて対処する。

193

PATBEDXX（パットベッドツーエックス）の特徴と治療法

病態	特徴的な身体所見	治療
P：肺挫傷 pulmonary contusion	胸部X線やCT検査で診断を確定。境界が不明瞭な形状や網状の陰影、出血による腫瘤のような高濃度陰影が見られる。	酸素投与、必要に応じて人工呼吸器
A：胸部大動脈損傷 aortic disrupture	低血圧、血圧の左右差、頸静脈怒張、奇脈、心音減弱、大量血胸など。約85％は受傷現場で死亡する。	緊急開胸術
T：気管・ 気管支損傷 tracheobronchial tree injury	広範囲に皮下気腫や縦隔気腫が見られる。呼吸困難、血痰が見られる。気管支鏡によって診断を確定する。	損傷部への気管チューブ挿入、ECMO
B：鈍的心損傷 blunt cardiac injury	多発する心室期外収縮、洞性頻脈、心房細動、右脚ブロック、ST変化など。心不全や心破裂の場合もある。	不整脈、心不全に対する治療
E：食道損傷 esophageal rupture	嚥下困難、背部痛、吐血や口腔咽頭からの出血、皮下気腫、縦隔気腫、血気胸、膿胸など。	外科的治療、胸腔・縦隔ドレナージ
D：横隔膜損傷 diaphragmatic injury	横隔膜ヘルニアとそれに伴う閉塞性循環不全、右横隔膜では肝損傷。	外科的治療
X：気胸 pneumothorax	患側の呼吸音減弱、鼓音、皮下気腫など。胸部X線、CT検査、エコー検査で診断確定。	胸腔ドレナージ
X：血胸 hemothorax	患側の呼吸音減弱、濁音。胸部X線、エコー検査で診断を確定。	胸腔ドレナージ、外科的治療

胸部外傷の病態と治療

胸部外傷は
肺や心臓に損傷がおよぶ

　胸部には気管、肺、心臓、それらにつながる大血管が集まっているため、外傷が生じるとこれらの重要臓器も損傷を受け、重篤化します。**初期対応が非常に重要で、受傷後1時間以内の処置が生死を分けます。**

　胸部外傷の原因としては、交通事故や転落などの鈍的外傷が多く見られます。

気胸や血胸には
胸腔ドレナージを行う

　胸部外傷による損傷で多いのは、開放性気胸や緊張性気胸、血胸などです。

　気胸では損傷による開放創から空気が漏れ出し、肺が虚脱して呼吸困難に陥ります。緊張性気胸は循環不全を伴うため、一刻も早い処置が必要です。血胸も大量の出血によって循環不全に陥ります。

　治療では、胸腔ドレナージによる脱気・排液を行います。

肺・心臓・肋骨の位置関係

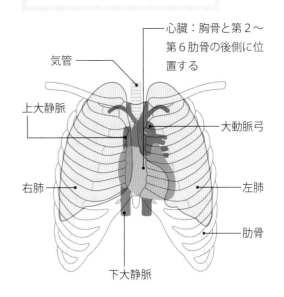

- 気管
- 上大静脈
- 右肺
- 下大静脈
- 心臓：胸骨と第2〜第6肋骨の後側に位置する
- 大動脈弓
- 左肺
- 肋骨

 ⚠ **緊急時にはまず
胸腔穿刺を行うことも**

胸腔ドレナージを行う時間的猶予や器材をすぐに準備できない場合などは、応急処置として胸腔穿刺を行う。この場合はあとで胸腔ドレナージを実施する。

胸腔ドレナージの方法

気胸の場合

ドレーン挿入部位
第3〜6肋間の前腋窩線〜中腋窩線の間で行うのが推奨されている。

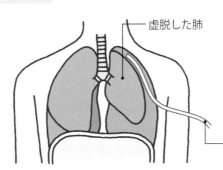

- 虚脱した肺
- 挿入したドレーンの先端はドレーンバッグにつなぐ

気胸の場合は胸腔内にドレーンを留置して脱気し、肺を拡張させる。患者を仰臥させ、上肢を挙上させた姿勢で行う。ドレーンの挿入後はX線検査でドレーンの位置と合併症の有無を確認する。

腹部外傷

対応時の ポイント	腹腔内臓器 損傷と大出血 を疑って 対応する	腹部も胸部と同様、重要臓器と複数の大血管が存在します。これらを損傷し、腹腔内で大出血や腹膜炎を起こすと重篤な事態になるため、損傷部位を迅速につきとめ、処置しなければなりません。

Step 1 プライマリーサーベイと外傷のアセスメント

第一印象

気道を確保し、迅速に全身状態を観察。閉塞があれば吸引し、気管挿管の準備をする。ショックがあれば、ただちにショック対応（→ P38）を行う。開放創がなくても、腹腔内出血が起こっていることを予測して対処する。

腹部外傷の受傷機転

● **鈍的（非穿通性）外傷**

交通事故、労災事故、墜落・転落、暴力などで起こる。腹部への直接外力、腹部前面への強い圧迫・強打で椎体との間に挟まって損傷が起こるもの、急激な減速による剪断力（固定された部分とそれ以外の部分に真逆の力が加わること）で起こるものなどがある。

● **穿通性外傷**

鋭利な刃物、銃創など。刃物が原因の場合はサイズや形状、刺された部位によって重症度が異なる。大血管や肝臓、腎臓といった実質臓器を損傷すると出血性ショックに至りやすい。

● **爆傷**

ガス爆発、爆弾などによる。最初の圧力波で消化管損傷、次の段階で穿通性外傷や鈍的外傷の可能性がある。

すぐやること

出血性ショックと腹膜炎の徴候を探る

顔面蒼白、意識レベル低下、皮膚冷感・湿潤、脈拍減弱、頻呼吸などがあるときはショックが起こっていると判断。すぐに FAST で腹腔内出血の有無を調べる（→ P198）。また、管腔臓器や膵臓の損傷による組織汚染で腹膜炎が起こっていないか、その徴候を調べる。

バイタルサインと腹膜刺激症状をチェック

出血性ショックはバイタルサインから推測できる（→ P197 表）。また、腹膜炎は腹膜刺激症状の有無で評価できる。体性痛、腹部圧痛、反跳痛（ブルンベルグ徴候）、筋性防御（板状硬）の有無をチェックする。腹膜刺激症状とショック症状がある場合は敗血症性ショック（→ P149）を疑う。

出血性ショックの重症度

	クラスⅠ	クラスⅡ	クラスⅢ	クラスⅣ
出血量（mL）	< 750	750 〜 1,500	1,500 〜 2,000	> 2,000
出血割合（%）	< 15	15 〜 30	30 〜 40	> 40
脈拍（回 / 分）	< 100	> 100	> 120	> 140 か徐脈
血圧	変動なし	拡張期血圧上昇	収縮血圧低下・拡張期血圧低下	収縮期血圧低下・拡張期血圧低下
呼吸数（回 / 分）	14 〜 20	20 〜 30	30 〜 40	> 40 か無呼吸
意識レベル	軽度不安	不安	不安・不穏	不穏・無気力

American College of Surgeons Committee on Trauma : Trauma Evaluation and Management (TEAM);
Program for Medical Students; instructor Teaching Guide. American College of Surgeons (1999)

ショック徴候あり

腹部外傷の緊急度（右図）に従って開腹手術が判断されるため、ショック徴候がないか注意して観察する。出血性ショックや汚染による腹膜炎がある場合は、開腹手術を想定しておく。特にショックを伴う腹腔内大量出血は、すぐに手術の準備にとりかかる。

急速輸液で血圧を維持。気管挿管の準備も

ショック症状には急速輸液（細胞外液を1000 〜 2000mL）を行う。血圧上昇と徐脈が確認され、輸液の速度を下げても血圧が維持できていれば安定したと判断できる。輸液の速度を下げると血圧が低下する場合は、急速輸液を継続。輸液に反応しない場合は緊急止血処置の準備を。さらに、意識障害と呼吸障害に備え、気管挿管の準備もしておく。

腹部外傷の緊急度

● **ショックを伴う大量腹腔内出血**

受傷より1時間以内に根本的止血

● **ショックを伴わない持続する腹腔内出血**

受傷より2〜4時間以内に止血
（状態が安定していても活動性出血が潜んでいる場合があるため、受傷後2〜4時間以内に開腹要否の判断）

● **腹膜炎の治療**

受傷より6時間以内に手術
（急性腹症とほぼ同じ）

意識レベルのチェックで急変に備える

意識がないと腹膜刺激症状を評価できないので、この場合はショック症状の有無で緊急度を判定する。なお、意識があっても油断は禁物で、腹腔内出血によって急変する可能性があるため、意識レベルと血圧の変動には常に注意する。

FAST の適応と検索部位

FAST（Focused Assessment with Sonography for Trauma）は、以下のケースで適応となるが、腹部外傷ではプライマリーサーベイでもセカンダリーサーベイでもくり返し行い、腹腔内出血の有無を確認し、開腹止血処置の要否を評価する。

1 循環不安定

2 腹部所見をとりづらいとき
- 頭部外傷などによる意識障害や脊髄損傷の合併
- アルコール、薬物（睡眠薬・鎮痛薬など）の服用
- ほかの部位の損傷による疼痛がある
- 高齢者、乳幼児、精神疾患など
- 気管挿管後

3 腹部所見の異常

4 近接する部位の損傷
- 下位胸郭から骨盤までの体表損傷
- シートベルト痕　● 下位の肋骨骨折
- 肺挫傷、血気胸　● 骨盤骨折
- 血尿

5 腹部外傷をきたしやすい受傷機転
- ハンドル外傷　● 腹部強打

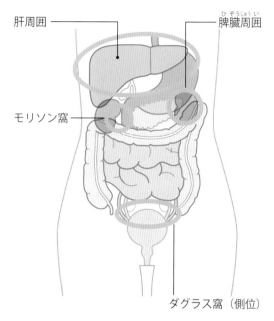

肝周囲　脾臓周囲（ひぞうしゅうい）

モリソン窩

ダグラス窩（側位）

腹腔内出血は上図の4カ所に見られることが多い。そのほか、病態に応じて胸腔や心嚢（しんのう）を調べることもある。

全身状態と出血の状況によってはDCSへ

身体の2カ所以上に重症外傷がある多発外傷の場合、緊急時の止血と臓器温存の目的でDCS（ダメージコントロール手術）が行われる。このとき、複数の部位から出血がある場合は胸腔、腹腔、骨盤腔、四肢、頭部、脊髄の優先順位に従って止血処置を行う。

⚠ DCSは3つの徴候が現れる前に

重度の外傷は、「致死的三徴」が出現する前に初期治療を完了しないと根治的治療が不可能になる。そのため、致死的三徴が現れていないか、くり返し確認する。

致死的三徴とは
①低体温（深部体温≦34℃）
②アシドーシス（pH＜7.2）
③血液凝固異常
（PT、APTTが50％以上の延長）
の状態をいいます

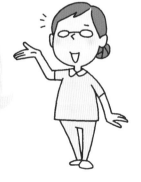

Step2 セカンダリーサーベイと看護のポイント

問診

意識があれば、症状とその程度を聴取する

　意識があり、適切な受け答えが可能な状態なら腹痛の有無、部位、その強さ、持続性か間欠性か、放散痛があるかなどを聞き取る。そのほかにも症状がないか確認する。

身体所見のポイント

視診で全身の外傷、打撲痕などをチェック

　胸部下から腹部全体、鼠径部（そけいぶ）、会陰までくまなく観察し、表在の外傷、裂創、刺創などの有無、状態を調べる。また、打撲痕やシートベルト痕、タイヤ痕も臓器損傷の手がかりになる。

　刺創の場合は、刃物などが腹腔内に達しているかがポイント。循環が不安定で、FAST で腹腔内出血が認められる、あるいは腹膜刺激症状や内臓脱出があれば腹腔内臓器損傷があると判断し、緊急で開腹手術となる。

　腹腔内臓器損傷や腹膜穿通を確認するため、腹部 CT 検査を行う場合もある。そのほか、過去の手術痕・手術歴、背部の外傷も必ず確認し、記録しておく。

胸部、背部の受傷でも腹部に影響がおよぶ

　胸部や背部に打撲痕があった場合、その影響が腹部におよんでいることがあり、腹部外傷を疑って観察する必要がある。右胸部から右上腹部の打撲痕では、肝損傷や十二指腸穿孔が起こっている可能性がある。左胸部から左上腹部、また左側胸部と腹部の打撲痕は、脾損傷や膵損傷の可能性がある。腹部後面および腰部の打撲痕では腎損傷を疑う。

・・・・・・▶ ⚠ **軽症に見える皮下出血、シートベルト痕も注意**

皮下出血やシートベルト痕は軽症に見えるが、腹腔内の出血や臓器損傷の可能性大。腹部膨隆も要注意。また、軽症でも受傷機転が高エネルギーなら警戒する。交通事故で車内の変形が 45cm より大きい、車外に放出された、同乗者死亡、自動車同士の衝突事故などでは、腹腔内臓器損傷・出血の可能性が高い。墜落外傷では、成人は高さ 6 m 以上、小児は 3 m 以上なら要注意である。

● 聴診で腹腔内の損傷、出血を探る

腸雑音の有無、減弱を確認。腹腔内に血液や腸の内容物があると腸管麻痺を起こして腸雑音が減弱、しだいに消失することから、腹腔内臓器損傷の手がかりとなる。また、肋骨や脊柱、骨盤の損傷により後腹膜血腫が生じて腸管麻痺を起こすこともある。この場合も腸雑音の確認が必要である。

● 触診・打診で腹膜炎の徴候をチェック

患者の意識が保たれている場合に行う。まず腹部全体を慎重に触診してから、仰臥位で両膝を立たせた姿勢で腹壁の緊張を調べる。反跳痛（はんちょうつう）や筋性防御などの腹膜刺激症状があれば、腹膜炎の可能性がある。ただし、後腹膜側の膵臓や十二指腸の損傷では初期には腹膜刺激症状が現れないことがある。

 **小児、高齢者は
腹膜刺激症状が鈍い**

小児と高齢者、また意識障害がある患者は、腹膜刺激症状を認めにくいことが多いが、腹腔内臓器損傷が起こっていないと判断することはできない。

急変に備えて、評価中や検査中もバイタルサインの変化には十分注意しましょう

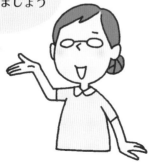

下腹部・会陰のチェック

● 外尿道口の出血の有無

陰嚢（いんのう）や会陰に気腫や血腫が見られる場合は、尿道損傷の疑いがある。

● 直腸診

骨盤骨折、会陰や外性器の損傷、脊髄損傷の疑いがあれば直腸診を行う。血液の付着、前立腺の位置の異常、骨盤骨折、直腸壁の連続性、肛門括約筋の緊張を評価。

● 腟内診

女性で会陰部の皮膚損傷、性器出血がある場合は腟内診を行う。

● 臀部

臀部の穿通性損傷がある場合は、腹腔内臓器損傷、腹膜反転部以下の直腸損傷の有無を確認する。

検査のポイント

CT検査、血管造影検査の段取りをしておく

血液検査では一般血液検査、感染症、生化学、凝固系を調べる。特に腹部外傷では肝臓・膵臓の損傷を示すトランスアミナーゼ値、アミラーゼ値の上昇に注目。尿道損傷のスクリーニングには血尿をチェックする。

画像検査はFASTのほか、腹部X線、CT検査を行う。肝臓・腎臓・脾臓など実質臓器の損傷には血管造影検査を行うので準備しておく。

腹部外傷の病態と治療

鈍的外傷では交通事故による肝損傷が多い

腹部外傷の約80%は鈍的外傷で、受傷機転としては交通事故、墜落・転落によるものが占めています。穿通性外傷のほとんどは刺創によるものです。

腹部外傷は肝臓や脾臓などの実質臓器損傷と、胃・十二指腸、小腸、大腸といった管腔臓器損傷に大きく分けられます。これらは同時に起こることもあります。

特徴としては、実質臓器損傷は大量出血による出血性ショックが起こりやすく、管腔臓器損傷では、消化液や内容物による汚染で急性腹膜炎を起こしやすくなります。また、肝・胆道系の損傷でも胆汁性腹膜炎を起こすことがあります。

鈍的外傷では交通事故による肝損傷が多く、穿通性外傷では管腔臓器損傷が多く見られます。

**ハンドル外傷、
シートベルト外傷が多い**

ショックや大量出血があれば緊急手術を行う

腹部外傷によってショックに陥っている、または大量出血がある場合は急速輸液療法を行い、反応がない場合は緊急輸血（O型赤血球液・AB型新鮮凍結血漿および血小板濃厚液）を行います。それでも血圧などのバイタルサインが安定しなければ、開腹止血手術に進みます。

バイタルサインが安定している場合は、腹部CT検査を行って、損傷の有無・程度、穿孔や腹膜炎の有無、動脈損傷を示す造影剤漏出像などを確認し、病態に応じて治療します。

造影剤漏出像ならTAEで処置する

腹部造影CT検査を行って、肝臓・脾臓・腎臓などの実質臓器内に造影剤の血管漏出像が見られる場合は、すぐに血管造影検査も行います。

血管造影検査で動脈の損傷部位を確認したら、そのまますぐにTAE（経カテーテル動脈塞栓術）で止血します。

ただ、TAEでも止血ができない場合もあるため、いつでも開腹術に切り替えられるように医師やスタッフ、手術室の確保・準備をしておきます。

骨盤外傷

**対応時の
ポイント**

**体内の大量出血、
臓器損傷を
予測し、
迅速に対応**

骨盤周辺には太い動脈があり大量出血しやすく、また骨盤内の泌尿器、直腸・肛門、生殖器が損傷される可能性もあります。骨盤外傷は重篤で命にかかわる病態ととらえ対処します。

Step1 プライマリーサーベイと外傷のアセスメント

第一印象

気道・呼吸・循環・意識レベルを素早く観察し、ショックの有無を確認。体表に外傷がなくても、内部で大量出血している恐れがあるため、骨盤の異常可動性のチェックは絶対に行わず、慎重に観察する。

ショック・意識障害あり

ショック対応（→ P38）を行い、同時に骨盤正面X線検査の準備をする。その間、意識障害が進行する恐れがあるため、GCSによる評価を頻回行い、合計点だけでなく、各項目の得点を記録しておく。

ショック、意識障害がなければ

止血・固定を行う

ショック徴候がなく、意識が保たれているときは止血と固定を行い、セカンダリーサーベイに進み、より詳しく全身のアセスメントを行う。

状態が安定したら、骨盤内臓器損傷の見逃しがないかなど、いま一度チェックします

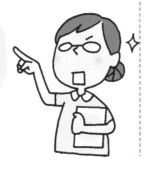

すぐやること

**X線検査で骨折の有無、
状態を調べる**

臥位姿勢で骨盤正面を撮影する。骨盤骨折の有無、さらに骨盤骨折のタイプを確認する（→ P204）。骨盤骨折のなかでも、骨盤輪が2カ所以上折れている不安定型骨盤骨折は重症で、大量出血が起こりやすい。こうしたタイプを見きわめるには、X線検査が必須。

骨盤骨折があれば、出血性ショックを疑う

X線検査を行った結果、骨盤骨折があり、不安定型骨盤骨折であれば、後腹膜腔出血による出血性ショックが考えられる。すぐに緊急止血処置を行う。

骨盤骨折がなければ、全身のアセスメントを開始

X線検査で骨盤骨折がないことが確認されたら、それ以外の外傷・損傷を調べる。骨盤周囲・会陰部に開放骨折による開放創がないか、持続性出血を伴う外傷がないか確認する。

 ショック遷延に注意する

不安定型骨盤骨折がなかった場合はほかの外傷治療を優先するが、なかにはショックが遷延することがある。この場合は動脈性骨盤内出血を疑って速やかに止血と確実な固定を行い、骨盤CT検査や血管造影、TAE（経カテーテル動脈塞栓術）の準備をする。

すぐやること

止血と確実な固定を速やかに行う

病態に合わせ、迅速に確実に行える方法を選択する。固定方法には骨盤固定スリング（下図）、シーツラッピング、創外固定、C-クランプなどがある。止血法にはTAE、骨盤ガーゼパッキングがある。

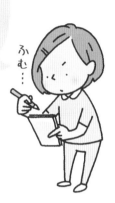

効果的に止血ができれば、ショックからの離脱が期待できるんですね

ふむ…

骨盤固定スリングの装着

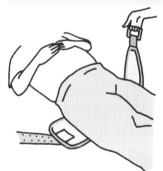

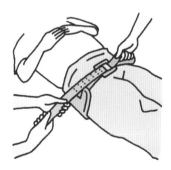

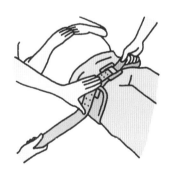

1

パッド部分の幅の中央が大腿骨大転子の位置に重なるようにスリングを敷き込む。フラットリフトで患者は持ち上げるか、膝下に敷き込んで大転子側にスライドさせる。

2

黒ストラップをバックルに通し、先端を反転させ、オレンジストラップと同時に引っ張る。黒ストラップがカチッと停止した感触があるまで左右同時に引っ張る。

3

黒ストラップを引っ張ったまま、緩まないようにしてパッド表面に押し付けて固定する。

シーツラッピング	両下肢を内旋させ、膝上を細紐で軽く縛る。シーツなどで幅10～20cmの緊縛帯を作って大腿骨大転子あたりに巻き付け、患者の両サイドから2人でシーツを締め、骨盤部を固定する。
創外固定	手術で骨盤両側の腸骨稜にピンを刺し、体外に出た部分を金属フレームで固定する方法。骨折部からの出血を抑えるのに適している。
C-クランプ	骨盤後方部分にピンを挿入し、両側から挟み込むように固定する。骨盤後方の骨折に適しているが、感染合併のリスクが高いため、あまり行われない。
TEA（経カテーテル動脈塞栓術）	大腿つけ根の動脈を穿刺し、経皮的にカテーテルを挿入。血管造影で動脈の損傷部分を確認し、そこにゼラチンスポンジや金属コイルなどを詰めて止血する。

骨盤骨折のタイプ

安定型骨盤骨折

骨盤の輪状構造が保たれているタイプ。腸骨翼や骨盤前方部分のみの骨折か、骨盤輪にかかっているが転位がなく、比較的骨盤が安定しているもの。

寛骨臼骨折

股関節の関節内骨折。大腿骨骨頭がおさまる部分で、ここを骨折すると関節面に凹凸が生じて関節運動が障害される。受傷時の体位や外力の大きさによっては股関節脱臼を伴うこともある。

不安定型骨盤骨折

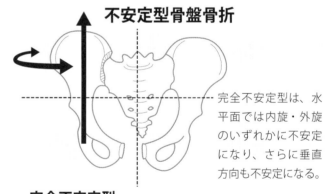

完全不安定型は、水平面では内旋・外旋のいずれかに不安定になり、さらに垂直方向も不安定になる。

完全不安定型

骨盤後方部分が完全に破綻して、垂直方向にも不安定になるもの。高所からの墜落で生じることが多く、後腹膜腔に大量出血が起こり、骨盤骨折のなかでも死亡率が高い。

部分的不安定型

骨盤後方の損傷が一部にとどまっているもの。骨盤が前後方向に圧迫されて骨盤腔が広がったタイプと、骨盤側方からの外力で骨盤腔が狭くなるタイプがある。

Step2 セカンダリーサーベイと看護のポイント

問診

可能なら受傷機転を
詳しく聞き取る

　患者の意識があり、容態が安定している
ときは問診を行う。転落した場合はどれく
らいの高さか、落下したときの体勢など

を、事故ならば骨盤を挟まれて強く圧迫さ
れたなど、受傷機転を詳しく聞き取る。ま
た、腹部の手術歴、下肢の麻痺や膀胱直腸
障害の既往、抗血小板薬・抗凝固薬の服薬
歴なども確認する。

身体所見のポイント

全身を観察して
重大な損傷の有無を調べる

　骨盤外傷は高エネルギー外傷のことが
多く、ほかの部位にも重大な損傷が起こっ
ている可能性が高い。特に、骨盤内出血、
尿道・膀胱損傷、脊髄損傷による下肢の麻
痺、馬尾症候群などに注意する。

● **下肢の麻痺や運動・感覚障害**

　下肢に麻痺や運動・感覚障害があるとき
は、脊髄損傷の疑いがある。麻痺や障害
の部位をチェックし、損傷部位を推測。
さらにCTやMRIで検査し、損傷部を確定
する。膀胱直腸障害がある場合は、腰部の
神経損傷による馬尾症候群が疑われる。

● **直腸診**

　尿道出血や会陰部に血腫がある場合、直
腸診を行って前立腺に高位浮遊感があれ
ば、尿道損傷の疑いがある（男性）。女性
の場合は血尿の有無、会陰部の外傷を調べ

る。膀胱や尿道の損傷が疑われるときは尿
道・膀胱造影検査を行う。

すぐやること

**整形外科、泌尿器科、婦人科、
消化器外科、放射線科に診断依頼**

骨盤正面X線検査の画像を再読影して骨
盤骨折の見逃しや、尿路や直腸の損傷、
女性器損傷などの見落としがないかを確
認するため、整形外科や泌尿器科、婦人
科、消化器外科、放射線科の専門医に診
断を依頼する場合があるので、必要な情
報をまとめて準備しておく。

⚠ **不安定骨折が疑われる
ときはログロール禁忌**

背面を観察する際、不安定型骨盤骨
折の疑いがあれば必ずフラットリフ
トで行う。骨盤の変形や出血を促す
危険があるため、ログロールは禁忌。

より詳しく調べるため、3D-CT で撮影する

フィジカルアセスメントの結果、骨盤骨折の所見があれば、X線を含め、画像検査を適宜行う。

骨盤正面X線撮影よりも精密に調べるため、3D-CTで撮影することがある。3D-CTでは骨盤輪の形状、寛骨臼の骨折、腸骨や恥骨の骨折、仙骨関節の破綻など、わずかな異変を見つけやすくなる。

血管造影、尿道造影で損傷部位を調べる

骨盤骨折による血管の損傷部位を確認するため、造影検査を行う。同時にTAEを行って動脈性出血を止血する。また、尿管・膀胱の損傷が疑われる場合は、まずは尿道損傷がないか調べてから、膀胱の検査を行う。

 造影剤アレルギーに備えておく

まれに造影剤によるアレルギーが現れる場合があるため、検査前に患者に確認。抗アレルギー薬の準備をしておく。

 プラス α　骨盤開放骨折は出血死と敗血症を警戒

骨盤開放骨折は、非常に死亡率が高い外傷です。受傷初期の死亡原因は出血によるもので、急性期以降になると敗血症による死亡が多くなります。

そもそも開放骨折は皮膚が破綻し、そこから骨折した骨などが外界と交通した状態にあります。開放創はただでさえ汚染や挫滅によって感染が起こりやすいのですが、骨盤骨折では位置的に消化管や尿路・膀胱などの損傷で便汚染が起こります。その影響で敗血症を引き起こしやすいのです。敗血症から敗血症性ショックを起こすと、命にかかわります。

徹底した感染対策で敗血症を防ぐ

治療は骨折部の固定とTAEによる止血を行い、開放創部を洗浄して止血します。さらに、手術室でデブリドマンを頻回くり返します。洗浄で除去できない異物や感染源になりそうな組織の切除などを行います。

また、一時的に人工肛門を造設して感染を防ぎ、創閉鎖を進めていきます。

抗菌薬の投与だけでなく、開放創からの出血や体液による汚染を防ぐためにこまめにガーゼを交換し、徹底的に感染防止対策を行います。

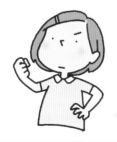

骨盤開放骨折では、コントロールが困難な感染が起こりやすく要注意です！

骨盤骨折の病態と治療

交通事故や高所からの転落によるものが多い

骨盤骨折は交通事故、高所からの転落といった高エネルギー外傷によって起こります。そのため、多発外傷を伴っているケースも多く見られます。

また、骨盤骨折は死亡率が5～30％と高く、死亡原因は大量出血による出血性ショック、臓器損傷とそれに伴う感染や敗血症によるものです。

したがって、**骨盤骨折が疑われる場合は止血と臓器損傷の治療、感染症対策を同時に進めていく必要があります。**

まず止血と固定を行い、損傷部位を治療する

受傷初期に出血性ショックがある場合は、十分な輸液と輸血を行います。ショック症状が改善せず、出血が持続している場合は血管造影検査を行い、TAEによって止血します。膀胱・尿道、直腸、腟などに損傷がある場合は各専門医に診断を依頼し、速やかに治療を進めます。

骨盤骨折そのものの治療は、骨折部位、転位（ずれ）の大きさ、年齢や活動性、全身状態に応じて保存療法か手術療法を選択することになります。

第4章 外傷への対応

骨盤骨折は重大な合併症が起こりやすい

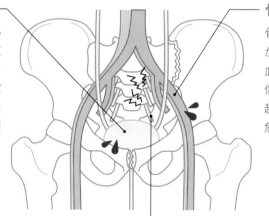

臓器損傷

骨盤輪前方の骨折では尿路損傷が起こりやすい。尿道が損傷されると血尿が見られる。膀胱損傷では膀胱破裂を起こすこともある。大腸や直腸、肛門の損傷は便汚染の原因になる。

骨盤内出血

骨折部位からの出血のほか、骨盤内の静脈からの出血が多い。内腸骨動脈が損傷されると大量出血を引き起こし、出血性ショックの危険性が高い。

ショックが起こりやすい！

骨盤骨折は、出血や感染によってショックが起こりやすいのが特徴。

神経損傷

仙骨部の骨折で起こりやすい。腰仙骨神経叢（ようせんこつしんけいそう）、坐骨神経などに損傷が起こり、下肢に痛みや神経障害が現れる。

四肢外傷

**対応時の
ポイント**

出血による
ショック、
隠れた損傷に
注意する

多発外傷のほとんどは、何らかの四肢外傷を合併しています。出血量が多いとショックに陥る危険があり、要注意です。外傷がない部分の損傷も警戒し、迅速に対処します。

Step 1 プライマリーサーベイと外傷のアセスメント

第一印象

気道・呼吸・循環を素早くチェックし、重症感を把握。同時に、大量出血による出血性ショックが起こっていないか確認する。開放創や開放骨折、動脈損傷では大量出血が起こりやすいため、止血と輸血の準備をする。

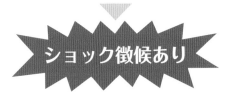

ショック徴候あり

ショック徴候があるときは、ただちにショック対応（→ P38）を行う。活動性の外出血には圧迫止血を行い、急速輸液、酸素投与を開始。意識障害がある場合は、気道閉塞に備えて気管挿管の準備をする。

 静脈路確保は健側に

末梢静脈路確保は、外傷がない側に確保する。外傷がなくても、骨折が疑われる部位は避ける。

ショック、意識障害がなければ

ABCD チェック

気道・呼吸・循環・意識をチェック。ショック徴候がなくても、開放創・開放骨折に伴う血管損傷や神経損傷、活動性の出血がある場合は急変する可能性が高い。また、開放創や外出血がなくても腫脹があり、拍動を伴う箇所、腫脹が徐々に大きくなるものは動脈損傷の疑いがあるため、慎重に観察する。

 **骨折、外傷に伴う
合併症に注意する**

骨折や外傷では、ショックのほかにも緊急対応が必要な合併症がある。代謝性アシドーシス、動脈・神経の損傷、コンパートメント症候群などが起こりやすいので、呼吸や循環の状態、損傷部位の出血状況、運動障害・感覚障害の有無を観察し、異常がないか確認する（→ P209）。

外傷に伴う合併症の観察ポイントと対応

	観察ポイント	対応
呼吸	● 呼吸数の増加・減少 ● 水泡音（粗い断続性副雑音） ● SpO₂ の低下	大量出血によるヘモグロビン低下、低酸素症による代謝性アシドーシスの進行、脂肪塞栓症候群（FES → P213）が疑われる。酸素投与で呼吸を管理。呼吸状態によっては気管挿管と人工呼吸器の準備をする。
循環	● 頻脈 ● 血圧低下 ● 損傷部位より先の動脈触知不可 ● 皮膚の湿潤・冷感 ● 進行する腫脹	頻脈と血圧低下は出血性ショックの疑いがあるため、ただちに輸液・輸血を開始。出血量によっては緊急止血術の準備を。動脈触知不可や皮膚の冷感、進行性の腫脹は、コンパートメント症候群の疑いがある。骨折部の疼痛が増した場合は要注意。至急、医師に報告して筋区画内圧測定を行い、減張切開の準備をする。
外出血・神経損傷	● 拍動性出血 ● 損傷部位より先の運動障害・麻痺、感覚障害	拍動性出血は動脈損傷によるものなので、圧迫止血を行う。運動障害や麻痺、感覚障害は神経損傷や腱断裂が疑われる。損傷部位を安静に保ち、手術の準備をする。

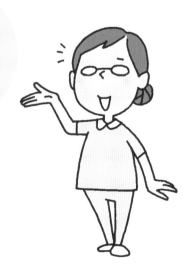

新たな腫脹部位の出現、尿量の減少や無尿、尿の色の異常など、時間の経過に伴って現れる症状もあります。気づいたらすぐに医師に報告を！

問診　受傷機転や 6P 徴候の有無を確認する

受傷機転や経過時間、受傷時の状況を聞き取り、表在外傷がない部分にも損傷がないか調べる。血行状態を調べるため、右の6P 徴候の有無もチェックする。

1　**Pain**：疼痛
2　**Pallor**：蒼白
3　**Pulselessness**：末梢動脈拍動の消失
4　**Paresthesia**：感覚異常
5　**Paralysis**：運動麻痺
6　**Poikilothermy**：温度変化

身体所見のポイント

創傷・骨折の状態、麻痺や運動障害、血行障害を調べる

全身を観察し、四肢外傷の分類（→P211）、汚染、挫滅、出血状態などを調べる。骨や腱、靭帯、神経などの深部組織の損傷、汚染の有無もチェック。損傷部位に変形や異常肢位、腫脹、陥没、圧痛、異常可動域がないかも確認する。四肢外傷による特殊な病態（→P212）の徴候も調べる。

● **骨折のタイプ・状態をチェック**

骨折が疑われる部位は正面・側面の２方向からX線検査を行うので準備しておく。開放骨折の場合は、ガスティロ分類（→ P211）に従って処置を進める。

● **感染の危険性をチェック**

広範囲の組織挫滅、手袋状皮膚剥離（デグロービング損傷）は感染の危険性が高いため十分に洗浄し、受傷３時間以内に抗菌薬を投与する。傷の汚染状況によっては抗破傷風ヒト免疫グロブリンを投与するため、医師に確認する。

● **麻痺や運動障害、知覚異常をチェック**

骨折部位とそこから先の末梢側に麻痺や運動障害、知覚障害がある場合は、末梢神経損傷が疑われる。外傷の部位によっては脊髄損傷も考えられるため、徒手筋力検査（MMT）を行う。

● **末梢血行障害のチェック**

6P 徴候の確認後、橈骨動脈と足背動脈の触知、末梢の色、冷感の有無を調べる。

 四肢末梢の循環は必ずドップラ検査で確認

動脈触知が困難な場合は、ドップラ検査で動脈拍動の有無を調べる。血管損傷が考えられるときは、血管造影検査の準備を。

手の損傷は知覚異常、血行障害を注意深く観察する

手は表層近くに血管や神経、腱などがあり、わずかな傷でも影響がおよぶ。知覚異常や血行障害がないかよく観察し、手指の関節もすべて可動域を確認する。

四肢外傷の分類

創の有無による分類

1 開放性損傷

2 非開放性損傷

損傷組織による分類

1 皮膚損傷：擦過創、圧挫創、剝皮創

2 血管損傷：血管断裂、圧挫

3 神経損傷：圧挫、断裂、引き抜き損傷

4 腱損傷：開放性断裂、皮下断裂

5 筋肉損傷：筋挫傷、筋断裂、
コンパートメント（筋区画）症候群

6 骨損傷：皮下骨折、開放骨折、骨欠損

7 関節損傷：捻挫、靭帯損傷、脱臼

感染を伴う開放創では汚染を防ぐための処置を、血管損傷ではすぐに緊急手術を行います

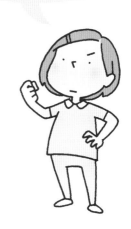

Type	開放創	汚染	状態・処置
			ガスティロ分類（開放骨折分類 Gustilo-Anderson）
Ⅰ	1 cm 以下	なし	軟部組織の損傷程度が低く、汚染もない。
Ⅱ	1 cm 以上	中等度汚染	開放創が 1 cm 以上あるが、広範囲の軟部組織損傷やフラップ状または引き裂かれたような損傷を伴わない。
Ⅲ A	挫滅を伴う	高度汚染	開放創の大きさに関係なく、高エネルギーによる軟部組織損傷を伴う。骨折部を軟部組織で被覆が可能。動脈の修復は不要のもの。
Ⅲ B	挫滅を伴う	高度汚染	軟部組織損傷が強く、重篤な骨膜剝離、骨の露出、高度汚染を伴う。骨折部を軟部組織で被覆できず、再建が必要。動脈の修復は不要のもの。
Ⅲ C	挫滅を伴う	高度汚染	軟部組織損傷が強く、修復を必要とする動脈損傷を合併したもの。

病態名	観察ポイント	病態と処置
コンパートメント症候群	● 骨折部の疼痛増強 ● 運動麻痺、知覚障害 ● 脈拍消失 ● 腫脹部位より先端の冷感、蒼白	外傷などによる高度な腫脹に伴って筋区画内圧が上昇し、筋虚血に陥るもの。下腿や前腕に好発する。緊急で減張切開処置を行わないと末梢循環不全、運動麻痺を起こし、機能が損われる。
クラッシュ（圧挫）症候群	● 圧痕や表皮剥離 ● 代謝性アシドーシス ● ショック症状 ● ミオグロビン尿	重量物の下敷きなどにより長時間四肢を圧迫された場合に発症する。2時間以上の圧迫があり、圧迫部にしびれがあれば、すぐに血液検査を行う。CPK上昇、高ミオグロビン血症、代謝性アシドーシスがあれば治療開始。急速輸液で十分な尿量を確保する。容態によっては持続血液濾過透析、血液透析が有効。
四肢切断	● 切断肢指の状態 ● 再接着面組織の損傷の程度 ● 阻血の有無	切断肢指が適切な状態で搬送されたか確認し、再接着の手術を行う。再接着手術のために別の医療機関に転送する場合は、切断肢指を生理食塩水で洗浄し、滅菌ガーゼに包んでビニール袋に入れ、ビニール袋ごと氷水につけた状態で搬送する。

検査のポイント

X線検査、特殊撮影の準備をしておく

　四肢外傷では、X線検査やCT、MRIなどの画像検査が多い。X線は正面・側方の2方向のほか、必要に応じて斜位撮影、動態撮影を行う。外傷に応じて内反、外反などのストレス撮影、関節造影、血管造影検査の準備もしておく。

合併症を発見するための検査も行われる

　血腫の程度や脂肪滴混入の有無を調べるため、関節穿刺が行われる。コンパートメント症候群が疑われる場合は、経皮的に筋区画にカテーテルを刺入して筋区画内圧検査を行う。正常内圧は20mmHg以下で、35〜45mmHg以上であれば減張切開の適応となるので、電気メスと止血用のバイポーラを準備する。

開放骨折の病態と治療

交通事故、転落などの高エネルギー外傷による

開放骨折は、皮膚や軟部組織が損傷して骨折部が外界と直接交通する状態にあるものをいいます。非開放骨折と比較して神経や血管、筋肉の損傷も著しく、**動脈が損傷されると大量出血によるショックを起こすこともあります**。また、開放性であるため**感染リスクも高く、迅速な処置が必要です**。

開放骨折の原因は、交通事故や高所からの転落といった高エネルギー外傷です。

敗血症や骨髄炎を防ぐため、感染対策が必須

開放創がある場合、感染が起こると敗血症や骨髄炎の危険があります。抗菌薬投与に加え、遅くとも6時間以内に確実な洗浄・デブリドマンを行います。

6時間以内に確実に十分な洗浄ができれば一次性閉鎖で傷をふさぎますが、長時間経過している場合や、汚染が強く軟部組織の損傷が著しい場合は経過を観察します。適応があれば、開放創のまま NPWT（陰圧閉鎖療法）を行います。

プラスα　急性期〜入院後に注意すべき合併症がある

骨折や重症外傷に伴う合併症には注意が必要なものがあります。

● 脂肪塞栓症候群（FES）

大腿骨骨折や骨盤骨折に合併することがあります。脂肪塞栓症候群は、骨折患者が呼吸障害や意識障害を起こす病態で、一般には受傷後12時間以上経過してから発症することが多いのですが、なかには初期診療中に発症する例もあります。急激に呼吸障害や意識障害、頻脈が起こり、眼瞼結膜や前胸部に点状出血が見られるときは、脂肪塞栓症候群を疑います。治療は、呼吸管理を中心とした対症療法です。

● 深部静脈血栓症

四肢外傷では損傷部位を固定し、長期間ベッドで安静を保つことになります。安静期間が長期化すると、血行不良によって深部静脈に血栓が生じます。肺血栓塞栓症を続発した場合は、命にかかわることもあります。

予防のためには、間欠的空気圧迫法が効果的です。また、早期発見のために下肢の腫脹、皮膚色の変色など異常がないか頻回チェックします。

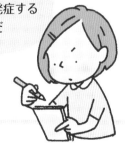

FES は受傷後1〜2時間で発症することもあるんだ

杙創

**対応時の
ポイント**

損傷部位を
予測し、
速やかに手術へ
つなげる

杙創は墜落や交通事故、爆発事故などが原因で
起こります。症例としては多くありませんが、
損傷部位によっては命にかかわるため、初期の
対応が重要です。

Step1 プライマリーサーベイと外傷のアセスメント

第一印象

気道の開通、呼吸状態、意識レベル、
循環を素早くチェックして重症感を把
握し、ショックの有無を確認。すぐに
酸素投与と静脈路確保を行い、呼吸状
態と意識レベルによっては気管挿管の
準備をする。

ショック徴候あり

ただちにショック対応（→ P38）を開始。心電
図モニタ、パルスオキシメータを装着し、呼
吸状態に応じて補助呼吸、気管挿管、人工呼
吸器に切り替える。出血性ショックなら輸液・
輸血を開始する。杙創では刺さった異物で圧
迫され、出血が予想外に少ないことがあるが、
動脈を損傷していることもあり油断は禁物。

ショックがなければ

ABCD チェック

異物が刺さっている部位を慎重に確認す
る。胸部や腹部に刺さっている場合、臓器
や大血管の損傷が予測されるため、呼吸・
循環の評価が重要。肺や気管の損傷では呼
吸状態が悪化する可能性を考慮する。意識
レベルは GCS または JCS で評価。杙創だけ
でなく、事故の衝撃で頭部を損傷している
可能性を考え、中枢神経障害もチェックす
る。

すぐやること

FAST、X 線検査、
造影 CT の準備を

FAST は胸腔・腹腔内出血の確認のため、
まず行われる。X 線では異物がどこに、
どれくらいの深さまで刺入しているか、
造影検査では臓器・血管の損傷を調べ
る。これらの検査がすぐにできるよう
に準備・手配しておく。

みるこの疑問

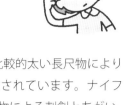

「杙創」とは
どんな創傷 ?

　杙創とは、「先端が比較的太い長尺物により起こる穿通性損傷」とされています。ナイフや包丁などの鋭利な刃物による刺創とちがい、杙創は先端があまりとがっていないものによります。

　例えば、杭や切り株、鉄骨、鉄パイプなどが転落や転倒によって偶発的、あるいは故意に刺さって起こる損傷です。

臓器や血管、神経を
損傷すると重篤な状態に

　杙創の場合、ナイフなどの刺創と比較して接触面積が広く、刺さったままなら圧迫によって出血を抑えることができます。そのため、刺さったままの状態で医療機関に搬送されます。ただし、異物が長すぎたり、大きすぎたりする場合は救急車で搬送できる状態に切断する作業が必要で、救出に時間がかかって容態が悪化することがあります。

　また、接触面積の大きさゆえに臓器や血管、神経の損傷も広範囲におよぶと重症化します。

杙創の主な原因

◉ 交通事故

事故の衝撃で破損した車の部品や積載物などが刺さる。

◉ 転落、墜落、転倒

工事現場などで高所から転落し、鉄骨や鉄パイプなどが刺さる。山中で転落・転倒して木の枝や切り株が刺さる。

◉ 爆発事故、故意による

ガス爆発などで飛来した異物が刺さる。故意に鉄パイプや杭などで刺される。

工事現場で鉄筋に転落して起こるケースが多いんだ

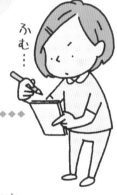

 ### 杙創の状態によっては
CT・MRI 検査ができない

　杭や鉄パイプ、鉄骨などの刺さっている異物の材質や形状、長さなどによってはCT や MRI の検査装置に入れなかったり、検査に適さなかったりすることがある。除去すると大量出血を引き起こす危険があるため、この場合はポータブルX線検査など可能なものだけ行う。

杭などが刺さったまま
手術室へ搬送する

　検査が行えない場合は、そのまま除去手術に進む。異物を固定し、出血量を増加させないように細心の注意を払って手術室に搬送する。移動の際は十分な人数のスタッフで対処し、できるだけ振動を与えないように注意する。

問診

可能なら刺さったときの
状況を聴取する

患者の意識があり、受け答えが可能なら異物が刺さった状況を聞き取る。刺さった部分から末端の麻痺やしびれ、運動障害、感覚障害の有無を問診。さらに、杙創部以外に症状がないかも確認する。

 **傷の状態がショッキングなので
心のケアも必要**

杭や鉄パイプなどが刺さった状況は患者にとってかなり衝撃的で、心理的なショックも大きい。不安や動揺が激しいことも多いため、患者が安心できるように心がけて対処する。

身体所見のポイント

異物の刺入路から
内部の損傷を予測する

杙創は異物の先端が鈍的であるため、主要動脈を損傷することは少ないとされている。ただし、異物によっては接触面積が大きく、皮膚や組織、臓器の損傷もそのぶん広範囲におよぶ。刺入路からどの部位に、どの程度の損傷があるか見きわめる必要がある。

損傷や合併症による
症状・所見を調べる

杙創部位やその周囲の臓器、血管や神経が損傷されても、異物が刺さった状態ではすぐに症状が現れず、時間の経過に伴って出現する場合もある。手術に進むまでの間はバイタルサインや容態を頻回観察する。

● **損傷部位が胸部なら
呼吸障害や胸痛をチェック**

杙創は胸部や腹部に多い。胸部には気管や肺、心臓・心血管など主要臓器と大血管が集まっているため、これらの損傷は命にかかわる。胸部に杙創がある場合は、呼吸状態、血圧・心拍などバイタルサイン、心電図モニタの変化に注意する。また、墜落や転落が原因なら杙創以外の損傷もあると考えて観察する。

 **気胸や血胸、肺挫傷などの
徴候を調べる**

肺の損傷では、気胸や血胸、肺挫傷などが疑われる。呼吸音減弱、濁音、皮下気腫などの徴候があれば、FASTやX線検査、CT検査で診断を確定し、速やかに治療を開始する。

異物の刺入により内臓・血管・神経を損傷

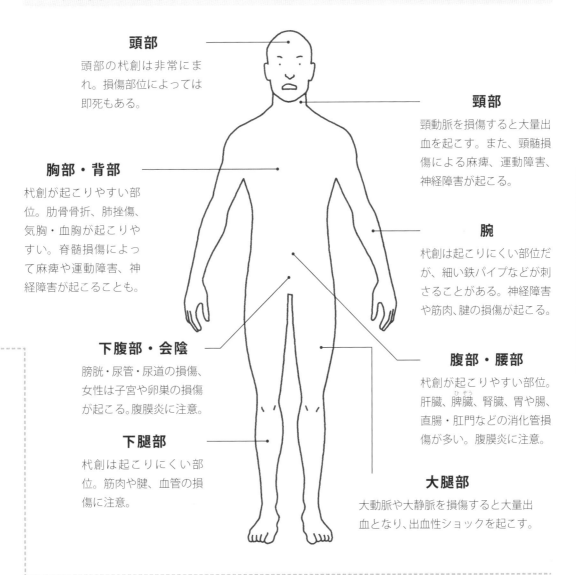

頭部

頭部の杙創は非常にまれ。損傷部位によっては即死もある。

頸部

頸動脈を損傷すると大量出血を起こす。また、頸髄損傷による麻痺、運動障害、神経障害が起こる。

胸部・背部

杙創が起こりやすい部位。肋骨骨折、肺挫傷、気胸・血胸が起こりやすい。脊髄損傷によって麻痺や運動障害、神経障害が起こることも。

腕

杙創は起こりにくい部位だが、細い鉄パイプなどが刺さることがある。神経障害や筋肉、腱の損傷が起こる。

下腹部・会陰

膀胱・尿管・尿道の損傷、女性は子宮や卵巣の損傷が起こる。腹膜炎に注意。

腹部・腰部

杙創が起こりやすい部位。肝臓、脾臓、腎臓、胃や腸、直腸・肛門などの消化管損傷が多い。腹膜炎に注意。

下腿部

杙創は起こりにくい部位。筋肉や腱、血管の損傷に注意。

大腿部

大動脈や大静脈を損傷すると大量出血となり、出血性ショックを起こす。

● 損傷部位が腹部なら 出血や穿孔をチェック

　異物の刺入路が腹部の場合は、肝臓や脾臓、膵臓、腎臓などの損傷、消化管の穿孔、出血が予測される。また、下腹部損傷では膀胱・尿管、子宮などの損傷も考えられる。腹部の損傷は腹膜炎を起こし、さらに敗血症の危険も高めるため、FAST を行って迅速に損傷部位を確定し、処置を開始する。

⚠ 刺入異物は汚染されているため感染対策を

　鉄骨や鉄パイプ、杭、切り株などは汚染されており、感染が起こりやすい。敗血症などの感染症を予防するため、早期に抗菌薬を投与し、デブリドマンを行う。生理食塩水で洗浄し、汚染された組織を切除する。ドレナージを行うこともある。汚染状況によっては破傷風予防に抗破傷風ヒト免疫グロブリンを投与する。

熱傷

対応時の ポイント	熱の影響を 受ける呼吸器・ 循環の管理を 徹底する	熱傷は表皮だけでなく、気道にもおよぶことが あります。また、広範囲の熱傷はショックを引 き起こします。そのため、皮膚のケアと呼吸・ 循環の管理を同時に進めます。

Step 1 プライマリーサーベイと外傷のアセスメント

受け入れ準備

救急隊から熱傷患者搬送の連絡を受け
たら、速やかに熱傷ケアの準備を整え
る。その際に、熱湯熱傷か火炎熱傷か、
化学熱傷か、電撃傷かを確認する。

⚠ 気道熱傷が疑われる
所見を見逃さない

顔面や頸部に明らかな熱傷がある場合だ
けでなく、口腔・鼻腔に煤（すす）が付着してい
る、鼻毛が焼け焦げている、嗄声（させい）がある、
ラ音がある、というときは気道熱傷を疑
う。また、閉所で熱傷にあった場合も気
道に熱がおよんでいる可能性が高い。

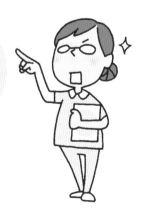

口や鼻の周り、鼻
の穴を注意して観
察します

第一印象

気道開通・呼吸・循環を素早くチェック
し、重症感を把握。熱傷患者は救出の際
に高所からの転落・転倒による外傷を
負っていることも多いため、熱傷以外の
損傷の有無も必ず確認する。

すぐやること

浮腫が進行する前に
気管挿管を行う

気道熱傷がある場合や熱による気道浮腫
の可能性があるときは、時間が経過する
と挿管できなくなるので、早期に気管挿
管を行う。循環維持のために輸液療法を
行う場合も上気道に浮腫が起こりやす
く、気管挿管が必要である。また、肺壁
に広範囲の熱傷があると拘束性障害によ
る低酸素血症、呼吸困難による呼吸筋疲
労が起こりやすい。早期に人工呼吸器に
よる管理が必要なので準備しておく。

ABCD チェック ········▶ ⚠ 初期輸液で 熱傷性ショックを防ぐ

体表の熱傷に気をとられがちだが、熱傷は全身に影響をおよぼす点に注意し、呼吸や循環を観察する（下図参照）。気道熱傷や浮腫による呼吸障害が起こっていないか確認する。熱傷そのものでは意識障害の合併は考えにくく、熱傷患者で意識障害が見られる場合は、熱傷以外の可能性を考える。

熱傷によって表皮が破綻すると、体液漏出や炎症性メディエーターの大量産出によって全身性炎症反応が起こる。すると、循環血液量が減少し、熱傷性ショックを引き起こす危険がある。これを防ぐため、受傷初期から24時間は初期輸液療法（→P223）を行う。

熱傷による全身への影響

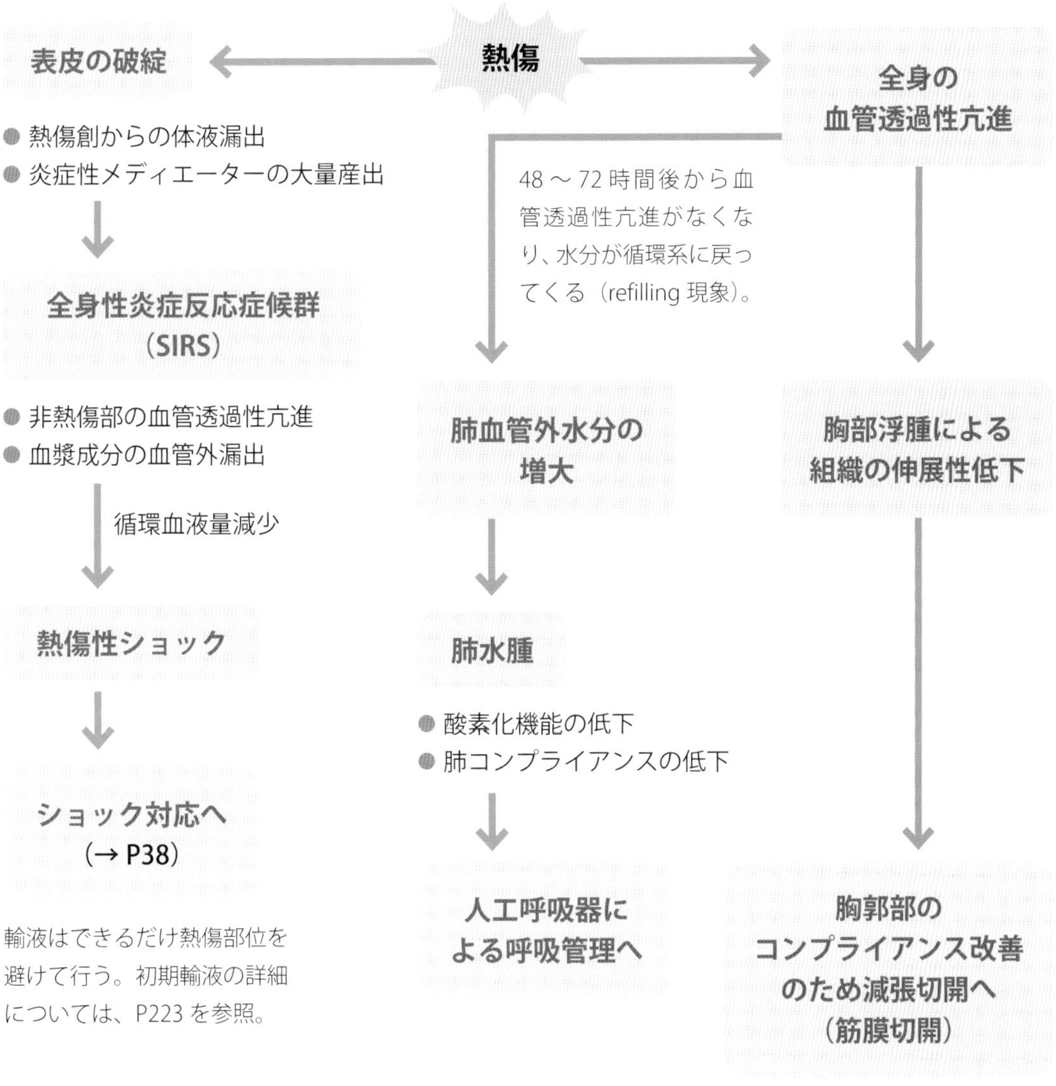

表皮の破綻 ← 熱傷 → 全身の
血管透過性亢進

● 熱傷創からの体液漏出
● 炎症性メディエーターの大量産出

48～72時間後から血管透過性亢進がなくなり、水分が循環系に戻ってくる（refilling現象）。

↓

全身性炎症反応症候群
（SIRS）

● 非熱傷部の血管透過性亢進
● 血漿成分の血管外漏出

循環血液量減少

↓

肺血管外水分の
増大

胸部浮腫による
組織の伸展性低下

↓

熱傷性ショック

↓

肺水腫

● 酸素化機能の低下
● 肺コンプライアンスの低下

↓

ショック対応へ
（→P38）

↓

↓

輸液はできるだけ熱傷部位を避けて行う。初期輸液の詳細については、P223を参照。

人工呼吸器に
よる呼吸管理へ

胸郭部の
コンプライアンス改善
のため減張切開へ
（筋膜切開）

**慎重に脱衣させ、洗浄して
全身を観察する**

ハサミなどで衣類を切断し、熱傷創を傷つけ
ないように慎重に衣服を脱がせ、大量の流水
で洗浄し、表皮に付着した汚れや異物などを

洗い流す。その後、熱傷創は乾いた滅菌ガー
ゼやシーツで被覆する。体温を測って洗浄に
よる体温低下がないか確認し、室温を調整し
て体温管理を行う。

Step2 セカンダリーサーベイと看護のポイント

問診

受傷機転を聞き取り、
火災か化学物質か原因を確認

　救急隊から報告があった場合でも本人
の意識があれば、原因を確認する。高温液
体か、火災によるものか、化学物質や電撃
によるものなのか聞き取る。さらに、呼吸
状態、咽頭の痛み、熱傷部位の痛みの程度
をチェックする。

身体所見のポイント

熱傷の面積、深度、部位で
重症度を評価する

　全身を観察し、熱傷の面積、深度、部位
で重症度を評価する。判定にはアルツの基
準（→P222）を用いる。重症熱傷と判断
された場合は熱傷治療専門施設での治療
が必要であるため、気管挿管などの緊急処
置を行ったうえで転送することがある。

熱傷の深度

熱傷深度によって対処法が異なる。どこまで熱傷が
およんでいるか、皮膚の状態をよく観察する。

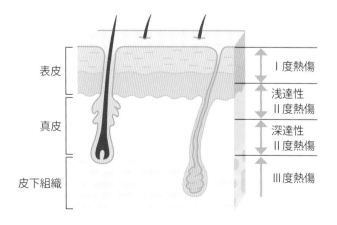

深度	状態
Ⅰ度熱傷	発赤、紅斑があり、疼痛を伴う。
浅達性Ⅱ度熱傷	紅斑と水疱があり、ヒリヒリとした痛みがある。
深達性Ⅱ度熱傷	紅斑と水疱、知覚麻痺がある。強い疼痛と灼熱感がある。
Ⅲ度熱傷	白色〜黒色になり、水疱はない。血管が破壊され、壊死に陥る。疼痛はない。

熱傷創の面積

9の法則・5の法則 ·····

熱傷創（Ⅱ度、Ⅲ度）が全体表に占める割合を算定する。
簡便な方法としては、成人では「9の法則」、
幼児・小児では「5の法則」が用いられる。

5の法則

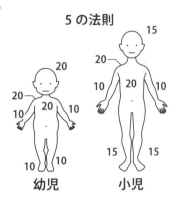

幼児　　小児

体形のバランスがちがうため、幼児・小児では
図のように5の倍数で計算する。

9の法則

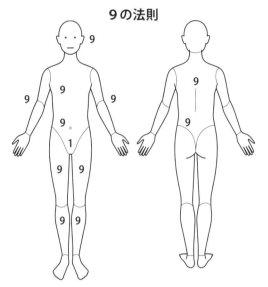

上図に示したように、各部位を9%として計算する。
体幹前面、後面、下肢は9×2%＝18%になる。

手掌法（しゅしょうほう）

面積が狭い場合や、狭い熱傷が複数に
およぶ場合に用いる。基本は成人で用いる。

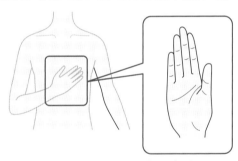

患者本人の手のひらで、指をぴったり閉じて
指まで入れた状態を1%とする。

Lund and Browder の図表 ·····

より正確な熱傷面積を算出する方法。右の表の
年齢に応じて数値を換算し、熱傷面積を割り出す。

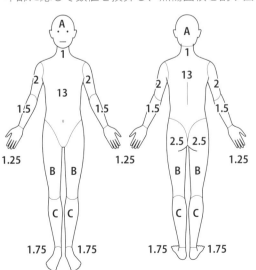

年齢によって左図数値に 下表の数値を換算する		
年齢	A 頭部の$\frac{1}{2}$	B 大腿部の$\frac{1}{2}$	C 下腿部の$\frac{1}{2}$
0歳	9.5	2.75	2.5
1歳	8.5	3.25	2.5
5歳	6.5	4	2.75
10歳	5.5	4.25	3
15歳	4.5	4.5	3.25
成人	3.5	4.75	3.5

アルツ（Artz）の基準

重症熱傷	熱傷専門施設での入院治療を必要とするもの ● II 度熱傷で 30% 以上 ● III 度熱傷で 10% 以上 ● 顔面、手、足の熱傷 ● 気道熱傷が疑われる ● 軟部組織の損傷や骨折を伴う
中等症熱傷	一般病院での入院治療を必要とするもの ● II 度熱傷で 15 ～ 30% ● III 度熱傷で 10% 未満（顔面、手、足を除く部位）
軽症熱傷	外来治療が可能なもの ● II 度熱傷で 15% 未満 ● III 度熱傷で 2% 未満
熱傷指数 （Burn Index）	$BI = III 度熱傷面積 + 1/2 × II 度熱傷面積$ ● BI：10 ～ 15 以上で重症と判断
熱傷予後指数 （Prognostic Burn Index）	$PBI = BI（熱傷指数）+ 患者年齢$ ● 120 以上：致命的熱傷で救命はまれ ● 100 ～ 120：救命率 20% 程度 ● 80 ～ 100：救命率 50% 程度 ● 80 以下：重篤な合併症、基礎疾患がなければ救命可能

受傷機転による熱傷以外の外傷・疾患をチェック

受傷時に転倒や転落があった場合は、全身をチェック。また、意識障害が悪化する場合は一酸化炭素中毒や有毒ガス中毒、低酸素、薬物使用の有無を確認する。爆発に巻き込まれた場合は気胸や血胸、腹腔内出血の可能性も疑う。不自然な熱傷では事件や虐待も考慮する必要がある。

熱傷以外の外傷・疾患

火災・化学熱傷（室内・閉鎖空間）
● 一酸化炭素中毒
● 有毒物質吸入　　　　　　　　など

爆発
● 鼓膜損傷　　● 気胸、血胸　　など

不自然な熱傷
● 暴行傷害　　● 虐待　　　　　など

熱傷の治療

初期治療では
輸液療法が重要

　熱傷治療ではまず全身管理のために、炎症反応（白血球・CRP）、肝機能・腎機能、栄養状態（総蛋白、アルブミン、血糖）などの血液検査を行い、体重測定を行います。さらに呼吸障害の状態に応じて胸部X線検査や気管支鏡検査、心エコー、動脈血ガス分析などを行います。

　初期治療では、受傷後2時間以内に輸液療法を実施します。成人では15％以上の熱傷面積、小児の場合は10％以上の熱傷面積が適応となります。

　輸液は乳酸リンゲル液で、用法はパークランド（Parkland）法などによります。

皮膚の状態に応じて
減張切開、デブリドマンを行う

　四肢や頸部、胸部・腹部などにⅢ度熱傷や深達性Ⅱ度の熱傷を負った場合、皮膚の伸展性が損われ、血管透過性の亢進によって浮腫が進行し、コンパートメント内圧が上昇してきます。この場合は循環障害や神経障害を防ぐため、速やかに減張切開で内圧を下げます。

　また、焼痂組織が残っていると治癒が遅れ、感染の原因になるため、デブリドマンを行います。その後、デブリドマンを行った部位には、自家植皮や同種皮膚移植、自家培養表皮移植術、人工真皮などで被覆術を行います。

初期輸液療法

パークランド（Parkland）法より

成人：乳酸リンゲル液 4mL ×
**　　　熱傷面積（％）×体重（kg）**

これを受傷後8時間以内に1/2量、
さらに16時間以内に残り1/2量を投与。

ABLS/modified Brooke 小児より

小児：乳酸リンゲル液 3mL ×
**　　　熱傷面積（％）×体重（Kg）**

小児は低血糖に留意して、
糖を含む維持輸液を追加する。

初期輸液開始後の注意点

尿量維持を指標として輸液量を調節する。
成人：0.5mL/kg/時以上、小児（14歳未満または体重40kg未満）：1.0mL/kg/時以上。

輸液量の調節

輸液量は上記の尿量維持を指標とするがあくまで目安であり、循環動態が安定する量に調整する。また、気道熱傷を合併している場合は、より多くの輸液が必要となる。

ミオグロビン尿、
ヘモグロビン尿の出現時

尿の色を観察し、ミオグロビン尿やヘモグロビン尿が出現した場合は、肉眼的尿所見が消失するまで、通常より多くなるように尿量を維持する。

精神疾患をもつ患者への対応
生命にかかわる病態・外傷の治療を優先する

第一印象、ABCDチェックで全身状態を把握する

　精神疾患をもつ患者の場合も基本的対応は通常のケースと同じです。第一印象で全身状態を把握し、ABCDチェック、身体所見を経て治療を行います。

　留意すべき点は、**精神疾患によって問診や診察がスムーズに進まなかったり、コミュニケーションをとりにくかったりする場合がある**ことです。

　患者の言葉や表情、態度などを観察し、患者の言葉に耳を傾けましょう。医療者側も相手が理解しやすい対応を心がけ、できるだけ迅速に治療につなげる努力をします。

　なかには、身体機能の損傷や頭部外傷によって精神症状が現れる場合もあります。精神症状にのみ注目せず、身体に重大な疾患・損傷が潜んでいないかアセスメントすることが大切です。

 薬物やアルコールなどの急性中毒は緊急処置を第一に

迅速に原因物質を特定し、治療しなければ命にかかわるため、中毒症状の治療（→P144）を最優先に。抗精神病薬の服薬歴があれば、悪性症候群にも注意する。また、自殺企図による薬物や有毒物質の摂取でもまずは中毒症状を治療し、精神症状への対応は容態が安定してから行う。

暴力や暴言のある患者には多人数で対応

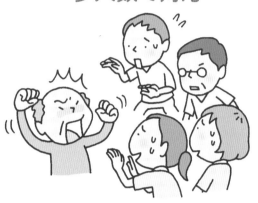

暴力行為、暴言をくり返す場合は男性スタッフを含め大人数で対応。暴れて危険な場合は警備や警察にも協力要請をする。

精神症状以外の身体症状を観察する

　脳の器質性疾患や二次的脳機能障害によって精神症状が現れている場合、精神症状にばかり注目していると、身体の重大な疾患・損傷を見逃します。**患者が精神症状のみを強く訴える場合でも、全身のアセスメントが不可欠です。**

　精神症状の出現時には神経症状もしばしば見られます。また、脳血管障害などにより、失語や失行、失認といった巣症状、瞳孔不同、共同偏視、片麻痺が現れることもあり、こうした身体症状を確認し、原因疾患を探っていきます。

精神状態を観察するときのポイント

表情をチェック

表情は精神状態を反映する。統合失調症やうつ病、精神遅滞では無表情になりやすい。アルコール中毒や認知症では顔筋がたるみ、腫れぼったい顔つきになる。

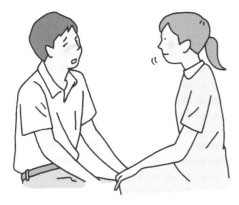

話し方・口調をチェック

気分や精神状態が現れやすい。話し方のトーン、興奮や不安、攻撃性などの特徴を見る。統合失調症の急性期では不穏や興奮、情動不安が強く、支離滅裂な内容で会話が成立しにくい。

見当識・記憶をチェック

時間・場所・人物に関する質問でチェック。意識障害や記憶障害、知能障害があれば見当識障害が疑われる。認知症では記銘力障害が顕著。

態度・ふるまいをチェック

興奮や落ち着かない様子、不安や恐怖、焦燥、イライラなどが現れる。統合失調症では無関心やいい加減な態度に、うつ病では緩慢で、反応が乏しくなりやすい。

妄想・妄覚をチェック

統合失調症では幻聴や幻視といった幻覚が見られる。また、妄想にとらわれ、突拍子もないことを強く信じ込んでいる。うつ病でも妄想が見られる。

患者をよく観察し、精神状態をチェックする

　上図を参考に患者の精神症状を注意深く観察し、精神状態を把握します。

　明らかな意識障害がなくても、JCSやGCSで評価します。判断力や認知、思考が低下した「もうろう状態」、応答の迅速さや注意力・見当識が低下した「意識混濁」、幻覚や混乱した言動が見られる「せん妄状態」などがないか観察します。また同時に、中枢神経症状がないかチェックします。

精神科やかかりつけ医と連携し、治療へつなげる

　精神疾患をもつ患者が、身体に重篤な疾患や損傷がある場合は入院加療を行い、同時に精神科と連携して精神疾患のケアも行います。自殺企図があり、精神疾患が疑われる場合は家族に連絡し、精神科での治療につなげます。

　入院加療が必要ない場合は、家族や精神科のかかりつけ医と連絡をとり、精神科治療を継続するように対処します。

外傷・術後の疼痛ケア
適切なケアは治癒・改善を促す

疼痛には大きく3つのタイプがある

　疼痛には、侵害受容性疼痛、神経障害性疼痛、心因性疼痛の3つがあり、痛みの発生や感じ方、伝わり方によって分けられています。

①侵害受容性疼痛：感覚器や受容器が、機械的刺激や熱刺激、化学的刺激などによって刺激されて痛みを感じるものです。

②神経障害性疼痛：感覚器・受容器が受け取った刺激を脳に伝える神経が損傷していたり、機能異常があったりする場合に生じます。

③心因性疼痛：感覚器・受容器への刺激がなく、神経にも異常がないにもかかわらず発生するものです。心理的ストレスなどが原因と考えられています。侵害受容性疼痛や神経障害性疼痛がもともとあると、その痛みによるストレスで発症することがあります。

侵害受容性疼痛のメカニズム

皮膚や組織などに機械的刺激や熱刺激、化学的刺激が伝わると、その刺激が自律神経を経て侵害受容器に伝わる。組織に損傷や炎症が生じると、感作物質や発痛物質が侵害受容器を持続的に活性化させ、痛みのインパルスを発生させる。この痛みのインパルスが神経によって脳へと伝えられると痛みを感じる。

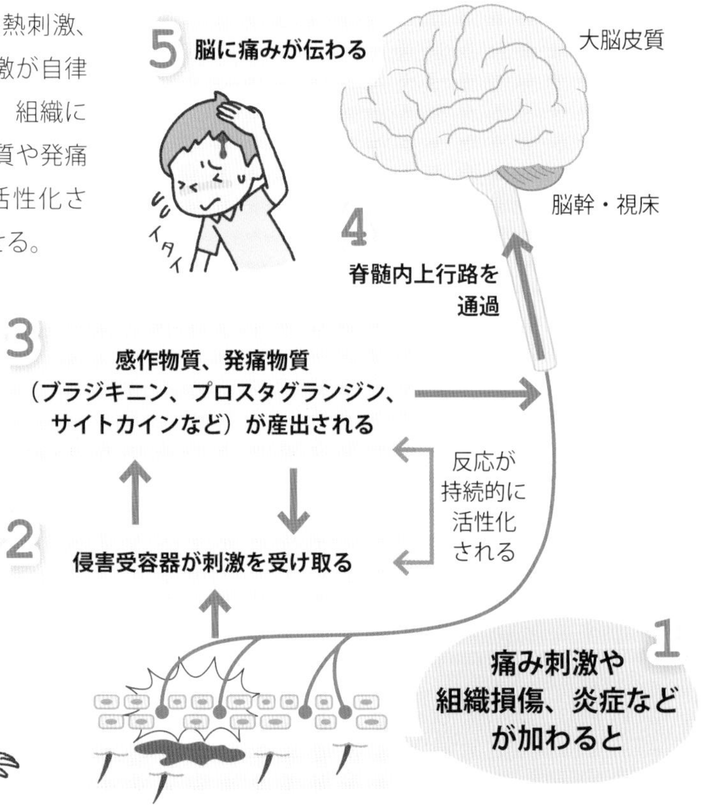

5 脳に痛みが伝わる

大脳皮質

脳幹・視床

4 脊髄内上行路を通過

3 感作物質、発痛物質（ブラジキニン、プロスタグランジン、サイトカインなど）が産出される

反応が持続的に活性化される

外傷や術後の疼痛は、侵害受容性疼痛が最も多く見られます

2 侵害受容器が刺激を受け取る

1 痛み刺激や組織損傷、炎症などが加わると

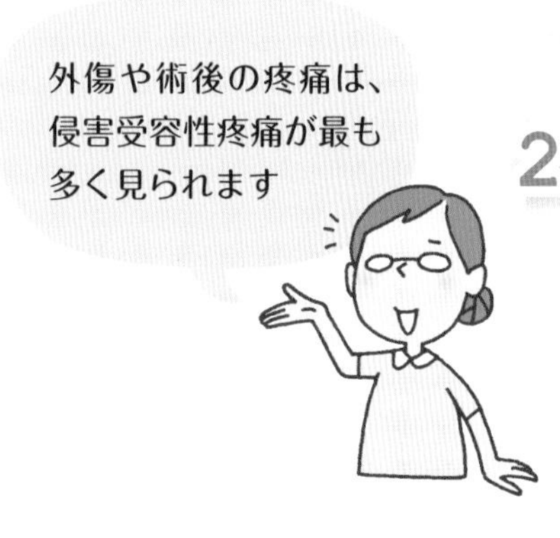

疼痛は循環、血行動態の悪化、不穏やせん妄の原因にも

　疼痛が持続する状態は患者にとって苦痛なだけではありません。交感神経が刺激され、心拍数や消費酸素量が増加し、組織低酸素症や循環動態不良を招いたり、創傷の治癒を遅らせたりする原因になります。また、不穏やせん妄、外傷後ストレス障害を引き起こすなど、さまざまな悪影響をおよぼすことがあります。

　そのため、外傷や術後の疼痛管理は早期回復を図るうえで重要な課題です。

疼痛スケールを活用し、客観的に判断する

　疼痛管理では、患者が訴える痛みの強さや状態を的確に把握する必要があります。そのために用いられるのが評価スケールです。ただし、評価スケールにはメリット・デメリットがあり、NRS（Numerical Rating Scale）やVAS（Visual Analogue Scale）、FPS（Faces Pain Scale）などは簡便かつ速やかに評価できる反面、患者の主観的評価であるため、精神状態や認知機能によっては正確な評価が得られにくい性質があります。

　また、人工呼吸管理中や意思表示が難しい重症患者には適応できません。このような場合には、客観的評価が可能なBPS（右表）やCPOT（→ P228）などの評価スケールが適しています。さらに評価スケールだけでなく、疼痛状況（右上表）を確認することも大切です。

● 疼痛状況の確認ポイント

・疼痛部位、強さ、持続時間、頻度、出現する時間帯（夜間・食後など）
・創部の状態
・感染の有無（発熱、炎症、腫脹、熱感、滲出液など）
・疼痛が軽減する体位の有無
・睡眠状況
・患者の表情、言動など
・血圧や脈拍数、呼吸状態
・鎮痛薬の使用頻度や効果の有無、持続時間など

● BPS（Behavioral Pain Scale）

項目	状態（説明）	スコア
表情	穏やかな	1
	一部硬い（眉間にしわ、眉が下がっている）	2
	まったく硬い（きつく目を閉じている）	3
	しかめ面	4
上肢	まったく動かない	1
	一部曲げている	2
	指を曲げて完全に曲げている	3
	ずっと引っ込めている	4
人工呼吸器との同調性	同調している	1
	ときに咳嗽	2
	人工呼吸器とファイティング	3
	人工呼吸器との調節がきかない	4

人工呼吸管理中で、疼痛を訴えられない場合でも運動機能が保たれていれば、適性に評価ができる。スコアの合計点が5点以上なら強い疼痛があると評価する。2時間おきの評価が推奨される。

● CPOT（Critical-care Pain Observation Tool）

項目	説明	スコア	
表情	緊張なし	リラックス	0
	しかめる、眉間のしわ、こわばる、筋肉の緊張	緊張	1
	上記に加えて、強く目を閉じている	顔をゆがめる	2
体の動き	動かない	動きなし	0
	ゆっくり慎重な動き、痛いところを触ったり、さすったりする	抵抗	1
	チューブを引き抜く、突然立ち上がる、体を動かす、指示に応じず攻撃的、ベッドから降りようとする	落ち着きなし	2
人工呼吸器との同調性（挿管患者）または発声（挿管していない患者）	アラームがなく、容易に換気	同調	0
	アラームがあるが、やんだりもする	咳嗽はあるが同調	1
	非同調（換気がうまくできない、アラームが頻繁に鳴る）	ファイティング	2
	通常のトーンで会話	通常の会話	0
	ため息、うめき声	ため息、うめき声	1
	泣きわめく、すすり泣く	泣きわめく	2
筋緊張	受動的な動きに抵抗なし	リラックス	0
	受動的な動きに抵抗あり	緊張、硬直	1
	受動的な動きに強い抵抗あり、屈曲・伸展できない	強い緊張、硬直	2

CPOT は意識レベルに関係なく評価が可能。
スコア合計が 3 点以上で強い疼痛があると評価する。

よく用いる鎮痛薬の特徴・副作用を把握しておく

　疼痛管理は痛みを取り除いて患者の苦痛を緩和し、早期離床を促すのに有効です。さらに、痛みが軽減されることで診療や処置が行いやすくなるメリットもあります。しかし一方で、鎮痛薬による影響で正確な身体所見がとりにくくなることもあり、経過観察時に注意を要します。

　初期診療で用いる主な鎮痛薬には麻薬性オピオイドのモルヒネやフェンタニル、非麻薬性オピオイドのペンタゾシン、ブプレノルフィン、非オピオイド鎮痛薬のNSAIDs、アセトアミノフェンなどがあります。

　麻薬性オピオイドはすぐれた鎮痛作用がある反面、呼吸抑制や嘔吐、消化管運動抑制などの副作用があります。NSAIDs はプロスタグランジン産出を抑え、疼痛を取り除く一方、消化管潰瘍や血小板凝集抑制、腎機能障害などの副作用に注意が必要です。したがって、**患者の既往歴・現病を把握し、服薬歴も確認したうえで医師・看護師間で情報を共有し、疼痛管理を行うことが大切です。**

第5章

スムーズな
救急対応のために

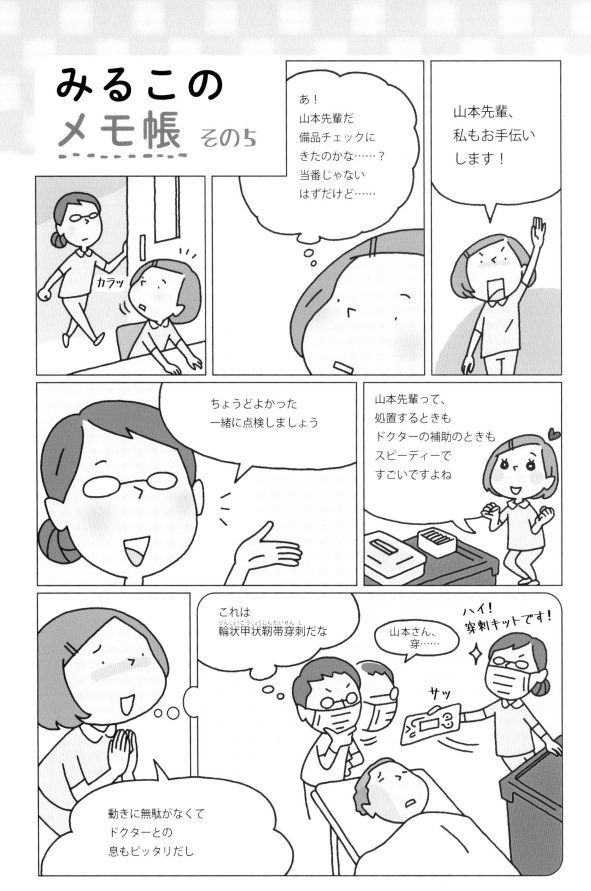

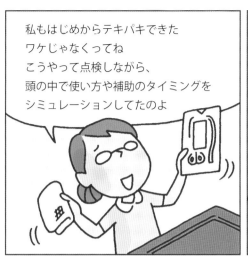

私もはじめからテキパキできた
ワケじゃなくってね
こうやって点検しながら、
頭の中で使い方や補助のタイミングを
シミュレーションしてたのよ

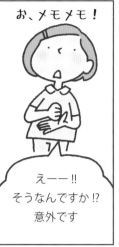

お、メモメモ！

えーー‼
そうなんですか⁉
意外です

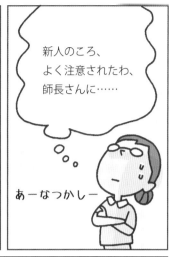

新人のころ、
よく注意されたわ、
師長さんに……

あーなつかしー

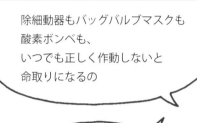

除細動器もバッグバルブマスクも
酸素ボンベも、
いつでも正しく作動しないと
命取りになるの

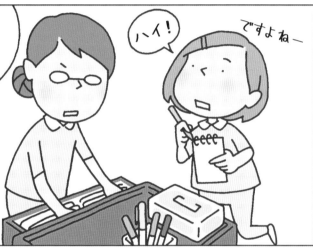

ハイ！

ですよね〜

救急カートの中身も
常に万全の状態にして
おかなくちゃダメ
欠品していたら意味ないし

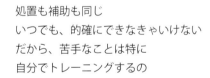

処置も補助も同じ
いつでも、的確にできなきゃいけない
だから、苦手なことは特に
自分でトレーニングするの

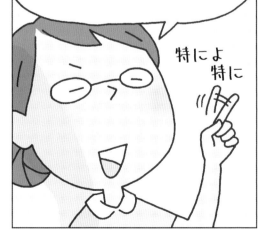

特によ
特に

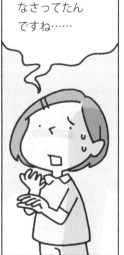

先輩でも
そんなに努力を
なさってたん
ですね……

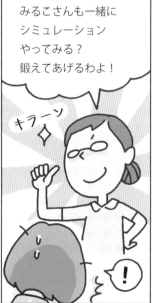

みるこさんも一緒に
シミュレーション
やってみる？
鍛えてあげるわよ！

キラーン

！

231

看護スキル

救急処置に必要な看護技術を身につける

搬送

安全第一で目的地まで送る

　重症または安静が必要な患者を搬送するときにはストレッチャーを使用する。搬送するときは、安全であることが第一。搬送中の急変に対応できるよう、器材などを準備しておく。

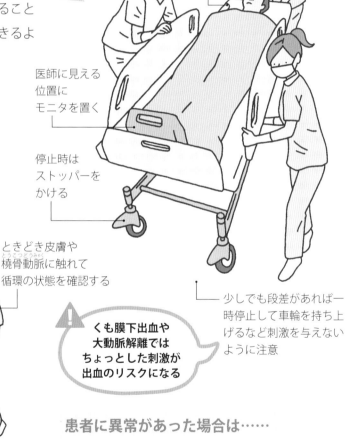

患者の安全確保

足側を
進行方向へ
向ける

輸液路やドレーン、
コード類が
挟まらないように

輸液路は
ゆとりをもって

医師

医師に見える
位置に
モニタを置く

停止時は
ストッパーを
かける

少しでも段差があれば一
時停止して車輪を持ち上
げるなど刺激を与えない
ように注意

患者の観察

頭側の看護師は声か
け や状態（顔色、意識、
呼吸）の観察をする

ときどき皮膚や
橈骨動脈に触れて
循環の状態を確認する

搬送中の急変に備えて
必要な器材は一緒に運ぶ

⚠ くも膜下出血や
大動脈解離では
ちょっとした刺激が
出血のリスクになる

患者に異常があった場合は……

移送を中断し、必要に応じて応援を要請。
そのためにも、緊急連絡の手段を確保して
おくこと。その間も患者からは離れず、一
緒に運んでいる器材で対応を進めていく。

止血法

外傷患者の出血を止める

　外傷がある場合には、出血によるショックを防ぐためにも止血が重要。活動性の出血が見られる、ガーゼから血液がにじんでいるといった場合は止血を行う。止血時はビニール手袋などを用いて、感染予防に努める。

第一選択
直接圧迫止血法

止血が必要と判断した場合は、まず直接圧迫止血法を行う。出血している部位にガーゼを当てて、直接強く圧迫する止血方法。適切に行えば、ほとんどの外出血に対応できる。

止血方法

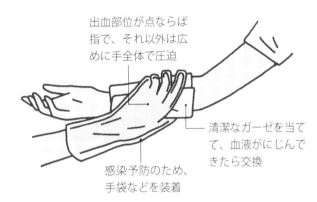

出血部位が点ならば指で、それ以外は広めに手全体で圧迫

清潔なガーゼを当てて、血液がにじんできたら交換

感染予防のため、手袋などを装着

第二選択
間接圧迫止血法

直接圧迫止血法だけでは止血が難しい場合には、間接圧迫止血法を併用する。出血部位より中枢の動脈（止血点）を指で圧迫する。

止血点

上腕内側
上腕内側の上腕動脈に親指を当て、親指とほかの指で挟むように圧迫する。

肘窩内側（ちゅうか）
肘窩内側の上腕動脈を圧迫。親指を当て、ほかの指で肘関節部を挟み込む。

橈骨動脈・尺骨動脈
手の出血はこの2つの動脈を同時に圧迫。橈骨・尺骨の遠位端近くに左右の親指を当て、ほかの指で挟むように圧迫。

大腿動脈
鼠径部（そけいぶ）中央に手のつけ根を当て、肘をのばして大腿骨頭と恥骨に向けて圧迫。

上の2つが難しい場合
止血帯法

圧迫による止血法では止血が難しく、出血によって生命の危険がある場合に行う。四肢の轢断（れきだん）や切断のようなケースが適応になる。

空気止血帯

空気による圧力で止血する。収縮期血圧の2.5倍の圧力が必要。

エスマルヒ駆血帯

幅が広くなっているゴム製の駆血帯で止血する。

輸液や薬剤を投与する血管を確保する

輸液や輸血、薬剤の投与を行うためのルートを確保する。第一選択は末梢静脈路だが、ショック時などには静脈路の確保が難しいことも。この場合には、ほかのルートを探す。

第一選択
末梢静脈路 （→ P34）

第一選択は、末梢静脈（上肢＞下肢）。18G以上の太い留置針で、少なくとも2本の静脈路を確保するのが望ましい。ショックなどにより静脈路でルート確保できない場合は、骨髄路確保や中心静脈路確保を試みる。

第二選択
骨髄路確保

心肺停止時や、末梢静脈路確保が難しい場合が適応。意識がある場合は局所麻酔を使用することもあるが、中心静脈に穿刺するよりも簡便。

選択される穿刺部位 （成人）

＼第一選択／

脛骨近位部
穿刺が簡単で固定しやすい。骨髄針の深さは2.5cmを目安とする。

内くるぶし
内くるぶしから1～2cm近位で平らな場所に穿刺。

橈骨（手首）
橈骨動脈の、脈の触れる場所の反対側に穿刺する。

上腕骨（肩）
結節から1cm近位のところで、床に対して45°外側から穿刺。

けいこつけっせつ
脛骨結節
膝蓋骨の下の出っ張っている部位

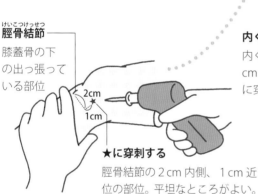

2cm
1cm

★に穿刺する
脛骨結節の2cm内側、1cm近位の部位。平坦なところがよい。

みるこの疑問

小児の骨髄路確保では手順が異なるの❓

小児は静脈が細いため、ショック状態では末梢静脈路の確保が難しいことがあります。そのため、小児では骨髄路確保を躊躇せず行うことが望ましいとされています。穿刺部位や針の深さは異なりますが、それ以外は成人と同じ手順で実施します。

年齢・穿刺部位・針の深さ

年齢	脛骨	内くるぶし
	＼第一選択／	＼第二選択／
3～6歳	1.0～1.5cm	0.75～1.0cm
6～12歳	1.5cm	1.0cm

第三選択

中心静脈路確保

大量輸液・輸血が必要な場合や、末梢静脈路や骨髄路の確保が難しい場合には、中心静脈路が選択される。中心静脈圧の測定も可能になる。

穿刺部位とカテーテルの長さの目安

挿入部位	長さ（cm）
内頸静脈	13〜15
鎖骨下静脈	13〜15
大腿静脈	40〜50

主な穿刺部位

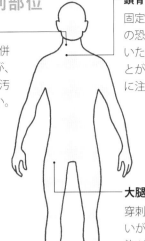

内頸静脈
気胸などの合併症は少ないが、気道分泌物の汚染を受けやすい。

鎖骨下静脈
固定しやすく、感染の恐れも比較的少ないため選択されることが多いが、合併症に注意が必要。

大腿静脈
穿刺の合併症は少ないが、陰部からの感染リスクがあるため、あまり選択されない。

中心静脈穿刺の補助のポイント （内頸静脈の場合）

穿刺しやすい体勢を整える

仰臥位で、穿刺部位側の肩甲骨下に肩枕を入れて穿刺部位を張り出すようにし、顔を穿刺側と逆に向けさせる。医師の指示によっては、下肢を頭部より20°以上挙上させるトレンデレンブルグ体位をとらせることも。

体位の例

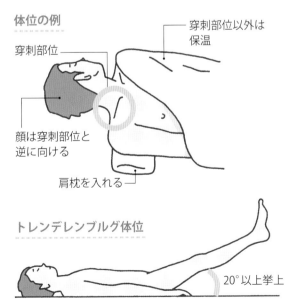

- 穿刺部位以外は保温
- 穿刺部位
- 顔は穿刺部位と逆に向ける
- 肩枕を入れる

トレンデレンブルグ体位

20°以上挙上

継続して観察を行う

中心静脈穿刺は侵襲度が高く、気胸・血胸、穿刺部位の出血などの合併症を起こす可能性がある。

⚠️ **カテーテル挿入後の観察ポイント**

- ☐ 血圧・脈拍・SpO2の変化
- ☐ 息苦しさ、呼吸音の減弱や左右差の有無
- ☐ 皮下気腫の有無（触診時の握雪感（あくせつかん）の有無）
- ☐ 口唇チアノーゼの有無
- ☐ 穿刺部の血腫、出血の有無
- ☐ 不穏症状の有無
- ☐ 頸静脈怒張の有無　など

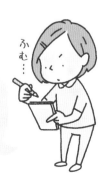

カテーテル挿入後には胸部X線検査を行い、カテーテル挿入位置と合併症の有無を確認！

ふむ…

235

呼吸管理

気道確保、酸素投与、換気補助の3つが柱

　PaO$_2$やPaCO$_2$などが異常な値になり、意識障害や呼吸困難といった症状が現れる状態を呼吸不全という。介入方法には「気道確保」「酸素投与」「換気補助」の大きく3つがある。また人工呼吸器の設定も、介入方法の一つになる。

呼吸不全への主な介入方法

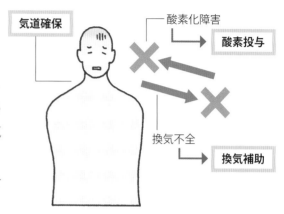

気道確保

酸素化障害 → 酸素投与

換気不全 → 換気補助

気道確保

気道確保にはいくつかの方法があるが、緊急時は気管挿管が第一選択。何らかの理由で気管挿管ができない場合には、外科的気道確保を行う。上気道が完全に閉塞している場合は、気管切開が必要。

高度な気道確保の選択

器具を用いた気道確保が可能か？
- ☐ ひげや肥満などの外見から気管挿管困難が予測されないか
- ☐ 開口3横指、オトガイと舌骨間が3横指、口腔底と甲状軟骨間が2横指以上あるか
- ☐ 開口時に咽頭口蓋弓（いんとうこうがいきゅう）が見えているか
- ☐ 血腫や外傷など気道閉塞しそうな所見がないか
- ☐ 頸部損傷がなく、後方上向きにできるか

YES ↓

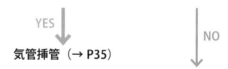

気管挿管（→ P35）

NO ↓

輪状甲状靭帯（りんじょうこうじょうじんたい）（間膜）穿刺（せんし）・切開

　緊急時の外科的気道確保として、気管挿管ができない場合の次の選択肢となる。気管切開に比べ、合併症のリスクが低く、比較的短時間に行える。ただし長期間の留置はできない。

 穿刺・切開後の観察ポイント
- ☐ SpO$_2$低下、顔面蒼白がないか
- ☐ 著明な気道狭窄音がないか
- ☐ 皮下気腫がないか

輪状甲状靭帯の位置

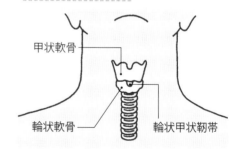

甲状軟骨

輪状軟骨　　　　輪状甲状靭帯

甲状靭帯は気管の正中部にあり、重要な血管や神経がない部分。ただし、切開や穿刺が深いと気管後壁を損傷するため注意する。

酸素投与

低酸素血症（SpO$_2$ ＜ 90％、PaO$_2$ ＜ 60mmHg）には、酸素投与が必要になる。低酸素血症の可能性があれば、正確な値がわからなくても早期に酸素投与を開始。酸素投与にはいくつか種類があり、患者の状態や投与する酸素濃度によって、適切な方法を選ぶことが重要。

酸素投与方法の選択

安定した酸素濃度管理が必要か？

NO ／ YES

低流量システム

酸素 5L / 分（約 40％）以上必要か？

NO ／ YES

鼻カニューラ
鼻孔の入り口に低流量の酸素を流す。安全で簡便だが、高濃度の酸素投与はできない。

1回換気量に左右されることに注意
低流量システムは、吸気時に周囲の空気も同時に吸うため、患者の1回換気量に左右されやすいことに注意する。

フェイスマスク
両側に外気を取り入れる穴があるマスクで口と鼻を覆う。簡便で、中濃度の酸素投与が可能。

さらに

酸素 60％以上必要か？

YES

リザーバ付きマスク
酸素マスクに付いたリザーバによって、高濃度酸素の投与が可能。患者の呼吸状態に影響を受けやすい。

高流量システム

十分な加湿が必要か？

NO ／ YES

ベンチュリーマスク
ベンチュリー効果により、一定濃度の酸素が供給できる。コネクターの種類に応じて、酸素濃度を調整する（下表参照）。

インスピロンネブライザー
加湿された高濃度の酸素を投与できる。患者の呼吸パターンに左右されず、一定濃度の酸素投与が可能。

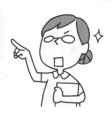

酸素ガスの供給があれば、バッグバルブマスクやジャクソンリースでも高濃度酸素の投与が可能です

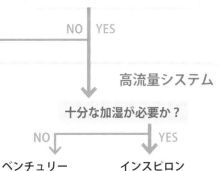

酸素流量と酸素濃度（FiO$_2$）

低流量システム

酸素流量（L/ 分）	鼻カニューラ	フェイスマスク	リザーバ付きマスク
1	24%		
2	28%		
3	32%		
4	36%		
5	40%	40%	
6		40 ～ 50%	60%
7		50 ～ 60%	70%
8		60%	80%
9			90%
10			90%～

ベンチュリーマスク

酸素流量（L/ 分）	吸入酸素濃度	トータルフロー
青2	24%	52L / 分
黄3	28%	34L / 分
白4	31%	32L / 分
緑6	35%	34L / 分
赤8	40%	33L / 分
橙12	50%	32L / 分

換気補助

換気の指標には $PaCO_2$ が用いられ、正常値は $35 \sim 45$ Torr である。$PaCO_2 > 45$ Torr では換気量が低下していることを示し、換気補助が必要となる。適応があれば、早めに導入することが望ましい。

1つ以上満たす

適応条件をすべて満たすか？

- [ ] 緊急気管挿管の必要性がない
  （上気道閉塞の症状はない）
- [ ] フェイスマスクを使用できる
  （頭部・顔面の外傷や異状がない）
- [ ] 循環動態が安定している
  （血圧 > 90mmHg、心拍数 < 140 回 / 分で
  ドパミン 5 μ g/kg/ 分、重症不整脈や心筋虚血がない）
- [ ] 喀痰（かくたん）を喀出できる
- [ ] 誤嚥（ごえん）、嘔吐の危険性がない（上部消化管出血がない）

NPPV は、マスクを介して陽圧呼吸を行う方法。気管挿管や気管切開をしなくていいので侵襲が少なく、気管チューブの合併症の心配がない。

すべて満たす

NPPV 適応

換気改善の選択

NPPV 開始の基準を 1 つでも満たすか？

- [ ] 高濃度酸素投与が必要である
  （フェイスマスクかリザーバ付きマスクで 10L / 分以上）
- [ ] 低酸素による症状がある
  （呼吸困難、不穏、発汗）
- [ ] 努力呼吸で疲弊しそうである
  （呼吸数 > 35 回 / 分が 5 分以上継続、
  呼吸補助筋を使用している）
- [ ] 気管チューブ抜管後で呼吸不全の発生が予想されるもの
  （65 歳以上、心不全、APACHE II スコア[*] 12 点以上などで気管挿管による人工呼吸を受けた例）

1つも満たさない

IPPV（間欠的陽圧換気）を検討

満たさない

チューブなどの人工気道を介して陽圧呼吸を行い、人工呼吸器が呼吸すべてを調整する方法。

⚠ マスク装着時のポイント

効果的な治療・不快感の軽減のためにも、できるだけリークを減らすことが重要。例えばマスクが左右対称になるよう、ヘッドギア装着時は同一人物が同じ力で左右に引っ張るといった工夫をする。

マスクの選択

\ 急性呼吸不全なら /
第一選択

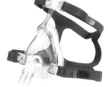

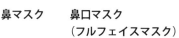

鼻マスク　**鼻口マスク（フルフェイスマスク）**　**トータルフェイスマスク**

鼻マスクは比較的安定している患者に向く。鼻呼吸が前提となるため、急性呼吸不全の患者には不適。通常、急性呼吸不全の患者には鼻口マスクかトータルフェイスマスクが選ばれる。NPPV は皮膚損傷やリークを起こしやすいため、患者に適したマスクの種類・サイズを選ぶ。

岡本和文『エキスパートの呼吸管理』（中外医学社）を元に作成
＊ Acute Physiology and Chronic Health Evaluation II score（重症患者の予後予測スコア）
写真提供（左から）：帝人ファーマ株式会社、日本光電工業株式会社、株式会社フィリップス・ジャパン

吸引

分泌物を除去して呼吸を楽にする

何らかの理由で、分泌物や貯留物の自己喀出ができない場合に行う。まちがった方法で行うと低酸素を招くなどして症状を悪化させる危険性があるので、手技に習熟しておく必要がある。

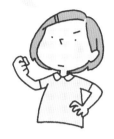

カテーテルのサイズ選択も重要になるんですね

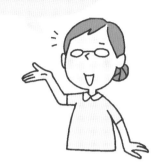

サイズ選択を誤ると挿入できなかったり、低酸素血症を招いたりすることがあります

口腔・鼻腔内吸引

救急時では、意識障害や鎮静薬投与などで意識レベルが低下している場合や、分泌物が粘稠な場合、分泌物や食べ物を誤嚥している場合などに行われる。

サイズ選択の目安
（軟性カテーテルを用いる場合）

	吸引チューブのサイズ
成人	10〜14Fr
小児	6〜10Fr
乳幼児	4〜8Fr

⚠ 口腔・鼻腔内吸引のポイント

吸引前には聴診で前胸部や頸部の副雑音の有無を確認し、必要性を評価することが望ましい。吸引後も必ず呼吸状態を観察する。

- ☐ 吸引圧をかけるのは10秒以内とする
- ☐ 吸引刺激による嘔吐の可能性を考え、頭を横に向けて誤嚥を予防する
- ☐ 低酸素に注意し、患者の表情やパルスオキシメータ、心電図モニタ、バイタルサインを確認しながら行う
- ☐ 粘膜から出血した場合は、再び吸引はしない

気管内吸引

気管挿管や気管切開で人工気道を用いていて、気管内に分泌物の貯留を示すサイン（努力呼吸、第4肋間付近での副雑音、呼吸音の低下など）が見られる場合に行う。

サイズ選択の目安
＝気管チューブ内腔の1/2

気管チューブの内腔	吸引チューブ
7〜7.5mm	10Fr以下
7.5〜8mm	12Fr以下

⚠ 気管内吸引のポイント

口腔・鼻腔内吸引と同様に合併症に注意が必要。気管内吸引では、特に低酸素、気管粘膜の損傷、出血、血圧変動、不整脈などが起こりうる。

- ☐ 吸引圧は最大150mmHg（20kPa）に設定し、気管分岐部より上で吸引圧をかける
- ☐ 挿入から引き抜くまでは15秒以内で行う
- ☐ 吸引圧をかけるのは10秒以内でできるだけ短時間で行う
- ☐ 吸引後は評価を行い、効果がなかったと思われる場合は加温加湿管理、体位ドレナージなどを検討

循環を安定させ、ショックや脱水からの回復をめざす

　救急において輸液管理は、循環血液量の維持・増量を目的に行われることが多い。輸液にはいくつかの種類があるが、この場合には細胞外液補充液がまず用いられる。

輸液の適応

- 嘔吐、下痢、絶食による脱水
- ショック、熱傷などによる循環血液量の減少
- 心不全、腎不全などによる代謝異常
- 経口での栄養摂取ができない場合など

細胞外液補充液の種類と補正

	特徴	Na^+	K^+	Ca^{2+}	Mg^{2+}	Cl^-	その他
生理食塩水	血漿と等張で Na^+ と Cl^- を含む	154	-	-		154	-
リンゲル液	生理食塩水に Ca^{2+}、K が加わっている	147	4	5	-	156	-
乳酸リンゲル液	リンゲル液にアルカリ化剤として乳酸ナトリウムが加わっている	130	1	3	-	109～110	乳酸 28
酢酸リンゲル液	リンゲル液にアルカリ化剤として酢酸ナトリウムが加わっている	130	4	3	-	109～110	酢酸 28
重炭酸リンゲル液	リンゲル液にアルカリ化剤として炭酸水素ナトリウムが加わっている	135	4	3	1	113	重炭酸 25

　細胞外液補充液は主に脱水、出血時などに用いられる。大量投与時には、生理食塩水やリンゲル液を使うとアシドーシスを招くため、乳酸、酢酸、炭酸水素ナトリウムが配合されたリンゲル液を利用することが多い。

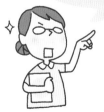

> 細胞外液補充液は、電解質輸液を大きく2つに分けたうちの等張液に分類されます。もう一方の低張液のなかで、救急時に使用頻度が高いのは、1号液と3号液＊です

プラスα 外傷の「初期輸液療法」では反応で治療の方向性を決める

　外傷患者に初期輸液を行ったときには、その反応でその後の治療法が決まります。

- **初期輸液で安定しない場合**…輸液加温装置が必要になります。また気管挿管が適応となり、すぐに輸血・緊急止血術をする必要があります。
- **初期輸液で一過性の安定が得られる場合**…初期輸液によって循環が一時的に安定しても、輸液量で再び不安定になる場合は、輸血と積極的な止血が必要になる可能性が高くなります。
- **安定して維持できる場合**…初期輸液で循環が安定し、輸液量を維持量にしてもショックや貧血が現れない場合は、輸血や止血術は不要になります。

＊1号液は、明らかなショックには至っていない脱水状態に対し、心不全や循環器疾患など診断がつかない症例で最初に用いられることが多い。3号液は、基本的な維持輸液として用いられることが多いが、循環器疾患や腎不全の患者に対しては、不整脈を招く恐れがあるため慎重投与が必要。

輸血

失っている血液成分を補充して症状を改善させる

　赤血球などの細胞成分や凝固因子などの蛋白質成分を補充して症状の改善を図る。救急では、大量出血により出血性ショックに陥っている患者などで主に検討される。血液成分はそれぞれがちがう働きを持つため、適切な輸血製剤を選択する。

⚠ 輸血時の観察ポイント

輸血には副作用の可能性がある。以下のような症状が現れたら、ただちに輸血を中止し、輸血セットを交換して生理食塩水または細胞外液補充液の点滴に切り替える。

☐ 悪寒・戦慄を伴う発熱や呼吸困難
☐ 胸内苦悶　☐ 冷汗
☐ 血管痛　☐ 血圧低下
☐ 瘙痒感（そうようかん）・じんましん　など

輸血の種類と主な適応

	赤血球液（RBC）	新鮮凍結血漿（FFP）	血小板濃厚液（PC）
目的	急性・慢性の出血や貧血に対して、組織や臓器への十分な酸素供給が目的。循環血液量の維持という目的もある。	血漿因子の欠乏による病態の改善が目的。凝固因子の補充により、止血促進をねらいとする。	血小板の減少や機能異常によって重篤な出血がある、出血が予測される場合に、止血や出血防止をする。
主な適応	● 急性出血 ● 慢性貧血 ● 周術期 ● 敗血症患者の貧血	● 凝固因子の補充 　（肝障害、DIC、大量輸血時など） ● 血漿因子の補充 　（血栓性血小板減少性紫斑病、溶血性尿毒症症候群）	● 活動性出血 ● 外科手術の術前状態、侵襲的処置の施行前 ● 大量輸血時 ● DIC ● 血液疾患
注意点	急性出血では 6g/dL 以下なら輸血はほぼ必須。ただし Hb 値のみで輸血の開始は決定しない。	感染性の病原体に対する不活化処理がなされていないため、感染症には十分注意する。	基本的に、血小板数や出血症状の程度、合併症の有無で適応を決定。事前に血小板数を測定する。

（厚生労働省「血液製剤の使用指針」より作成）

みるこの疑問

クロスマッチテスト（交差適合検査）ができないときは ❓

　本来ならクロスマッチは必須ですが、時間的な余裕がない場合には省略をすることがあります。その場合には、ABO 同型血を用い、同型適合血がない場合は ABO 異型適合血を、血液型不明の場合は O 型を使用します。

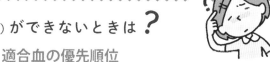

適合血の優先順位

患者血液型	RBC-LR	FFP	PC
A	A＞O	A＞AB＞B	A＞AB＞B
B	B＞O	B＞AB＞A	B＞AB＞A
AB	AB＞A=B＞O	AB＞A=B	AB＞A=B
O	O のみ	全型適合	全型適合

穿刺・ドレナージ

緊急処置や診断を目的として たまった空気や液体を抜く

救急では主に、体内にたまった空気や液体を抜くことで治療効果を得たり、たまった液体から情報を得ることが目的になる。スムーズに補助ができるよう、穿刺部位と目的を理解しておく。

穿刺部位と主な目的

部位	目的
胸腔穿刺	緊張性気胸による肺虚脱の改善、胸腔内の貯留液の除去など
心嚢穿刺	心タンポナーデに対する緊急処置など
腹腔穿刺	腹腔内の貯留液の検査・除去など
腰椎穿刺	髄液圧の測定、髄液検査など

胸腔穿刺・ドレナージ

たまっているのが気体なのか空気なのかによって挿入部位が変わるため、何の目的で行うのかを把握しておく。

 看護のポイント

- [ ] バイタルサインを経時的に確認する（特に呼吸状態）
- [ ] 出血が多い場合は、血圧や脈拍の変動に注意
- [ ] ショック徴候が現れていないかチェック

心嚢穿刺・ドレナージ
（しんのうせんし）

緊急時では心タンポナーデに対する処置として行われる。また、急性心膜炎などで心嚢液がたまっている場合には、診断を目的として心嚢液を採取し、性状観察をすることもある。

 看護のポイント

- [ ] 心嚢穿刺で改善されず、緊急開胸をする可能性を考えて準備をしておく
- [ ] 心室穿刺、気胸、不整脈といった合併症に注意して観察する
- [ ] 気道や呼吸状態、循環状態をモニタリングする

ドレーンの挿入部位

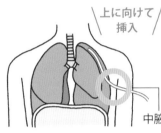

上に向けて挿入

気胸の場合
空気が上にたまるため、上方に向けて挿入する。また 16～20Fr の細いカテーテルを使用する。

中腋窩線 第4～5肋間

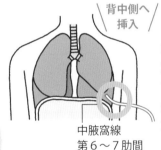

背中側へ挿入

血胸・胸水の場合
液体は下にたまるため、下方から背中側に向けて挿入する。28～32Fr の太いカテーテルを用いる。

中腋窩線 第6～7肋間

穿刺部位

穿刺部位は、左剣状突起下。ここを消毒し、周囲に局所麻酔を行う。胸に対して 45°の角度で穿刺する。

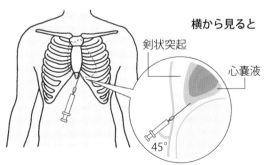

横から見ると

剣状突起

心嚢液

45°

腹腔穿刺・ドレナージ

外傷や病変によって腹腔内に血液や貯留液などがたまった場合に行う。性状確認のために採取することもあれば、貯留液を排除することによる治療を目的とすることもある。

⚠ **看護のポイント**

☐ 腸管穿刺、腹壁内血腫形成、膀胱・胃穿刺といった合併症に注意して観察する

☐ 急速に貯留液を除去した場合、腹圧低下や循環血液量の減少によってショックが起こる可能性があるため、バイタルサインに注意する

腰椎穿刺（ルンバール）

腰椎くも膜下腔から髄液を採取したり、髄液圧を測定したりするために行う。頭蓋内疾患の鑑別や、髄液圧モニタリングを目的として行われる。

⚠ **看護のポイント**

☐ 脳ヘルニアによる頭蓋内圧亢進が疑われる場合や、抗凝固薬などで出血しやすい場合は禁忌

☐ 腰椎穿刺後、頭痛や神経症状などの異常があれば医師に報告する

☐ 患者の緊張をやわらげるためにコミュニケーションをとる

穿刺部位

第一選択はマックバーニー点。臍部と上前腸骨棘を結ぶモンローリヒター線を三等分したうち、右から1/3にあたる部分をいう。

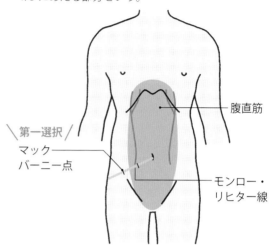

第一選択
マックバーニー点
腹直筋
モンロー・リヒター線

穿刺部位

両膝を曲げて、腹部に引きつけるように両手で抱え込んでもらうと腰部脊椎が突出する。両側の腸骨稜を結んだ線（ヤコビー線）を目安に、L4-L5間に穿刺する。

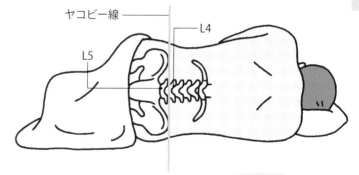

ヤコビー線
L4
L5

髄膜炎の髄液所見

	正常値*	細菌性	ウイルス性	結核性
髄液初圧（mmCSF）	50～180	＞180	＜180	＞180
細胞数（/mm³）	≦5	1000～5000	100～1000	25～500
多形核球比率（%）	0	≧80	0	＜50
髄液蛋白（mg/dL）	≦45	100～500	50～100	＞50
髄液糖（mg/dL）	45～80	≦40	正常域	≦40
髄液糖/血糖比	0.6	＜0.4	＞0.6	＜0.5

日本神経学会、日本神経治療学会、日本神経感染症学会監修『細菌性髄膜炎診療ガイドライン2014』より
＊小児・成人の場合

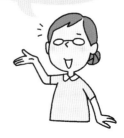

見た目が血性の場合は新しい出血、黄色調なら古い出血、混濁や微粒子があるなら細胞数の増加が疑われます（→P82）

動脈血ガス分析

ガス交換や酸塩基平衡の指標になる

動脈血を採取して、呼吸（ガス交換）や代謝（酸塩基平衡）の状態を調べる検査。橈骨動脈や大腿動脈から採取することが多い。

酸塩基平衡の異常

	pH	PaCO₂	HCO₃⁻	BE
代謝性アシドーシス	↓	↓	↓	↓
呼吸性アシドーシス	↓	↑	↑	変化なし
代謝性アルカローシス	↑	↑	↑	↑
呼吸性アルカローシス	↑	↓	↓	変化なし

血液ガスの基準値

	基準値	内容
pH	7.35 ～ 7.45	アルカローシスやアシドーシスを見る指標。
PaO₂	80 ～ 100mmHg	動脈血中の酸素分圧を示す。酸素投与の目安になる。
PaCO₂	35 ～ 45mmHg	動脈血中の二酸化炭素分圧を示す。肺での換気状態がわかる。
HCO₃⁻	24 ± 2mEq/L	重炭酸イオン濃度を示す。腎臓での調整機能がわかる。
BE	0±2mEq/L	塩基（HCO₃⁻）の過不足を示す。
SaO₂	96%	動脈血中の酸素と Hb が結合している割合。PaO₂ と相関関係にある。

酸素化なら PaO₂ や SaO₂、換気なら PaCO₂ を見る。PaO₂ が低く PaCO₂ が高い場合は換気不全、PaO₂ が低く PaCO₂ が正常の場合は酸素化不全が考えられる。

緊急開胸術

手術室へ運ぶ時間がない緊急時に行われる

胸腔内損傷や大量出血のある重症患者に対して行われる。主に、開胸心マッサージや大動脈遮断術、肺門部遮断術、止血術、心タンポナーデ解除などが目的となる。

補助のポイント

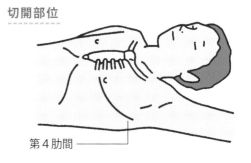

切開部位

第4肋間

男性では乳首の下、女性では乳房直下がおおよその切開部位になる。

緊急開胸術の適応

● 心停止が逼迫している大量血胸
● 心膜穿刺、心膜開窓術で制御不能な心タンポナーデ
● 穿通性心損傷　　など

⚠ 処置中・処置前後のポイント

☐ 気管挿管・ルート確保ができていなければ、準備中に行う

☐ 処置中は各種モニタを観察

☐ 加温器を使用して体温低下を予防

☐ その後の手術を想定し、外科医や手術室の準備を整える

患者・家族対応

突然の出来事に動揺して不安になる気持ちを理解する

患者・家族の心理に寄り添う姿勢が的確な看護につながる

　救急の場において、患者対応は重要です。事故に遭遇して外傷を負った、入院中に急変したといった事態では、誰もが少なからず不安や恐怖を覚えます。命にかかわる事態と認識していれば、なおさらです。意識障害や疼痛があったり、こうした不安や恐怖が強かったりするとコミュニケーションが難しくなるということを知っておく必要があります。

　また、患者本人だけでなく患者家族への配慮も重要です。救急の場合、家族は急な出来事で心の準備ができていないことがほとんどです。パニックに陥り、普段のように冷静に行動するのが困難なことが少なくありません。また、救急の場では状況の全貌がわからず、不安やいらだちが募りやすくなります。

　こうした患者や家族の心理を理解し、配慮することが、診療をスムーズに進行させることにつながります。状況を丁寧に説明する、支持的態度で接することなどを心がけ、不安の解消に努めることが大切です。

患者対応

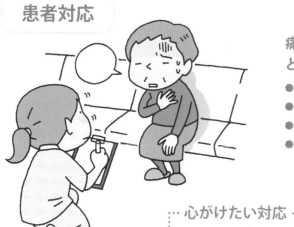

看護師は落ち着いた姿勢で対応し、傾聴の態度でいることが大切。

痛みや不安からコミュニケーションがとりづらいことがある

● 突然の発症に動揺・混乱している
● 不安と恐怖が強い
● 感情をコントロールできないことがある
● トラウマ体験をする可能性がある　など

心がけたい対応

● 落ち着いた態度で接する
● 患者の表情や発言に気を配る
● 治療や処置について、丁寧にくり返し説明する
● 診察順が緊急度や重症度によって前後することを伝える

● 目を見たり、手をにぎったりして不安の解消に努める
● 怒りは防衛反応と認識し、怒りを向けられても支持的態度を保つ
● 不用意な励ましの言葉は避け、傾聴の姿勢を示す

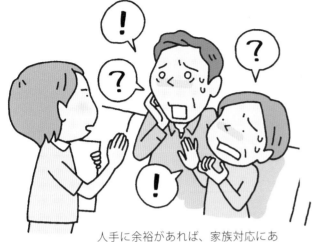

家族対応

急な出来事でパニック状態に陥りやすい

- 心の準備ができておらず、精神的に動揺する
- 混乱によりコミュニケーションが難しいことがある
- 患者の死を想定して悲観的になることがある
- 情報不足によって不安やいらだちを抱きやすい
- 心理的な負担や苦痛が大きい
- 代理意思決定を迫られることがある　など

人手に余裕があれば、家族対応にあたる看護師を配置するのが望ましい。

⚠ 推測レベルのことを伝えると混乱を招きやすい

情報を伝えるときは、客観的事実に基づいた情報を正確に伝えるように心がける。推測レベルでしかないことを断定的に伝えるのはトラブルの原因になる。わからないことは焦って答えず、確認のうえ答えるようにする。

心がけたい対応

- 速やかに、ほかの患者や家族から影響を受けにくい、落ち着いた椅子のある場所へ案内する
- 立ち位置や目線などに配慮してコミュニケーションをとる
- 一度ではなく、くり返し同じ情報提供をする
- わかりやすい言葉で、端的に話をする
- できるだけ早期に面会が実現するように努める
- 電話対応をするときは声のトーンに注意する

みるこの疑問 ◆◆◆◆◆◆◆

家族ではない関係者への対応は❓

　救急へやってくる患者の場合、一緒に来院する関係者が家族ではないことがあります。患者との関係性を確認したうえで、患者の家族が来院するまでは、キーパーソンとして発症した状況や事故の状況、患者の情報を聞き取ります。家族対応と同様、落ち着いた座れる場所へ案内しましょう。

　このとき、医療側が情報を得ようとする一方で、関係者に対しては患者の情報を話せないという状況が起こります。関係者にとってはジレンマを感じる状況であることをふまえて対応することが大切です。

◆◆◆◆◆◆◆◆◆◆◆◆◆◆◆◆◆◆◆◆◆◆◆◆

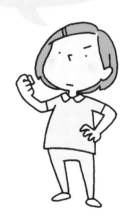

患者対応を優先しつつ家族対応も遅れず丁寧に行えるよう、受付や事務といったスタッフの人と連携することも大切です

救急隊や警察との情報交換
うまく連携することが最善の治療につながります

現場や救急車内の情報が
容態の変化の予測などに役立つ

　救急の場においては、救急隊や警察と連携し、情報交換することが質の高い医療を提供することにつながります。

　例えば病院に到着するまでの処置・経過がわかれば、病態の推測や、容態の変化の推測が可能になりますし、患者の身元がす

ぐにわかれば家族への連絡がスムーズになります。その結果、家族から医療行為の同意が早く得られると、効果の高い治療を選べるケースもあります。

　業務の妨げにならないよう、情報収集はできるだけ手短に済ませることを心がけましょう。得られた情報は、簡潔にまとめてチームメンバー内で共有します。

救急隊や警察から聞いておきたい情報

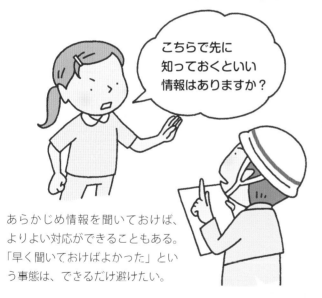

こちらで先に知っておくといい情報はありますか？

あらかじめ情報を聞いておけば、よりよい対応ができることもある。「早く聞いておけばよかった」という事態は、できるだけ避けたい。

現場の状況

病態を推測する手がかりになるので、救急隊到着時の状況を聞く。現場の乱れ方、薬剤使用の痕跡などがヒントになる。

バイスタンダーの対応

バイスタンダーとは、患者の発症や事故に居合わせた人のこと。救急隊の到着までに、何か応急処置がされたかを確認する。

患者の身元

救急隊や同乗者から患者の身元に関する情報を聞く。また事件性がある事故の場合などでは、警察が情報を持っていることもある。

救急車内での
患者の容態の変化

搬送中に容態の変化がなかったかを確認する。車内での様子から、その後の容態変化の予測がつけられることがある。

さくいん

参考文献

- 『改訂第 4 版 外傷初期看護ガイドライン JNTEC™』一般社団法人 日本救急看護学会監修、一般社団法人 日本臨床救急医学会編集協力（へるす出版）
- 『改訂第 4 版 日本救急医学会 ICLS コースガイドブック』山畑佳篤著、小倉真治監修、日本救急医学会 ICLS コース企画運営委員会 ICLS コース教材開発ワーキング編集（羊土社）
- 『看護がみえる vol.3 フィジカルアセスメント 第 1 版』医療情報科学研究所編集（メディックメディア）
- 『看護師のための早引き 検査値・パニック値ハンドブック』西崎 統監修（ナツメ社）
- 『看護の現場ですぐに役立つ 術前・術後ケアの基本』大口祐矢著（秀和システム）
- 『がん化学療法クリティカルポイント対応マニュアル』宮城悦子・坪井正博監修（じほう）
- 『完全版 ビジュアル 臨床看護技術ガイド』坂本すが・井手尾千代美監修、木下佳子編集（照林社）
- 『救急看護ポイントブック』小池伸享編著、中村光伸医学監修（照林社）
- 『救急初療看護に活かす フィジカルアセスメント』一般社団法人 日本救急看護学会監修、一般社団法人 日本救急看護学会『フィジカルアセスメント』編集委員会編集（へるす出版）
- 『救急初期診療パーフェクト』今 明秀著（羊土社）
- 『救急での動きかた・患者のみかた』芝田里花編集（メディカ出版）
- 『急変対応のすべてがわかる Q&A』佐藤憲明編著（照林社）
- 『緊急度判定支援システム JTAS2017 ガイドブック』日本救急医学会・日本救急看護学会・日本小児救急医学会・日本臨床救急医学会監修（へるす出版）
- 『系統看護学講座別巻 救急看護学 第 6 版』山勢博彰ほか著（医学書院）
- 『こういうことだったのか‼ NPPV』小尾口邦彦著（中外医学社）
- 『今日の治療薬 2020』浦部晶夫・島田和幸・川合眞一編集（南江堂）
- 「新型コロナウイルス感染症（COVID-19）に対応した救急看護実践ガイド ver.1.0」一般社団法人 日本救急看護学会
- 『スキルアップパートナーズ 急変対応』佐藤憲明編集（照林社）
- 『ゼロからわかる救急・急変看護』佐々木勝教監修（成美堂出版）
- 「中心静脈カテーテル挿入・管理に関する指針」日本医療機能評価機構 認定病院患者安全推進協議会 CVC 検討会
- 「テロ災害等の対応力向上としての止血に関する教育テキスト」消防庁
- 『どう診る⁈ 診療所で出会う救急患者』今 明秀編集（日本医事新報社）
- 『ドレーン・チューブ管理＆ケアガイド』佐藤憲明編集（中山書店）
- 『はじめての救急看護』佐藤憲明編集（メディカ出版）
- 『病気がみえる vol.1 消化器 第 6 版』医療情報科学研究所編集（メディックメディア）
- 『病気がみえる vol.2 循環器 第 4 版』医療情報科学研究所編集（メディックメディア）
- 『病気がみえる vol.3 糖尿病・代謝・内分泌 第 5 版』医療情報科学研究所編集（メディックメディア）
- 『病気がみえる vol.4 呼吸器 第 3 版』医療情報科学研究所編集（メディックメディア）
- 『病気がみえる vol.6 免疫・膠原病・感染症 第 2 版』医療情報科学研究所編集（メディックメディア）
- 『病気がみえる vol.7 脳・神経 第 2 版』医療情報科学研究所編集（メディックメディア）
- 『病気がみえる vol.11 運動器・整形外科 第 1 版』医療情報科学研究所編集（メディックメディア）
- 『標準救急医学（第 5 版）』日本救急医学会監修（医学書院）
- 『ポケット救急手技マニュアル』繁田正毅編（羊土社）
- 『フィジカルアセスメントがみえる 第 1 版』医療情報科学研究所編集（メディックメディア）
- 『見てできる臨床ケア図鑑 救命救急ビジュアルナーシング』小林繁樹監修（学研メディカル秀潤社）
- 『やるべきことが一目でわかる！急変対応』佐藤憲明監修（ナツメ社）
- 「1 冊まるごと！急変対応」エキスパートナース 2018 年 4 月号（照林社）
- 『JRC 蘇生ガイドライン 2015 オンライン版』一般社団法人 日本蘇生協議会

● 監修

佐藤憲明（さとう　のりあき）

日本医科大学付属病院看護師長。
富山大学大学院医学薬学教育部博士課程。
急性・重症患者看護専門看護師。

聖隷学園浜松衛生短期大学卒業。東洋大学文学部教育学科卒業。
2005 年東京女子医科大学博士前期課程修了。日本医科大学付属
病院高度救命救急センター勤務を経て、現在に至る。
主な編著書に『はじめての救急看護』（メディカ出版）、『急変ア
セスメント 「何か変？」を見逃さない！』、『夜間の急変！ そ
の対応とドクターコール』（照林社）などがある。

- -

本文デザイン	南雲デザイン
イラスト	小野寺美恵
校正	渡邉郁夫、田村理恵子
編集担当	田丸智子（ナツメ出版企画株式会社）
編集協力	重信真奈美、オフィス 201

- -

ナツメ社Webサイト
https://www.natsume.co.jp
書籍の最新情報（正誤情報を含む）は
ナツメ社Webサイトをご覧ください。

これならわかる！ 救急・急変看護の基本

2021年3月30日　初版発行

監修者	佐藤憲明	Sato Noriaki,2021
発行者	田村正隆	

発行所	株式会社ナツメ社
	東京都千代田区神田神保町 1-52　ナツメ社ビル 1F（〒 101-0051）
	電話　03（3291）1257（代表）　FAX　03（3291）5761
	振替　00130-1-58661
制　作	ナツメ出版企画株式会社
	東京都千代田区神田神保町 1-52　ナツメ社ビル 3F（〒 101-0051）
	電話　03（3295）3921（代表）
印刷所	ラン印刷社

ISBN978-4-8163-6991-9　　　　　　　　　　　　　　　　Printed in Japan